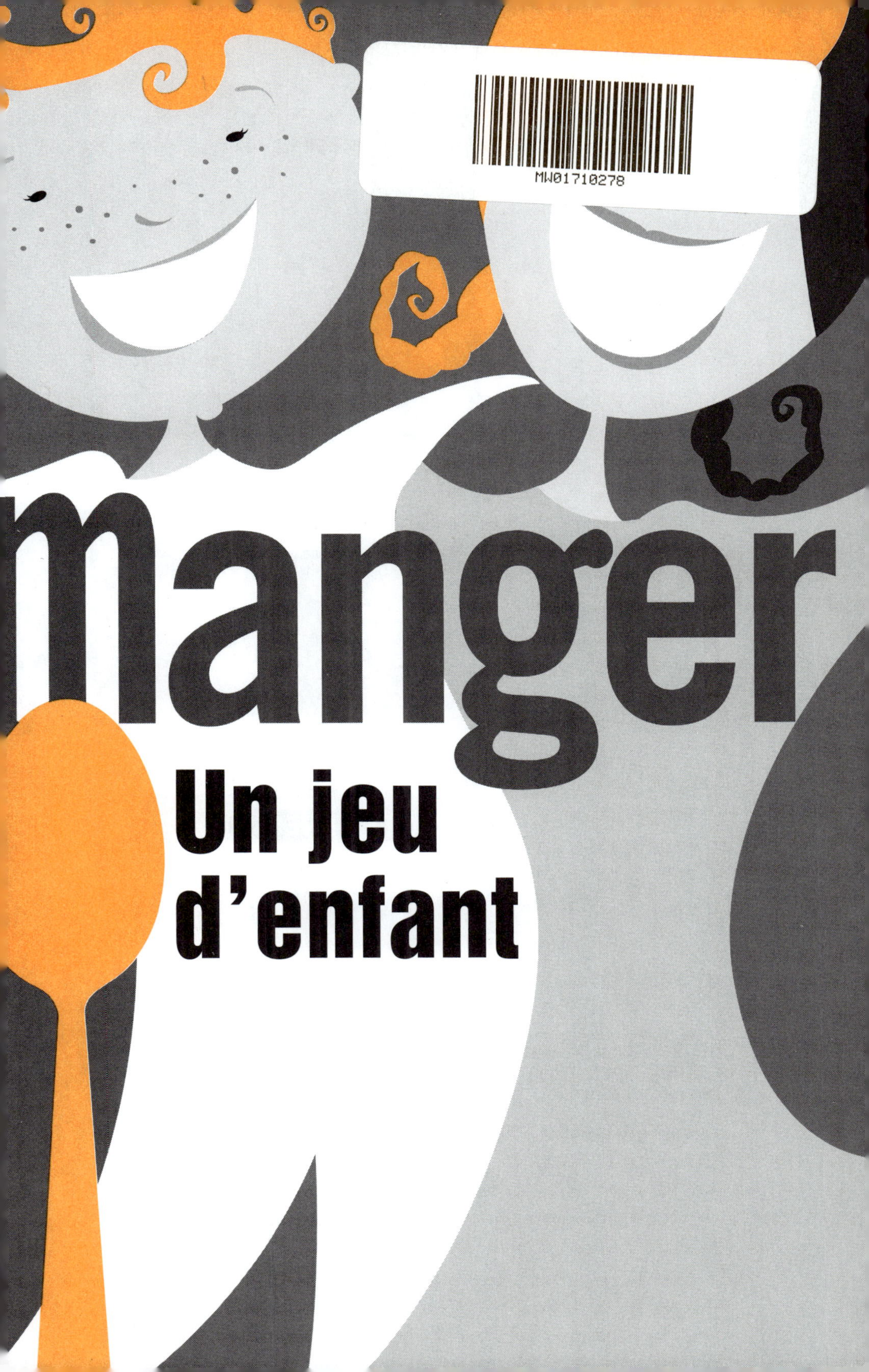
manger
Un jeu
d'enfant

Catalogage avant publication de Bibliothèque et Archives nationales du Québec et Bibliothèque et Archives Canada

Guevremont, Guylaine; Lortie, Marie-Claude

Manger, un jeu d'enfant

Comprend des réf. bibliogr.

ISBN 978-2-923194-88-2

1. Enfants - Alimentation. 2. Adolescents - Alimentation. 3. Enfants - Alimentation - Aspect psychologique. 4. Appétit - Régulation. I. Lortie, Marie-Claude. II. Titre.

RJ206.G83 2008 613.2083 C2008-941608-2

Éditrice déléguée
Martine Pelletier

Révision linguistique
Karine Bilodeau

Conception graphique
Ose Design

Infographie
Nathalie Perreault

Photos
Guylaine Guevremont :
André Cornellier
Marie-Claude Lortie (pages intérieures) :
Patrick Sansfaçon

Président
André Provencher

Directeur de l'édition
Martin Balthazar

Les Éditions
LA PRESSE

7, rue Saint-Jacques
Montréal (Québec) H2Y 1K9
514 285-7176

Dépôt légal – Bibliothèque et Archives nationales du Québec, 2008

Dépôt légal – Bibliothèque et Archives Canada, 2008

3e trimestre 2008
ISBN 978-2-923194-88-2

L'éditeur bénéficie du soutien de la Société de développement des entreprises culturelles du Québec (SODEC) pour son programme d'édition et pour ses activités de promotion.

L'éditeur remercie le gouvernement du Québec de l'aide financière accordée à l'édition de cet ouvrage par l'entremise du Programme de crédit d'impôt pour l'édition de livres, administré par la SODEC.

Nous reconnaissons l'aide financière du gouvernement du Canada par l'entremise du Programme d'aide au développement de l'industrie de l'édition (PADIÉ) pour nos activités d'édition.

Table des matières

Manger
Un jeu d'enfant

Actuellement, tout le monde ou presque a peur de la nourriture.

Il y a ceux qui ont peur qu'elle les fasse grossir. D'autres qui ont peur qu'elle les rende malade.

Il y a ceux aussi, dont nous faisons partie, qui ont peur de la voir disparaître silencieusement, remplacée par des choses comestibles qu'on appelle nourriture, mais qui n'ont plus de goût, ni d'histoire, ni de sens.

Le but que nous nous sommes fixé, comme parent pour l'une et futur parent pour l'autre, c'est d'apprendre à nos enfants qu'ils n'ont pas à craindre la nourriture, qu'elle fait partie de leur vie car ils en ont besoin autant comme carburant que pour le plaisir qu'elle apporte au quotidien, que pour la façon dont elle permet de découvrir le monde et de tisser des liens avec la Terre et le reste de l'humanité.

Aujourd'hui, l'acte de manger est menacé autant par les multinationales de l'agroalimentaire qui inventent des pseudo-aliments dénaturés et nous éloignent des vraies saveurs naturelles, que par les obsessions délirantes de gens en quête de minceur et autres vendeurs de régimes et par tous ceux qui veulent faire de l'alimentation un code de vie en prétextant la science.

Apprendre à ses enfants à bien manger, c'est leur apprendre à détourner ces trois embûches. C'est leur apprendre à respecter leur faim et leur satiété ou plutôt à veiller à ne pas leur désapprendre ce comportement intuitif présent à la naissance.

C'est leur apprendre le plaisir de manger une variété de vrais et de bons aliments, qui se rendent à leur table en suivant un chemin sensé, autant du point de vue environnemental que des points de vue culturel et historique. C'est aussi leur apprendre, dans le même ordre d'idées, à utiliser l'information scientifique disponible sur les aliments de façon intelligente afin que manger demeure une expérience remplie de l'alchimie du goût et des liens que l'on tisse avec ceux qui partagent notre table plutôt qu'un exercice mathématique de gestion de risque médical.

Formée selon les principes traditionnels, Guylaine a vite compris en sortant de l'école de nutrition que pour remettre ceux qu'elle aide sur le droit chemin d'une nutrition appropriée pour leurs besoins, elle devait d'abord travailler avec leur nature plutôt que contre les gens. Elle n'est pas là pour redresser les habitudes alimentaires des gens. Elle est là pour les aider à aller dans leur chemin à eux.

Comme journaliste et critique gastronomique, Marie-Claude s'est tout de suite dit, en prenant connaissance de cette autre vision de la nutrition dont on parle de plus en plus partout dans le monde, qu'elle méritait grandement d'être rendue publique au Québec.

C'est ce que nous avons fait, d'abord avec le livre *Mangez!* puis avec celui-ci, qui a pour but d'aider les parents à éduquer des mangeurs libres et en santé.

Ce livre ne prétend pas être un mode d'emploi ni fournir une marche à suivre pour les parents. En fait, nous croyons qu'il faut justement s'éloigner des discours trop convaincus, remplis de science, sur l'art de bien faire manger les enfants. Nous croyons également que dans la lutte contre notre surpoids collectif, chaque individu peut faire une différence en arrêtant d'écouter les autres et en commençant à s'écouter lui-même. Surtout ses signaux de faim et de satiété.

L'objectif du livre est plutôt de fournir un autre point de vue sur l'alimentation des petits que celui que propose la vision diététique dominante qui nous envoie des messages depuis plus de 40 ans et qui n'a pas été particulièrement efficace pour prévenir la situation alimentaire et pondérale actuelle de nos sociétés.

Le gros bon sens réclame sa place

Pourquoi un livre spécialement pour les enfants?

Après la publication du livre *Mangez!,* nous avons reçu plusieurs questions des lecteurs concernant les enfants. Ils voulaient voir comment l'approche prônée dans ce livre, perçue comme très libre, pourrait être adaptée à ces êtres spontanés et gourmands en pleine croissance.

Comme les enfants ne représentent pas un groupe homogène et qu'ils ont des besoins et des comportements particuliers tout au long de leur croissance jusqu'à la fin de l'adolescence, nous avons interviewé différents spécialistes et consulté de nombreux ouvrages rédigés par des personnes reconnues pour leurs travaux, certaines partageant notre point de vue critique sur le paradigme diététiquement correct actuel, d'autres ouvertes à notre réflexion en faveur du respect des goûts et des besoins des enfants et surtout de leurs signaux de faim et de satiété.

Manger, un jeu d'enfant est donc la mise en commun de l'expérience clinique de Guylaine, de l'expérience de mère de Marie-Claude, de notre analyse de la littérature scientifique sur ces questions et des informations et conseils qui nous ont été donnés par de nombreux spécialistes, notamment Gérard Apfeldorfer, psychiatre français spécialisé dans les troubles du comportement alimentaire, Denise Boucher, psychothérapeute et psychanalyste, Audrey Brassard, psychologue professeure au département de psychologie de l'Université de Sherbrooke, Fannie Dagenais, directrice du groupe ÉquiLibre, Carole Dobrich et Chantal Lavigne, conseillères professionnelles en allaitement (IBCLC), Josée Guérin, nutritionniste-thérapeute, Michelle May, médecin américaine spécialisée dans la perte de poids et auteure de *Am I Hungry*, Lyne Mongeau, nutritionniste émérite et coordonnatrice du plan d'action gouvernemental Investir pour l'avenir, qui fait la promotion de saines habitudes de vie et la prévention des problèmes reliés au poids, le nutritionniste Rafael Pérez-Escamilla, professeur et chercheur à l'Université du Connecticut, William Pollack, professeur de psychologie à la faculté de médecine de l'Université Harvard et Jean Wilkins, spécialiste des troubles alimentaires à Sainte-Justine, à Montréal. De chaleureux remerciements vont à tous ces gens qui ont accepté de prendre le temps de discuter de ces questions avec nous, de partager savoir et expérience et de croire en l'importance d'une ouverture du discours sur la nutrition des enfants vers le respect de leur liberté alimentaire. Et vers le gros bon sens.

Nous avons été ravies de constater que nous ne sommes pas seules à remettre en question les dogmes nutritionnistes. Ces idées font tranquillement leur chemin en Europe et de ce côté-ci de l'Atlantique. Nous mettons l'épaule à la roue pour en aider la diffusion car nous croyons sincèrement que parents et enfants ont tous à gagner d'une nouvelle liberté et d'une sérénité alimentaire.

Bonne route, mais surtout, à vous et à vos enfants : bon appétit!

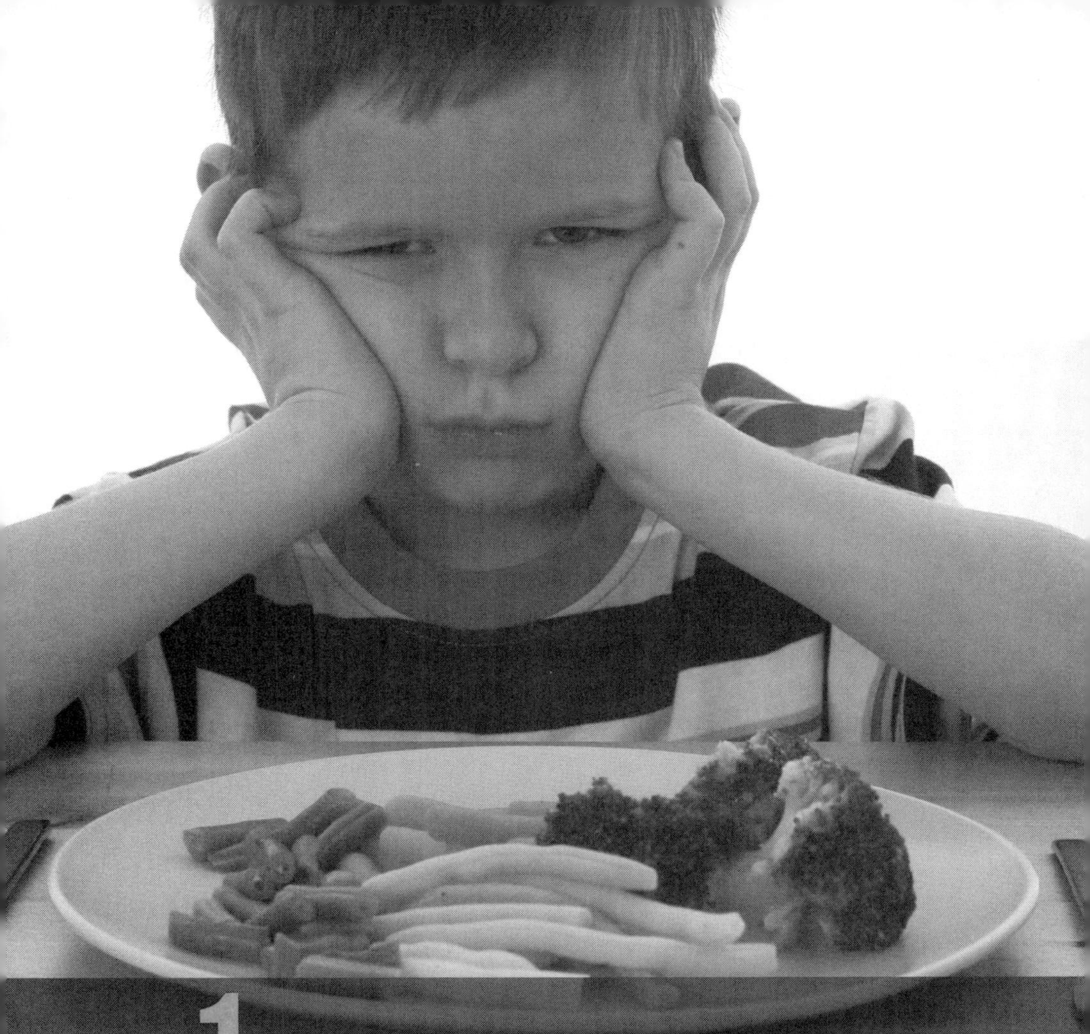

chapitre 1

J'ai plus faim

« J'ai plus faim. »

Si vous êtes parent, vous avez probablement entendu cette phrase des milliers de fois. Et si vous êtes parent, vous avez aussi probablement vu des milliers de fois votre enfant assis à table devant une assiette entamée qu'il n'a pas envie de terminer.

C'est normal. C'est même une excellente chose.

La bataille quotidienne avec votre enfant pour qu'il finisse son assiette (quelle que soit la quantité qu'il a mangée) peut prendre fin tout de suite. Le plaisir peut revenir à table.

Ce que ce livre vous propose, c'est de vous expliquer pourquoi ce refus de terminer une assiette accompagné d'un « J'ai plus faim », si souvent source de confrontation dans les familles, est en réalité un des messages les plus sains qui soit.

Ce « J'ai plus faim » est la clé d'un avenir sans problème de poids.

Ce « J'ai plus faim » est la façon, dite avec des mots, qu'a l'humanité pour exprimer le message « assez de calories pour le moment » que le corps envoie.

Ce « J'ai plus faim », c'est ce que les gens qui souffrent de surpoids ne sont plus capables de dire comme si, pour des raisons multiples et complexes, l'enfant en eux n'arrivait plus à savoir quand il en a eu assez.

La capacité de savoir quand il a faim et quand il n'a plus faim est une des aptitudes les plus essentielles et fondamentales de tout bébé. Dès la naissance, les nourrissons savent qu'ils doivent pleurer pour exprimer leur faim et lâcher le sein quand ils ont eu la dose de nourriture qu'il leur fallait.

C'est instinctif, automatique, inné... Peu importe le mot, la réalité est claire : tout enfant sait, en naissant, sans que personne n'ait à le lui apprendre, dire à sa façon qu'il a faim et qu'il n'a plus faim.

Votre rôle principal, comme parent nourricier, est de le laisser vivre ainsi.

Si vous réussissez à paver la voie à votre enfant pour qu'il devienne un adulte qui continue, comme un enfant, à écouter ses signaux de faim et de satiété – et donc, qui respecte les messages que son corps lui envoie au sujet des besoins énergétiques qui lui sont propres – vous aurez réussi une bonne partie de votre mission.

Mais ce n'est pas une mission facile. Au contraire.

Finie la morale dans l'assiette!

Un nombre incalculable de facteurs personnels, culturels, historiques, économiques et compagnie poussent les parents à dire à leur enfant de terminer son assiette, de manger de bons aliments pour la santé, de faire plaisir à papa et à maman en dévorant goulûment ce ragoût qu'ils ont mitonné avec amour.

Partout on dit que les enfants doivent manger assez de ceci et pas trop de cela. Alors, pour être des parents parfaits, on coupe le sucre, on ajoute des graines de lin, on achète les pâtes « extra fibres », on négocie les desserts en échange de doses acceptables de légumes, pour être sûrs et certains que les petits ont assez ingurgité de vitamines, car on a la certitude que c'est tellement important.

Mais apprendre à un enfant à toujours manger de « bons » aliments, sur un estomac plein ou vide, est-ce vraiment la bonne façon de l'éduquer?

Et si cette volonté de « bien » nourrir les enfants pavait plutôt une voie vers l'embonpoint? Et s'il n'y avait pas que les enfants laissés libres de se nourrir aux *chips* et aux boissons gazeuses, mais aussi ceux forcés de consommer des aliments riches en vitamines, en minéraux, en fibres et *tutti quanti* qui finissaient par trop manger et donc par gagner du poids?

Nous avons posé une question semblable aux adultes dans le livre *Mangez!* il y a deux ans. Nous la reposons maintenant : et si ce n'étaient pas seulement les « mauvais », mais aussi les « bons » aliments mangés en trop grandes quantités qui nous faisaient grossir? Et si, en fait, il n'y en avait pas de « bons » et de « mauvais » aliments?

Livres, médecins, nutritionnistes, infirmières, professeurs... Partout le discours sur la nutrition des enfants va dans le même sens : il nous parle de la qualité des aliments qu'il faut manger. Parfois, on parle aussi de quantités, mais rarement en des termes qui invitent, tout simplement, à respecter les enfants. On parle plutôt de portions acceptables à atteindre ou, au contraire, auxquelles il faudrait se limiter.

Pensant réellement faire pour le mieux, inquiétés par les discours alarmants sur la nutrition, les parents restent ainsi presque en permanence sur le qui-vive alimentaire. Et au lieu d'être des moments de pur plaisir, les repas deviennent un moment de stress où les parents se demandent constamment si l'enfant mange bien. Car même quand on se permet parfois de prendre ensemble une bonne poutine ou un cornet de crème glacée, la culpabilité n'est jamais bien loin.

Convaincus qu'il y a des règles sur les bons et les mauvais aliments, les parents se sentent constamment inadéquats moralement, soit de laisser l'enfant aller vers ces gâteries qu'il aime, soit de l'entraîner avec eux dans ce qu'ils qualifient de « gourmandise ».

Pourtant, y a-t-il quelque chose de plus agréable qu'un bon repas en famille où on mange des choses qu'on aime?

Dans ce livre, nous comptons vous expliquer quelles stratégies vous pouvez adopter pour laisser votre enfant, de la naissance à l'adolescence, et cela en toute confiance, choisir les quantités de nourriture qu'il mange. Nous vous démontrerons également les stratégies à adopter pour que vous puissiez aider cet enfant à avoir une alimentation saine et variée.

Et qu'est-ce qu'une alimentation variée? C'est une alimentation où toutes sortes de nourritures trouvent leur place et qui n'est pas dominée par la malbouffe ni les aliments industriels, non pas parce qu'on les interdit pour des raisons caloriques ou nutritionnelles, mais parce qu'ils n'ont pas l'aura du fruit défendu ni d'intérêt extraordinaire par rapport au reste.

La peur du « pas assez »

D'un côté, on entend parler presque quotidiennement de l'importance de nourrir son enfant strictement, afin qu'il ne dépasse pas les courbes de croissance et ne tombe pas dans les statistiques sur l'obésité. Personne n'est plus attentif que des parents à ces recommandations. Ils savent à quel point les enfants en surplus de poids sont stigmatisés par leurs pairs. Ils veulent à tout prix éviter ce scénario pour leur petit. Mais de l'autre côté, à l'intérieur de chaque parent, semble résider malgré tout une peur archaïque que l'enfant mange trop peu, qu'il n'ait pas tout ce qu'il lui faut, nutritionnellement parlant.

Cette peur vient peut-être d'un instinct naturel et fondamental, étudié par les anthropologues, poussant les parents à fournir à leur enfant assez de nourriture pour qu'il survive. Elle leur a aussi peut-être été tout simplement transmise par leurs parents et leurs grands-parents, qui ont vécu à des époques où il y avait bel et bien des pénuries et des raretés saisonnières de nourriture qui justifiaient qu'on insiste auprès des enfants afin de les voir profiter de toute chance de manger.

Quelle qu'en soit la source, cette anxiété profonde est très difficile à combattre. Pourtant, il est essentiel de se défaire de cette angoisse pour réussir à laisser son enfant manger à sa faim. Ce n'est pas facile, mais il faut faire confiance à l'enfant, à son instinct de survie.

Aucun enfant ne veut mourir de faim. Si un bambin ne mange que quatre bouchées de son assiette, c'est qu'il n'en veut pas plus; c'est que son corps juge que, pour le moment, c'est suffisant. Son estomac ne rétrécira pas, sa croissance ne s'arrêtera pas subitement... Il est normal que l'enfant dise : « J'ai plus faim. »

La clé, pour vous, parent, sera donc d'arriver à trouver votre propre façon de nourrir votre enfant, en respectant sa satiété – c'est lui qui décide s'il mange tous les aliments qui lui sont présentés et combien il en mange – et vos critères, car c'est vous qui décidez ce qu'il y a à manger à la maison et à chacun des repas.

Être en santé sans en faire une maladie

Il vous faudra remettre en question pas mal d'idées reçues et ancrées depuis des décennies dans les façons de faire de l'humain, tout en gardant un esprit alerte et une bonne dose de gros bon sens pour réagir quand un comportement n'est pas adéquat.

Faites-vous confiance. Vous saurez trouver une zone de confort. Vous retrouverez même assurément, et c'est là le but du livre, le plaisir de manger avec votre enfant.

Si vos repas sont sources de stress, de cris, de pleurs, c'est que quelque chose ne va pas.

N'hésitez pas à faire des essais et des erreurs. Chaque enfant est différent, ce qui marche pour l'un n'est pas gage de succès pour l'autre.

La première prise de conscience sera probablement de laisser tomber la quête de la perfection et de la rectitude diététique. Une alimentation parfaitement saine sur papier n'est pas gage de santé si les comportements alimentaires de base de votre enfant clochent.

Et souvent, les comportements se mettent à déraper justement en réponse aux excès de bonne volonté des parents.

Nous sommes d'avis, comme le psychiatre et psychanalyste britannique Donald Winnicott, que les parents n'ont pas à être parfaits. Ils peuvent être « suffisamment bons » et parvenir très bien à favoriser le développement de leur enfant.

Il est démontré que les enfants ne sont pas menacés de carences en vitamines ou en minéraux et en nutriments (voir le chapitre 3). Cette inquiétude n'a plus lieu d'être de nos jours. Ce qu'il faut maintenant, c'est plutôt voir à la saine gestion de leur faim. Des parents « suffisamment bons » peuvent donc tout à fait répondre à leurs vrais besoins.

Laisser l'enfant manger à sa faim sans tenir une recension précise des légumes, des fibres ou des vitamines qu'il ingurgite et sans faire de listes mentales de ce qui est bien ou mal dans son alimentation, oblige à remettre en question toutes ces données et leçons que professionnels, parents, amis, médias vous ont données de très bonne foi, pensant bien faire, depuis que vous avez eu votre petit.

Si le climat de la maison entière est assombri par la lutte à finir entre vous et votre enfant au sujet des courgettes ou par vos inquiétudes au sujet de la quantité de jus qu'il boit, non conforme à ce qu'a dit la nutritionniste dans tel magazine, sans parler de sa courbe de croissance qui n'est pas pareille à celle du fils du voisin, n'avez-vous pas envie d'une pause « gros bon sens »?

La santé, c'est aussi la capacité de vivre sans faire une maladie de ce qu'on mange.

Quelques témoignages

Les choix que les parents font au quotidien dans la cuisine et à table, leur attitude envers la nourriture, leur façon de nourrir leur enfant et leur attitude par rapport à son alimentation et son apparence physique sont quelques-uns des facteurs qui façonneront son avenir alimentaire et pondéral, et ce, souvent sans même qu'il en ait conscience. Ainsi, les gestes les mieux intentionnés auront parfois l'effet contraire de celui désiré alors que des gestes nourriciers banals et répétés ancreront des sentiments sécurisants et formateurs.

La recherche sur les troubles du comportement alimentaire, que ce soit ceux des gens qui veulent maigrir à tout prix ou des personnes souffrant d'obésité, montre que l'enfance est déterminante à cet égard. Or, souvent, les problèmes découlent de trop bonnes intentions.

Prenez Julie. Mère de famille. Pas de problème de poids, mais une relation pas toujours facile avec l'alimentation.

« J'ai été élevée dans un monde où le sucre était dénoncé comme un poison, un fléau, une substance destructive qui allait tous nous rendre gros, malades, débiles, raconte Julie.

Chez nous, il n'y avait jamais de boissons gazeuses ni de biscuits sucrés ou de petits gâteaux, **jamais au grand jamais** de barres de chocolat, de céréales sucrées, de lait au chocolat ou de bonbons, de gâteaux ou de tartes.

À notre anniversaire, donc une fois par année, nous avions droit à un gâteau sucré avec du glaçage et du 7Up.

Ma mère, grano avant le temps, aurait mieux aimé mettre une bouteille de whisky dans mon lunch qu'un lait au chocolat. Quel dessert nous proposait-elle toujours? Une pomme. Évidemment, elle croyait bien faire, mais tout extrémisme de ce genre finit par nuire à son effet : on décroche.

Ma première réaction, quand je suis partie de la maison pour aller en appartement, a été d'aller m'acheter une boîte de

Froot Loops. Et j'ai alors commencé à manger du sucre régulièrement, tous les jours, ici et là dans mes repas. J'ai pris la décision de ne plus me sentir coupable, mais plutôt de célébrer mon amour du sucre!

À l'adolescence, j'avais fait des " crises " de sucre. Je me gavais de choses sucrées jusqu'à l'écœurement. Ensuite, je me sentais horriblement coupable, dégoûtante, déchue, grosse, malade... Ces crises n'arrivaient pas souvent, mais ma relation avec le sucre n'avait rien d'harmonieux.

Il est indéniable que ma mère, sans toujours le dire, était à peu près tout le temps au régime et forçait toute la famille, parfois ouvertement, mais parfois aussi subtilement, à vivre dans le mode " régime ". La question de la " santé " était surtout un alibi, car en fait, elle comptait les calories, pesait ses portions et avait une relation très troublée avec la nourriture. Les aliments qui menaçaient la loi du régime étaient exclus de nos vies et on en parlait même comme de choses abjectes, immondes, dangereuses.

Lorsque, adulte, j'ai examiné ma propre relation détraquée avec la nourriture, je suis devenue encore plus certaine que ma mère ne m'a pas transmis de bonnes habitudes de vie, mais plutôt des névroses alimentaires. J'ai décidé de m'en libérer en " dédramatisant " les aliments et en les voyant simplement comme du carburant et comme une façon d'interagir avec mon corps et avec l'univers, d'une façon simple, sereine, épanouie. »

Maintenant, voici le témoignage de Catherine, qui est intéressant, car il fait à la fois ressortir comment la liberté alimentaire a mené à sa minceur et comment ses deux demi-sœurs, donc deux femmes avec qui elle partageait quand même pas mal de bagage génétique, ont de leur côté développé des problèmes pondéraux en habitant avec une mère très préoccupée par le poids.

« La bonne bouffe, je connais : j'ai été élevée dans la campagne française chez mes grands-parents.

Lorsque je pense à mon enfance, je revois des repas qui duraient des heures, où j'étais entourée d'adultes avec sur la table des plats de viande et des plats de poisson qui se succédaient, toujours accompagnés de légumes frais du jardin. Chez nous, on mangeait bien. Même les desserts n'étaient pas oubliés.

Plusieurs années plus tard – famille reconstituée oblige – ma mère a eu deux autres filles, qui ont grandi dans un tout autre contexte. Lorsque je passais les voir, devenue jeune adulte, j'avais toujours le sentiment du " pas assez sur la table ", triste constat que partageaient également d'autres membres de la famille maternelle. Plus tard, j'ai appris que maman avait souffert d'anorexie vers 18 ans.

Lorsque mes sœurs sont devenues préados, j'ai commencé à les surprendre en train de dévorer en cachette toutes sortes de sucreries et d'avaler des boissons gazeuses juste après les repas.

Mes deux sœurs ont toutes les deux commencé à afficher un bon surplus de poids très tôt. Et elles sont toujours restées " fortes ". L'une est décédée à 33 ans. Elle était mère de deux enfants.

Moi? Eh bien, j'adore toujours bien et beaucoup manger. Et jamais je n'ai eu d'excédent de poids. »

Autre son de cloche, celui de Nadine, une mère de famille qui n'a pas toujours eu une relation simple avec la nourriture, mais qui revient doucement aujourd'hui sur le chemin d'une alimentation libre.

« Pour des raisons qui lui sont personnelles et que je connais aujourd'hui, ma mère entretenait une drôle de croyance lorsqu'elle me nourrissait durant mon enfance : chaque fois qu'elle me donnait de la nourriture, elle se disait que ça me donnerait des forces et m'outillerait au cas où il adviendrait une situation difficile dans notre vie. Chaque aliment lui donnait l'impression d'augmenter mes chances de survie. Même si durant mon enfance elle ne m'a jamais soufflé mot de ses pensées, elle m'a tout de même transmis l'idée que la nourriture apporte la sécurité.

De plus, quand j'étais petite, il était fréquent d'associer la nourriture à du réconfort ou à une récompense. On mettait du miel sur la suce d'un bébé qui pleurait ou on offrait à un enfant des biscuits trempés dans du lait pour le récompenser pour ses efforts ou ses bons comportements. " Si tu es gentille, tu auras un bonbon ou de la crème glacée. Ne pleure plus, viens, on vas prendre un bon dessert. "

Le dessert, d'ailleurs, faisait partie intégrante de tous nos repas. Un repas était constitué d'un plat principal et, assurément, d'un dessert. On ne m'a jamais appris à me demander si j'avais encore faim au dessert. On ne se posait même pas la question. Un repas n'était pas satisfaisant sans un dessert pour le compléter.

Je me rappelle aussi d'un souper assez pénible où je me suis retrouvée seule à la fin du repas. Tous avaient quitté la table et mes parents m'avaient obligée à manger les petits pois que j'avais mis de côté dans mon assiette. Ils avaient mis la minuterie du four pour que je m'exécute en cinq minutes. Je n'aimais pas la texture molasse des petits pois, mais on m'obligeait à les manger. C'est une vraie chance que je me sois réconciliée avec les petits pois dans ma vie adulte, car c'est un souvenir traumatisant dont je me rappelle avec beaucoup de clarté.

Alors voilà ce qu'on m'a appris : la nourriture sécurise, réconforte. Les desserts vont de soi et si certains aliments ont l'air de punitions, d'autres sont des récompenses. Pas étonnant qu'une fois adulte, je me sois mise à manger mes émotions! »

Et puis, il y a Sophie. Drôle et touchante, Sophie est comédienne et humoriste et partage sa vie avec un certain nombre de kilos. Son histoire est celle d'une famille qui a voulu l'aider, mais surtout la changer. Des dizaines de kilos plus tard, voici comment elle raconte son enfance :

« Aînée d'une fratrie de quatre enfants, j'étais la seule à présenter un léger surpoids. Une petite fille rondouillarde... sans plus! Mais parce qu'il vaut mieux soi-disant prévenir que guérir, un médecin, que je qualifierais aujourd'hui d'irresponsable, a conseillé à ma mère, alors un peu perdue, de me mettre au régime et, qui plus est, à renfort de coupe-faim... J'avais 11 ans!

Kilos, balance et autres calories devinrent alors mes compagnons de jeu. Pensant bien faire, maman, avec tout son amour, me préparait des repas à part... quand mes frères et sœurs pouvaient manger tout ce qu'ils voulaient!

Entre conflits familiaux et restriction alimentaire, je me suis mise à chaparder de la nourriture et, la peur au ventre, je m'empiffrais en cachette d'un semblant de plaisirs sucrés ou salés. Mais chaque bouchée à peine mâchée pesait son comptant de culpabilité, de honte et d'angoisse d'être prise en flagrant délit de manque de volonté! Et chaque fois que maman trouvait sous mon lit des cadavres de boîtes de gâteaux, je promettais de me soumettre au régime : haricots vinaigrette, viandes grillées... Sans autres formes de paroles.

En pleine puberté, la lutte contre mes kilos est devenue l'obsession de tous les adultes de la famille. Mes pertes et prises de poids de plus en plus importantes alimentaient un combat sans fin... qui au départ n'était pas le mien!

À 15 ans, encore sous la docte pression d'un grand manitou de la médecine, on m'a offert un séjour estival dans un centre hospitalier spécialisé dans les problèmes de poids... J'en suis ressortie allégée, youpi! La famille était aux anges... Mais rien n'y a fait. Au cours de l'année qui a suivi, j'ai retrouvé mes rondeurs et plus encore... Alors rebelote l'été suivant, un séjour plus long avec davantage de kilos perdus à la clef. Miracle! Je rentrais dans la robe offerte pour l'occasion... Parents et grands-parents étaient tous si fiers de moi! Hors de question de les décevoir. Alors, je tenais bon, je pesais mes aliments, je calculais mes protéines et mes petits copains du moment s'appelaient lipide, protide ou encore glucide! Et que croyez-vous qu'il advînt? Au grand dam de la famille, je les ai tous épousés et ensemble nous avons eu beaucoup de kilos!!!

Bien entendu, tout au long de ma vie de femme, j'ai tenté mille fois de m'en séparer... en vain! Mais une chose étrange est arrivée en cours de route : j'ai arrêté de prendre du poids le jour où j'ai cessé de tenter d'en perdre. Depuis, j'essaye tout simplement de croquer dans la vie! »

Un miroir dans l'assiette

Remettre les enfants sur le chemin d'une alimentation qui leur convient nécessitera donc, vous comprendrez, un regard prolongé dans le miroir pour tous les parents. Les parents sont responsables de leur enfant, ils l'aiment et en prennent soin. Sauf que personne ne vient au monde en étant parent; on devient parent. On doit ainsi prendre des responsabilités; mais accepter la possibilité d'erreurs et ne pas tomber dans la culpabilité.

Sereinement, les parents devront se regarder, examiner leur poids, leur taille, évaluer leur image corporelle et réfléchir à la façon dont ils en parlent. Ils devront aussi se pencher sur ce qu'ils disent à leur enfant au sujet de son petit corps, mais aussi préciser dans leur tête ce qu'ils attendent de l'image de leur enfant. En sont-ils fiers, en ont-ils honte? Les parents devront aussi observer avec lucidité comment ils le nourrissent et comment ils s'alimentent eux-mêmes, et quel genre de relation avec la nourriture, donc quel exemple, ils proposent à leur enfant.

Ainsi, avant de vous demander si vous donnez à votre enfant assez d'oméga-3 ou de fibres solubles, il faudra vous interroger sur votre façon de manger. Et remettre vos propres pendules à l'heure afin que votre enfant apprenne à se nourrir en imitant des parents qui ont une attitude saine envers la nourriture.

Qu'on le veuille ou non, les enfants finissent par apprendre non pas grâce à ce qu'on leur dit, mais grâce à ce qu'on leur montre. Si ses parents ont du plaisir à manger de tout et qu'ils ont une alimentation variée et savoureuse, l'enfant suivra leur exemple, surtout s'ils lui donnent la chance de découvrir les aliments dans un climat calme et encourageant.

En fait, comme vous commencez sûrement à le comprendre, le gros du travail devra être fait par les parents. Ce livre s'adresse à vous, parents.

Dans un monde idéal, votre enfant ne devrait même pas être au courant que vous vous préoccupez de son alimentation. Son éducation alimentaire doit être perçue comme une banalité. L'intellectualisation de l'alimentation n'est pas nécessaire. S'il y a de la salade au repas et qu'elle est bonne, l'enfant va vouloir en manger, même s'il ignore complètement sa composition nutritionnelle.

Ce sont les parents qui doivent établir l'univers dans lequel l'enfant mange pour veiller à son éducation alimentaire. Manger avec l'enfant est crucial, lui apprendre à manger aussi.

Lorsque l'enfant grandit, les parents peuvent et doivent lui montrer à cuisiner et à construire des repas. C'est de cette manière que l'information et les connaissances alimentaires se transmettent, mais les parents doivent demeurer longtemps (même durant l'adolescence, ce qui n'est pas évident, nous en convenons) ceux qui montrent la voie, qui font les courses et qui cuisinent, qui organisent les repas et mettent la nourriture sur la table.

Lorsque l'enfant mange seul ou toujours avec d'autres que ses parents, et c'est surtout vrai à l'adolescence, il peut commencer à déraper, que ce soit avec des restrictions (régimes) ou des excès démontrant, dans les deux cas, des troubles du comportement alimentaire qui doivent être identifiés et soignés.

De plus, l'adolescence est une période tellement riche en découvertes qu'il est important de garder la table comme lieu et comme moment de cohésion familiale où l'on pourra discuter librement de toutes sortes de sujets.

Exploiter le plaisir

Pendant que les parents liront ce livre, l'enfant, lui, devra donc simplement continuer de se nourrir en prenant ce qu'on lui donne selon ses besoins, donc en écoutant ses signaux de faim et de satiété pour savoir quand manger et quand arrêter.

Si vous êtes en train de nous lire, c'est peut-être parce que vous craignez que votre enfant ait des problèmes d'embonpoint maintenant ou plus tard, ou alors parce que faire manger un enfant de façon parfaitement adéquate est une tâche compliquée, voire stressante, qui nécessite des conseils. Vous cherchez donc une solution à un problème actuel ou futur.

Ce livre vous expliquera qu'on ne peut pas parler de l'alimentation des enfants sans parler de l'ensemble de la famille. Et aussi qu'avant de s'inquiéter du contenu des l'assiette de son enfant, ce qu'on a tendance à faire vu notre environnement social très « pro-nutritionnisme », il faut s'intéresser aux gens qui mangent.

Si les enfants et les ados mangent des *chips* ou des barres de chocolat, des aliments que vous trouvez inadéquats, c'est d'abord parce qu'ils trouvent ça bon et que cette décision va donc de soi. Leur apprendre à manger selon leurs besoins devra donc passer nécessairement par la notion de plaisir, soit leur façon d'approcher la nourriture, seul chemin vers une alimentation sereine.

Ce livre ne vous donnera donc pas de recettes miracles ou de menus idéaux pour vous rassurer sur la façon d'alimenter vos enfants. Nous ne vous dirons pas de leur donner des carottes crues à l'humus au retour de l'école parce que c'est moins riche que des tartines à la confiture. Nous ne vous dirons pas non plus que tout est beau dans le meilleur des mondes si votre enfant refuse de manger autre chose que de la poutine. Et nous ne vous féliciterons pas chaleureusement d'avoir converti la famille au lait écrémé ou au pain 36 grains.

Nous allons plutôt réfléchir avec vous, comme nous l'avons fait dans notre livre précédent, *Mangez!*, sur des façons d'éviter que votre enfant ait un poids qui n'est pas son poids naturel et sur la sérénité souhaitable de son alimentation en général.

L'éducation alimentaire ne doit pas, à nos yeux, être synonyme d'apprendre à son enfant à manger de façon à éviter d'être obèse... Les parents sont là pour lui apprendre à se nourrir parce qu'il lui faut du carburant et qu'un des avantages de ce besoin est que l'acte de se ravitailler apporte du plaisir.

L'idée de ce livre est d'aider les enfants à prendre cette voie afin qu'ils puissent profiter d'une vie où les aliments sont accueillis dans la paix, sans tracas, une vie où on les laisse contribuer, grâce à leurs parfums, leurs textures et leurs saveurs, à un petit morceau de notre bonheur.

Malheureusement, on vit dans une société qui diabolise le plaisir de manger, car ce plaisir est vu comme la source de nos excès. Pourtant, le plaisir gustatif n'a pas à être synonyme d'excès. Il peut être naturellement quotidien et sain.

Quelle ironie quand même... Pendant si longtemps, dans le passé, nos ancêtres ont eu à se battre pour se nourrir, tandis que des famines décimaient des populations entières. Le bonheur, pour eux, était de vivre sans jamais avoir faim. Nous y sommes arrivés! En Occident, à tout le moins, nous avons accès à plus d'aliments qu'il nous en faut. N'est-ce pas le temps de trouver les moyens de savourer cette merveilleuse avancée?

L'objectif premier de ce livre est de jeter les bases d'une réflexion et de lancer quelques réponses afin qu'ensemble, nous trouvions des moyens pour que nos enfants arrivent à vivre paisiblement avec les aliments et leur corps.

EN RÉSUMÉ

- **Les questions de poids et les désaccords à table se règlent de la même façon : en écoutant l'enfant quand il dit « J'ai plus faim ».**
- **Votre enfant maintiendra son poids naturel en mangeant à sa faim.**
- **Il n'y a pas de « bons » et de « mauvais » aliments.**
- **L'enfant va suivre le modèle alimentaire que lui proposent ses parents.**
- **L'alimentation ne doit pas se construire autour de concepts scientifiques, mais plutôt autour du plaisir de manger.**
- **Les parents ne doivent pas chercher à être parfaits, juste « assez bons ».**

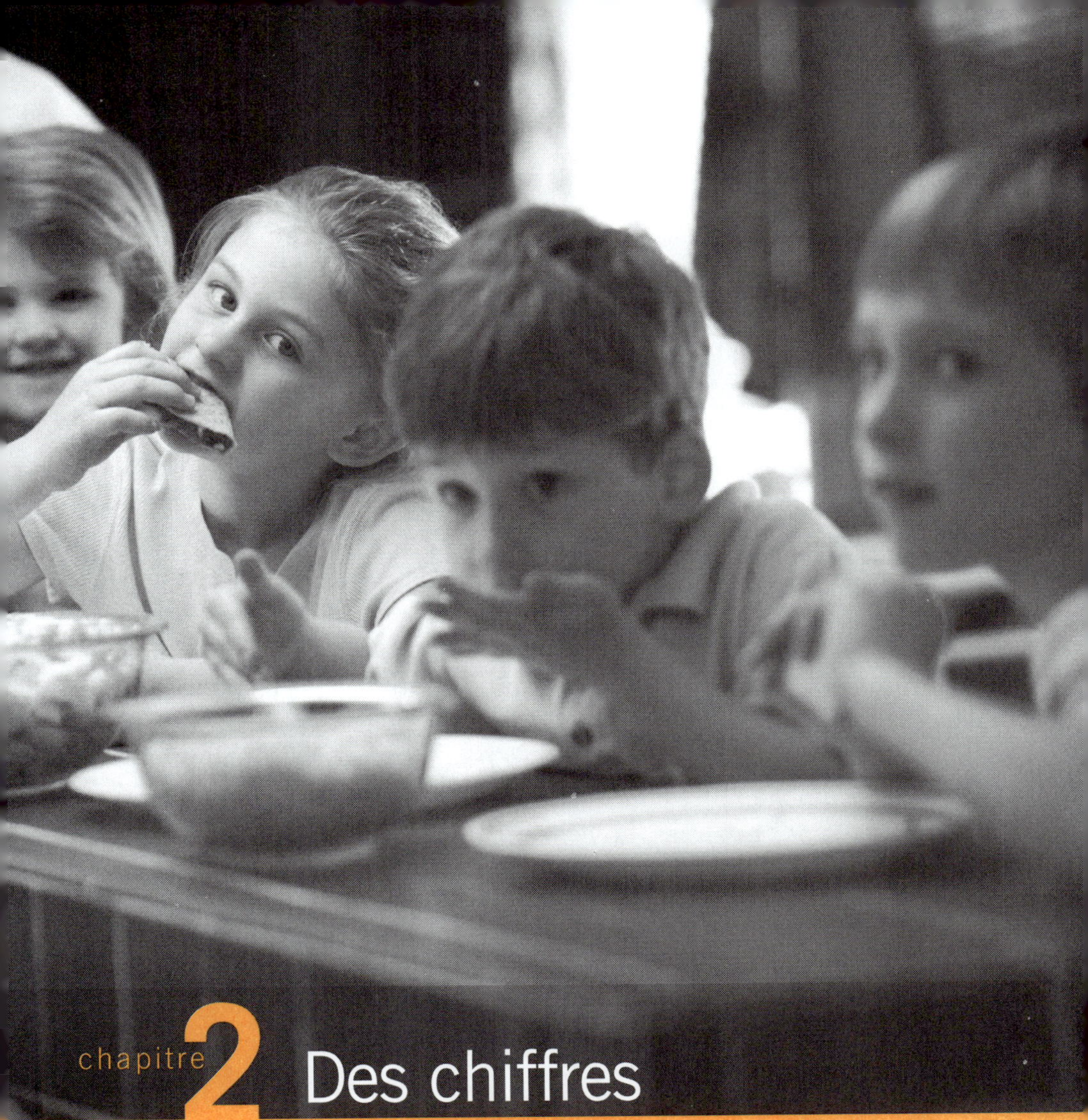

chapitre 2 Des chiffres et des gens

« Poids », « obésité »... Ces mots sont partout. Cherchez *weight*, le mot anglais pour « poids », dans Internet, et votre ordinateur, en quelques secondes, aura accès à 605 millions de documents, en commençant par une kyrielle de sites traitant de contrôle de poids et d'amaigrissement.

On vit dans une société obsédée par le poids et les enfants aussi en entendent parler partout.

L'accroissement des taux d'embonpoint et d'obésité inquiète tout le monde, autant les gouvernements, qui pensent aux factures en soins de santé, que les professionnels de la santé, qui ont l'impression que personne ne les écoute, que les individus, qui ont peur de devenir trop gros et d'être happés par la vague.

Partout, on se préoccupe de son propre poids et de celui de son prochain. Et pour justifier qu'on s'inquiète ainsi autant des kilos des autres, on explique que cela pose un réel problème pour l'ensemble de la communauté puisque l'obésité a des coûts médicaux et un important coût social puisqu'elle risque de diminuer l'espérance de vie.

Gavés de chiffres

Perdus dans cette pléthore de chiffres toujours présentés comme catastrophiques, inquiétés à fond par les signaux d'alarme lancés constamment au sujet du grossissement de la population, les parents s'inquiètent.

Ils ont peur que leur enfant ne soit pas en santé. Ils ont peur, surtout, que leur enfant soit gros, point. Comme eux ou comme les autres. Peu importe. Ils ont peur que leur enfant ne corresponde pas aux normes sociales, qu'il soit malheureux.

Transis d'inquiétude, ils écoutent les conseils des différents spécialistes, achètent des livres, cherchent les conseils sur le Web. Ils écoutent les nutritionnistes leur dire de manger des aliments qu'ils n'ont jamais aimés eux-mêmes et mettre la barre bien haute. Ils ont l'impression que tout ce qu'on leur dit, c'est de manger toujours plus de légumes, plus de grains complets, plus de fruits et toujours moins de ce qui est riche, sucré et délicieux.

Ils se prennent la tête, découragés, en se disant qu'il est impossible d'arriver à ce degré de « perfection ». Alors, soit ils se découragent complètement, soit ils persévèrent. Mais peu importe la voie qu'ils choisissent, ils se sentent ultra-coupables de ne pas être à la hauteur.

Ils savent pertinemment que leur aîné ne mangera jamais de poisson poché, que leur cadette n'est pas très « fruits » et qu'ils n'ont pas envie d'interdire à jamais le jus de raisin, malgré ce qu'ils entendent dans les médias ou ailleurs sur le sucre contenu dans les jus. Ils continuent cependant d'essayer de mettre en application les directives qu'ils entendent, cherchent de nouveaux trucs, de nouvelles recettes, de nouveaux livres sur les boîtes à lunch, en vain.

Les repas demeurent un terrain de confrontation, ce qui aiguise d'autant plus leur sentiment de culpabilité.

Faits, morale et émotions

Le problème avec les messages nutritionnels, c'est qu'ils ont été transmis d'une drôle de manière. Au lieu de nous donner uniquement de l'information sur ce que dit la science sur tel ou tel aliment, on en a fait des préceptes, des sortes de commandements, qui ont le désavantage de porter avec eux un message moral.

Tel aliment qui contient beaucoup de calories n'est plus un aliment « riche », le mot qu'utilisaient nos grands-parents. C'est devenu un « mauvais » aliment. Et de la même façon, les aliments les plus pauvres en calories, ceux vers lesquels on est le moins attiré instinctivement à cause de notre nature humaine qui cherche du carburant énergétique, et bien ceux-là, les pauvres, sont devenus de « bons » aliments.

Les « aliments plaisir » sont associés au mal, les « aliments pauvres » au bien... Ça ne vous rappelle pas quelque chose?

En plus d'avoir ce caractère moral, les faits nutritionnels qu'on nous communique abondamment sont souvent rattachés à des émotions. Savoir nourrir son enfant est, là encore, par notre nature même, une des qualités fondamentales des parents. Lorsqu'on nous dit que les légumes sont bons pour la santé, on entend donc quelqu'un nous dire que « pour être une bonne mère », il faut donner des légumes à l'enfant. Et on entend, par le fait même : « Notre enfant va avoir une maladie s'il ne mange pas bien et ce sera de notre faute ».

Mais amusez-vous à inverser la situation. Vous apprenez pour la première fois de votre vie que la carotte est un aliment « bon pour la santé ». Vous en avez mangé quelques fois dans votre vie et vous n'avez jamais particulièrement aimé ce légume. Comment réagissez-vous?

Vous dites-vous : « Ah, c'est bon pour la santé, il faut absolument que je me mette à en manger, quitte à me boucher le nez » ou « Ah, voilà une information intéressante, mais c'est dommage, je n'aime pas particulièrement les carottes »?

Ou alors, optez-vous pour une troisième voie : « Ouais, je ne suis pas trop " carottes ", mais bon, peut-être devrais-je essayer de me faire de la salade, c'est vrai qu'en salade, dans le fond, j'aime bien ça »?

Si vous choisissez la troisième voie, peut-être essaierez-vous finalement de manger des carottes. Peut-être allez-vous réaliser que, dans le fond, c'est vrai que c'est bon en salade, avec du sel, de l'huile d'olive et du jus de citron. Peut-être aussi allez-vous constater, une fois de plus, que vous n'aimez vraiment pas les carottes. Comment vous sentirez-vous après cette constatation? Déçu d'être toujours incapable de manger des carottes ou tout simplement prêt à manger sans culpabilité d'autres légumes que vous aimez mieux et qui regorgent aussi de vitamines?

Savoir que les carottes contiennent de bonnes vitamines devrait demeurer une information, point. Une connaissance intellectuelle qui reste dans la tête et ne descend pas vers le cœur. Si vous avez cette attitude ouverte et distante lorsque vous entendrez un autre message au sujet du thé vert ou du curcuma, vous aurez peut-être le goût d'aller explorer, mais vous garderez en tête la conviction d'avoir le dernier mot. Vous saurez que si le thé vert vous déplaît, ce n'est pas grave, quoi qu'en pensent tous les professionnels de la santé et de l'alimentation.

Le gros bon sens

Plusieurs parents ont eux-mêmes des problèmes avec leur poids et choisissent, pour le gérer, de restreindre leur alimentation. Pour protéger leur enfant contre le problème dont ils souffrent, ils finissent souvent, pas toujours consciemment, par le restreindre lui aussi.

D'autres, au contraire, veulent protéger leur enfant à tout prix de l'enfer de leurs privations anti-sucre, anti-gras et compagnie. Mais ils se sentent coupables de laisser liberté entière à la maison, car partout on parle des risques d'obésité, de maladies cardiovasculaires et autres problèmes médicaux associés au gras, aux calories, au sucre...

En fait, la plupart des parents ne savent pas quoi faire, car les messages qu'ils entendent dans les médias et chez les professionnels de la santé sont souvent contradictoires et, de plus, peuvent entrer en collision frontale avec leur instinct. Or être parent, c'est le plus souvent suivre son instinct.

En fait, aucun livre, même pas celui-ci, ne peut fournir des directives précises et immuables à suivre pour qu'un enfant mange parfaitement et ait un poids idéal pour toute sa vie. Le vrai mode d'emploi commence par le gros bon sens.

Trop de nutritionnistes, de médecins, de journalistes et autres ont dit aux parents quoi faire depuis des décennies. La cour est pleine. N'en jetons plus.

Les chiffres sur l'obésité et l'embonpoint, en croissance soutenue, montrent bien que toutes les leçons qu'on a données aux parents ne fonctionnent pas de toute façon. De façon globale et statistique, les parents grossissent et leurs enfants aussi[1-2-3-4]. Alors, pourquoi leur répéter sans cesse la même chose?

Si vous donnez un coup de marteau sur la tête d'un oiseau pour qu'il se mette à voler, va-t-il voler? Non. Qui penserait alors à lui en donner un deuxième, encore plus fort? Pourtant, on pourrait justifier le tout en disant que le premier n'était peut-être pas tout à fait assez efficace...

Lorsqu'on dit à la population pour la millième fois qu'il faut encore couper les calories, nous croyons que nous lui assénons un autre coup de marteau sur la tête, encore un peu plus fort. Nous pensons que ce message ne marche pas et que la vraie voie vers une alimentation qui répond aux besoins des individus sans les faire grossir ne passe pas par le contrôle des calories.

Nous pensons aussi qu'il faut respirer par le nez devant cette « épidémie d'obésité » – et peut-être même cesser d'utiliser ces termes qui sont mal perçus et interprétés par les ados notamment – et prendre le temps de réfléchir et de mastiquer un peu avant de prendre des mesures draconiennes au sujet de votre enfant.

Votre petit n'est pas un chiffre

D'abord, même les mots « embonpoint » et « obésité » chez les enfants n'ont pas de sens médicaux absolus, explique la nutritionniste Lyne Mongeau. Il n'y a pas de règles claires sur ce qui constitue de l'embonpoint normal ou anormal et donc ce qui pose un risque médical, notamment parce que, contrairement aux adultes, les enfants sont en croissance.

On connaît tous des enfants ronds qui sont devenus naturellement minces en grandissant ou des maigres qui ont pris du poids à l'adolescence et qui l'ont ensuite reperdu.

Quand on parle de problèmes de poids chez des adultes, on a des points de repère fixes. Les adultes ne grandissent pas. Pour les enfants, c'est différent. Leur corps se transforme continuellement. Et leur poids augmente. La question que les parents doivent se poser n'est donc pas « Prend-il du poids? », car la réponse de n'importe quel médecin sera « J'espère! » La question est plutôt : « Son rythme de prise de poids est-il inquiétant? », ce qui est beaucoup plus subtil.

Un adulte, par exemple, peut s'inquiéter si ses vêtements deviennent soudainement trop petits, car ça ne devrait pas être le cas. L'enfant, lui, pas du tout! Il change tout le temps. Les parents ne doivent pas s'inquiéter de la prise de poids de leur enfant si sa courbe de croissance* reste stable.

Les parents ne doivent pas s'inquiéter non plus du percentile de la courbe de croissance de leur enfant. Les percentiles ne sont pas associés à des risques de maladie. Une augmentation ou une diminution d'un rang dans le percentile n'est pas un problème non plus, car l'enfant grandit souvent par poussées. Avant la poussée, son poids augmente. Ensuite il grandit. Être trop rapide sur la gâchette et pousser le bouton panique dès que l'enfant passe du 15e ou 20e percentile peut avoir des conséquences à long terme sur sa vie en provoquant l'effet exactement inverse de ce qu'on voulait.

Le poids est un de ces sujets où le silence est souvent une règle d'or, car le simple fait d'insinuer qu'il y a peut-être un problème est suffisant pour en causer un. Combien d'anorexiques et de boulimiques ont développé leurs problèmes à la suite d'une remarque d'un proche sur leur poids? Les mots sont lourds! Soyez très vigilants lorsque vous voyez un spécialiste de la santé qui donne ses impressions sur l'état pondéral de votre enfant avec une seule mesure.

---

* La courbe de croissance permet de comparer les enfants de même âge et du même sexe en fonction de leur poids et de la taille. Ensuite, on interprète le résultat en fonction du rang sur une échelle de 0 à 100. Cela veut dire qu'un enfant qui se situe au 75e percentile pour la taille, est plus grand que 75 % de la population avec laquelle il est comparé.

Parents, soyez prudents avec les statistiques : elles parlent de tendances générales dans la population, pas de votre petit. Chaque enfant est un individu qui doit être traité comme tel.

Un enfant rond n'est pas nécessairement une unité de plus dans une statistique sur l'obésité. Autant jadis on s'inquiétait des enfants maigrichons en se demandant s'ils n'étaient pas sous-alimentés ou malades – alors qu'on sait bien aujourd'hui que ce n'est la plupart du temps qu'une simple question de morphologie – autant aujourd'hui il faut apprendre à relaxer en apercevant un enfant rond. Un enfant est un enfant, pas une tendance, peu importe ce que disent les messages de santé publique.

Le Dr Jean Wilkins, pédiatre spécialiste de l'anorexie à l'Hôpital Sainte-Justine, à Montréal, croit d'ailleurs que les expressions publiques de notre inquiétude généralisée quant à l'augmentation du surpoids et de l'obésité chez les enfants causent du tort. « En parlant d'épidémie d'obésité, on utilise des mots qui font mal », dit-il. Les jeunes en âge de comprendre ce dont on parle entendent ce qu'on dit et Dieu sait quelle interprétation ils feront, dans leurs têtes d'enfants, de ces termes catastrophistes qui ne leur sont pas du tout destinés personnellement.

Le Dr Wilkins se demande d'ailleurs si l'inquiétude de la société par rapport au taux d'obésité n'est pas en train d'avoir des effets pervers sur les enfants.

Il a déjà été obligé d'intervenir auprès d'écoles – c'est arrivé plus d'une fois – pour leur dire de cesser de montrer de jeunes anorexiques en exemple durant les cours de sensibilisation aux questions de surpoids. « Ils mesurent la masse adipeuse des élèves et montrent mes petites comme des modèles », dit-il.

Cette anecdote montre bien en outre comment un cas individuel – une petite fille qui a un trouble alimentaire grave – peut être mal interprété dans un contexte où on ne la voit pas comme un individu, mais plutôt comme une statistique. En regardant uniquement la mesure de la masse adipeuse, cette enfant anorexique à l'indice de masse corporelle très bas est mise sur un pied d'égalité avec une maigre naturelle. Et on ne parle même pas de la petite adolescente qui a une relation saine avec la nourriture, mais un pourcentage de gras un peu plus élevé et qui, si elle est dans la même classe, sera probablement inquiétée par son pli cutané un peu plus important.

Cette idée des écoles de peser et de mesurer le pli cutané des jeunes est aberrante, voire irresponsable. Et on comprend facilement comment cette obsession pour les chiffres peut être aussi inutile que néfaste pour les ados, car tout est en place pour encourager les jeunes à plonger dans le cercle vicieux des régimes avec toute la PRISE de poids à long terme que cela signifie.

Méfiez-vous donc des statistiques. Ou plutôt, rappelez-vous que ce sont des données abstraites qui ont leur utilité, mais qu'on doit absolument laisser de côté quand on s'occupe de vraies personnes, toutes différentes les unes des autres.

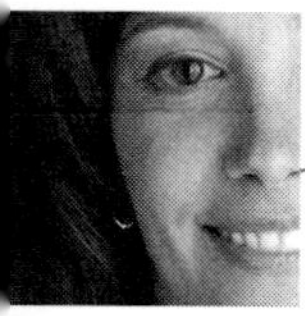

LE MOT DE **GUYLAINE**

J'ai assisté dernièrement à une conférence[5], animée par Lyne Mongeau, nutritionniste et coordonnatrice de Investir pour l'avenir, le plan d'action gouvernemental pour la promotion de saines habitudes de vie et la prévention des problèmes reliés au poids, et préparée avec l'aide de la nutritionniste Andrée-

Ann Dufour Bouchard. Or, ce qui est ressorti de la discussion, c'est qu'il est très difficile, durant la croissance des enfants, d'établir un seuil précis à partir duquel un poids élevé devient problématique pour la santé du petit. Il faudra faire des recherches pendant 30, voire 40 ans, afin de faire des liens entre le poids des enfants et les risques de problèmes de santé précoces. On a choisi un chiffre de façon purement arbitraire. Aux États-Unis, ils ont choisi le 95ᵉ percentile. Ce chiffre signifie que 5 % de la population des enfants est obèse et à partir de cette donnée, on a regardé l'évolution de la population depuis 1974. C'est ainsi qu'on a remarqué que depuis 1980, le nombre d'enfants ayant le poids jadis réservé au 5ᵉ percentile a augmenté. Donc, on voit une évolution, mais cela n'est pas assis sur des probabilités statistiques de risques de santé futurs.

Au fait, quels sont les chiffres?

De façon générale, en moyenne, dans les pays développés, les enfants sont de plus en plus pesants.

Selon les dernières données disponibles de Statistique Canada, qui datent de 2004, le taux combiné d'embonpoint et d'obésité a plus que doublé en 25 ans au Canada. Et si l'on regarde le taux d'obésité, il a carrément triplé[6]. Ainsi, en 2004, 26 % des enfants et des adolescents canadiens de 2 à 17 ans faisaient de l'embonpoint, et 8 % étaient considérés comme obèses. En outre, chez les adolescents, le taux d'obésité a augmenté de 2 % à 10 % en 15 ans chez les garçons et de 2 % à 9 % chez les filles[6].

Il est important de noter cependant que l'enquête de 2004 est la première depuis 25 ans à mesurer directement le poids et la taille d'un échantillon national représentatif de Canadiens. Dans le cadre de la plupart des enquêtes sur la santé menées auparavant, on se fiait au poids et à la taille déclarés par les répondants, pratique qui avait tendance à produire une sous-estimation de la prévalence de l'embonpoint et de l'obésité chez les adolescents et les adultes.

Autre fait intéressant, les adolescentes canadiennes sont deux fois moins susceptibles que les adolescentes américaines de faire de l'embonpoint ou d'être obèses (7 % par rapport à 13 %), donc raison de plus de ne pas faire paniquer les petites ados canadiennes avec les chiffres nord-américains[6]!

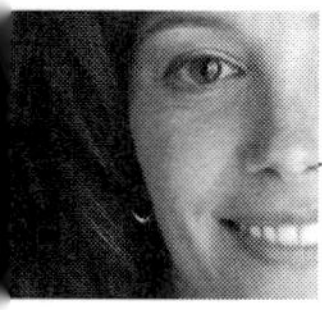

LE MOT DE

GUYLAINE

L'IMC, soit l'indice de masse corporelle, permet d'évaluer le poids des individus en fonction de leur taille. C'est une mesure fiable, car les risques d'erreur dans la prise des données sont très faibles, contrairement à la mesure des plis cutanés ou à celle du tour de taille, c'est-à-dire la mesure du gras du tour de la taille, entre le nombril et les côtes flottantes. Avec cette méthode, les risques d'erreur sont élevés. Dans le cas de l'IMC, difficile de se tromper. Sauf qu'un outil simple a aussi ses limites. Pour ma part, je considère que c'est un outil utile pour évaluer des groupes et observer des tendances, mais pas pour les individus. Les différences de morphologie de chacun et surtout la génétique de chaque personne font que cet outil peut causer des inquiétudes sans raison. Plusieurs personnes sont très sensibles à ces mesures et peuvent très bien, sans que cela soit justifié, se mettre au régime uniquement parce que leur IMC ne correspond pas à leurs attentes. Les individus s'inquiètent, car ils sont en haut de la fourchette de l'IMC santé et pas dans le bas... L'IMC devient, malgré lui, un outil utilisé de façon contre-productive dans la course folle des kilos en moins. Il faut se tenir loin de tout indicateur capable de pousser, à lui seul, un individu à faire un régime. Car les régimes amaigrissants amènent la plupart du temps les gens à perdre puis à reprendre encore plus de kilos que ceux perdus, bref à grossir. Est-ce cela que recherchent ceux qui s'inquiètent de leur IMC?

Le prix du poids

Le fardeau que représente l'obésité chez l'enfant pour le système de santé est difficile à quantifier immédiatement, car les problèmes de santé physique qui en découlent ou du moins qui y sont associés se manifestent habituellement beaucoup plus tard dans la vie.

Au Québec, des enquêtes et des recherches évaluent l'état de santé des jeunes. Les résultats de celles-ci indiquent un impact de l'augmentation du poids sur le profil métabolique[7]. En clair, comme chez les adultes, on remarque un lien entre le poids des enfants et le taux de cholestérol et entre le poids et la tension artérielle. On peut donc constater qu'un risque pour la santé existe. Il faut cependant dire que tous les enfants qui présentent un excès de poids ne deviendront pas des adultes obèses. Il faut suivre ces enfants dans le temps avant de pouvoir se prononcer avec certitude sur l'évolution de ce risque à la santé. Pour l'instant, dit Lyne Mongeau, on ne sait pas comment cette génération d'enfants va réagir, nous ignorons complètement si nos corps s'adapteront à ces surplus de poids. Nous savons que le corps s'adapte à la famine, mais il n'a jamais eu par le passé à s'adapter à l'excès de nourriture. Le fera-t-il?

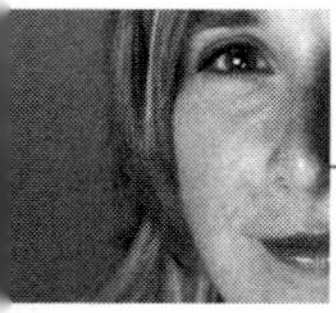

LE MOT DE

MARIE-CLAUDE

Une question comme ça, en passant. Si on vous disait que les humains vont s'adapter à leur surplus de gras, qu'ils vont physiologiquement développer des mécanismes pour survivre malgré leur embonpoint, bref, si on vous disait que dans 100 ans ou 200 ans, les humains pourront vivre gros et en santé, comment réagiriez-vous? Est-ce vraiment uniquement la question de la santé et des coûts que l'obésité peut engendrer qui inquiète quand on part collectivement en croisade contre la prise de poids? Est-ce vraiment le risque pour la santé future de leur enfant qui tracasse les parents quand ils s'interrogent sur son poids? Ou ne sont-ils pas plutôt en train de s'inquiéter de son acceptation par une société obsédée par la minceur? Et par ricochet, n'est-ce pas le regard des autres sur eux-mêmes, comme parents, qu'ils craignent?

On peut comprendre cependant pourquoi les chiffres à la hausse concernant le poids des enfants inquiètent ceux qui se préoccupent de l'état de santé des Canadiens. D'abord, l'embonpoint et l'obésité qui se manifestent à l'adolescence persistent souvent à l'âge adulte[8-9], et les adultes, on le sait, ont de la difficulté à perdre du poids. Ainsi, on observe une persistance de l'obésité de 30 % chez les enfants et de 50 % chez les adolescents[10]. Une étude canadienne récente confirme d'ailleurs que ce n'est qu'une proportion très faible des adultes ayant un surplus de poids qui réussissent à revenir à un poids normal[11]. Cependant, il est important de le répéter pour les parents qui nous lisent : nous parlons ici de statistiques. Un enfant qui semble avoir un surpoids n'est pas condamné à être obèse toute sa vie. Chaque cas est différent.

En outre, ce que les recherches sur la difficulté des adultes à perdre du poids montrent sans le dire – tout comme les recherches sur la continuation du surpoids infantile à l'âge adulte –, c'est qu'il y a actuellement, dans toutes les sociétés industrialisées, une incompréhension réelle et grave des raisons pour lesquelles les gens grossissent et ne maigrissent pas.

Les politiques de santé publique et les messages du réseau de la santé n'ont pas, jusqu'à présent, été capables de faire maigrir la population ni même d'endiguer la prise de poids collective.

Affirmer que la prise de poids globale des enfants se reflétera nécessairement dans 20 ou 40 ans par des taux d'obésité plus catastrophiques que jamais, c'est abdiquer et tenir pour acquis qu'il n'y a rien à faire pour ramener une personne souffrant d'embonpoint sur le chemin d'un poids normal.

C'est absolument vrai si on continue de répéter tout ce qu'on dit depuis 40 ans. Mais nous osons croire qu'il y a moyen de stopper, ou du moins de ralentir, le phénomène en ayant le courage de faire un virage à 180 degrés dans la façon de penser à l'alimentation et à l'activité physique. On doit arrêter de compter les calories, arrêter de croire aux régimes, arrêter d'analyser ce qu'on mange et se demander plutôt : « Ai-je faim? »

Nous avons expliqué notre pensée à ce sujet dans notre livre *Mangez!* et nous sommes de moins en moins seules à croire en la nécessité d'une véritable révolution antirégime si nous voulons réellement que la population recommence à manger normalement sans prendre de poids.

Au Québec, la nutritionniste Lyne Mongeau et tout le groupe ÉquiLibre ont fait du travail de précurseur dans ce domaine depuis des années. Et il se fait de plus en plus de recherches en ce sens dans le reste du monde.

Aussi, Michael Pollan, dans son dernier essai, *In Defense of Food*[12], explique longuement et très clairement, par exemple, comment la croyance aveugle en la science nutritionnelle – dont on a fait une idéologie, le nutritionnisme – a fini par nous faire manger n'importe quoi et donc grossir, alors qu'on croit tout comprendre et tout contrôler.

La D^re^ Michelle May, dans *Am I Hungry?*[13] et ses autres travaux, va elle aussi dans le même sens, tout comme la diététiste américaine spécialiste des enfants, Ellyn Satter[14-15-16-17].

Et c'est sans parler des médecins français Jean-Philippe Zermati et Gérard Apfeldorfer, qui ont publié de nombreux livres démontrant non seulement les rôles néfastes des régimes amaigrissants et leur rôle dans la prise de poids[18-19], mais la nécessité de tenir les politiques de santé publique loin de l'intellectualisation des processus alimentaires.

Si la prise de poids collective est une difficulté d'adaptation à la surabondance alimentaire des sociétés industrialisées, ne peut-il pas y avoir moyen de renverser la vapeur? Et si les parents pouvaient faire dévier les tendances dans la bonne direction?

En Occident, nos parents, nés dans les années 1940, sont *grosso modo*, la première génération issue d'un environnement alimentaire de relative rareté – ils n'avaient pas que des oranges à Noël comme leurs parents, mais quand même, il n'y avait pas de comptoirs de chaînes de malbouffe dans les hôpitaux et dans les écoles autant que maintenant quand ils étaient enfants – à élever des enfants qui auront à développer des réflexes et à se protéger contre la surabondance.

Ils n'ont pas de modèle à suivre, puisque leurs parents les ont pour la plupart élevés comme ils ont été élevés, dans un univers de rareté où on finissait son assiette et où il n'y avait pas cette omniprésence de la nourriture qui permet aujourd'hui qu'on l'utilise comme forme de compagnie, pour relaxer, se désennuyer ou panser des bobos émotionnels.

Les familles qui s'en sortiront avec un poids normal seront donc celles qui sauront se défaire de l'ancienne culture alimentaire basée sur la rareté d'une autre époque et qui a amené le fameux « Finis ton assiette! », et qui sauront aussi se défaire de l'obsession nutritionnelle et de toute l'intellectualisation de l'alimentation qui a marqué les dernières décennies, pour arriver à vivre sereinement dans la surabondance de notre époque. Tout un contrat!

Mais cette analyse globale montre bien que votre enfant, quand il mange une poutine ou boit un verre de jus de fruits, n'est pas coupable personnellement ni de l'épidémie d'obésité ni même de sa propre situation pondérale.

Il faut donc faire attention quand on parle devant un enfant de cette « épidémie d'obésité » et il faut faire attention à ne pas paniquer devant les statistiques.

Les politiques de santé publique

Évidemment, le but de ce livre n'est pas de vous dire qu'il est formidable de nourrir son enfant uniquement avec des frites.

Pas plus qu'avec seulement des pommes, d'ailleurs. Un des grands principes fondamentaux d'une alimentation saine demeurera toujours la variété.

Mais lorsqu'on critique les ados, notamment, parce qu'ils adorent la friture, la nourriture industrielle rapide, peut-être faudrait-il se rappeler qu'il est normal, pour l'humain, de rechercher les nourritures riches[20]. Et ensuite, peut-être faudrait-il se demander pourquoi, nous, les adultes, sommes incapables de les convaincre autrement que par un discours hautement cognitif, et donc rébarbatif, de manger autre chose que des pogos et de la poutine. N'est-ce pas à nous aussi de les séduire par les papilles et de les inciter à se tourner vers les fruits frais, les légumes, les plats cuisinés maison, le vrai chocolat et toutes ces saveurs qu'ils pourraient trouver tout à fait intéressantes s'ils avaient au moins la chance de les goûter?

On pense bien faire en demandant que la malbouffe soit interdite un peu partout, en demandant que les distributrices de boissons gazeuses soient retirées des écoles, en exigeant des politiques coercitives pour bloquer l'entrée des aliments pauvres en aliments nutritifs et riches en calories dans leur vie. Les parents et les autorités œuvrant auprès des jeunes sont convaincus de faire ce qu'il y a de mieux pour les enfants en agissant ainsi. Les boissons gazeuses devraient-elles être présentes dans les écoles? Probablement que non.

Mais l'interdiction est-elle la réponse à tout? Nous ne le croyons pas. Surtout si on ne prend pas des moyens, en parallèle, pour offrir d'autres aliments aussi savoureux et intéressants aux yeux des jeunes. Le brocoli trop cuit et les salades de fruits anémiques ne pourront jamais les convaincre d'oublier à jamais poutine et orangeade.

Et ce paradigme, endossé par toutes les autorités en matière d'alimentation, que ce soit l'Organisation mondiale de la santé ou Santé Canada, en passant par le corps médical et les nutritionnistes, voulant qu'en contrôlant le contenu des assiettes des enfants en particulier et des humains en général, on puisse avoir un impact sur leur poids et leur santé, a-t-il fait ses preuves depuis 50, 60 ans? Non, les gens prennent du poids. La manière d'agir socialement et politiquement contre le surpoids doit donc aussi être repensée.

Croyez-vous vraiment que les personnes obèses ou souffrant d'embonpoint ne savent pas ce que sont les calories? Quelles ne sont pas au courant pour le contenu en sucre des boissons gazeuses et pour le gras des frites? Qu'elles n'ont jamais entendu qu'en mangeant des légumes frais au lieu de *chips* elles auraient plus de chances de perdre du poids? Que les personnes sont satisfaites de leur poids? Les réponses à toutes ces questions sont assez évidentes. Évidemment, les personnes rondes ou obèses sont au courant pour les calories, les frites, les vertus des carottes et, oui, ces personnes ont pour la plupart essayé mille fois de maigrir en suivant les bons conseils prodigués par les autorités en la matière.

Si la population souffre d'embonpoint et d'obésité, ce n'est pas parce qu'elle ne sait pas que les carottes sont moins riches que les *chips*. C'est parce qu'elle ne sait plus comment manger des carottes et des *chips*.

Et c'est là le grand échec de la nutrition comme science. En cherchant à comprendre objectivement le rôle de chaque molécule dans le vin rouge ou la crème fouettée, elle a oublié de se préoccuper des gens qui mangent, des émotions que cela crée, de la profonde signification des aliments dans la vie des gens et des raisons qui font que certains mangent plus que ce dont ils ont besoin.

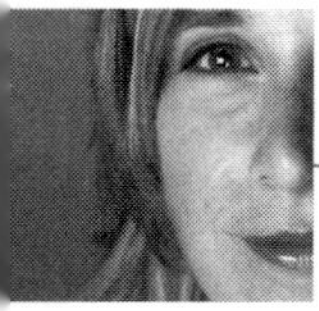

LE MOT DE

MARIE-CLAUDE

Au Québec, le gouvernement a décidé d'agir contre l'obésité chez les enfants en interdisant la malbouffe dans les écoles. Cette politique, annoncée à l'automne 2007 pour implantation dès le début de 2008, est passée comme du beurre dans la poêle. Personne, ou à peu près, n'a protesté. Pas surprenant quand on sait que dans un sondage fait par la maison SOM pour le compte de *La Presse*, à la fin de 2006, 90 % des répondants avaient affirmé être pour une telle interdiction.

Le gouvernement, donc, a imposé aux écoles, aux enfants et, par le fait même, à leurs parents, une vision des choses, celle voulant qu'interdire certains aliments soit une façon efficace d'aider les gens à gérer leur poids.

Le problème, c'est qu'il n'est pas encore démontré qu'interdire la malbouffe dans les écoles aide à endiguer la progression de l'embonpoint et de l'obésité. Les enfants québécois sont donc les participants à une expérience de santé publique.

Si interdire certains types de nourriture aidait, de façon générale, à régler les problèmes de poids d'individus, il n'y aurait pas de raison de s'inquiéter de l'application d'une telle approche à large échelle.

Le problème, c'est que cette approche, on le sait, a des effets pervers. Et ça, c'est prouvé par la recherche[21]. Interdire à un enfant de manger des biscuits ou du chocolat est la meilleure façon de créer un besoin pour ces aliments. Soudainement, ils deviennent spéciaux, désirés, particulièrement attirants. Rendez les biscuits ou le chocolat disponibles en permanence dans la maison et les enfants seront tout excités d'avoir accès si facilement à ces sucreries. Mais à la longue, ces aliments perdront leur attrait, de la même façon que les bonbons d'Halloween finissent par perdre leur côté spécial à la mi-novembre! Les enfants s'en lassent. Tout comme les adultes se lassent de certains aliments après un certain temps. L'idée d'un verre de vin chaud sucré et épicé, à la scandinave, peut sembler super intéressante fin novembre, quand l'hiver commence à se pointer, puis devenir tranquillement écœurante une fois rendu à Noël. Et demandez aux chasseurs s'ils ont les mêmes sentiments pour leur douzième morceau de chevreuil que pour leur premier.

Or l'aliment interdit est plutôt l'éternelle nouveauté.

Personnellement, je crois qu'au lieu d'interdire la malbouffe, on aurait dû la mettre de côté et faire plutôt une belle place à la bonne nourriture en s'inspirant des programmes éducatifs mis sur pied dans les écoles italiennes par le mouvement Slow Food.

Là, on ne parle ni de calories ni de santé, mais de goût. On apprend aux enfants à aimer autre chose que la malbouffe en faisant goûter aux enfants toutes sortes d'aliments intéressants, souvent ceux de leur propre terroir. On leur transmet aussi des connaissances sur la provenance des aliments et leur culture. C'est, à mon avis, une approche beaucoup plus porteuse pour éduquer les enfants à bien manger.

EN RÉSUMÉ

- **Les enfants sont des individus, pas des statistiques. Chaque cas est à part.**
- **Les enfants sont aujourd'hui plus pesants qu'il y a 25 ans, mais nous ne savons pas quel sera l'impact de ces kilos sur leur santé à long terme.**
- **Si on veut endiguer la prise de poids collective des enfants, il faut envisager de toutes nouvelles approches, car les façons de faire traditionnelles basées sur les restrictions ne fonctionnent pas.**
- **Dans 90 % des cas, les gens qui ont suivi un régime amaigrissant reprennent tout leur poids, et souvent plus, à l'intérieur d'une période de cinq ans.**
- **Les parents qui se préoccupent du poids de leur enfant doivent complètement mettre à l'écart le discours traditionnel sur les bons et les mauvais aliments qui a, selon nous, pavé la voie aux chiffres actuels sur les taux d'obésité.**
- **Savoir qu'un aliment est riche n'aide pas à en manger moins. La question est ailleurs.**

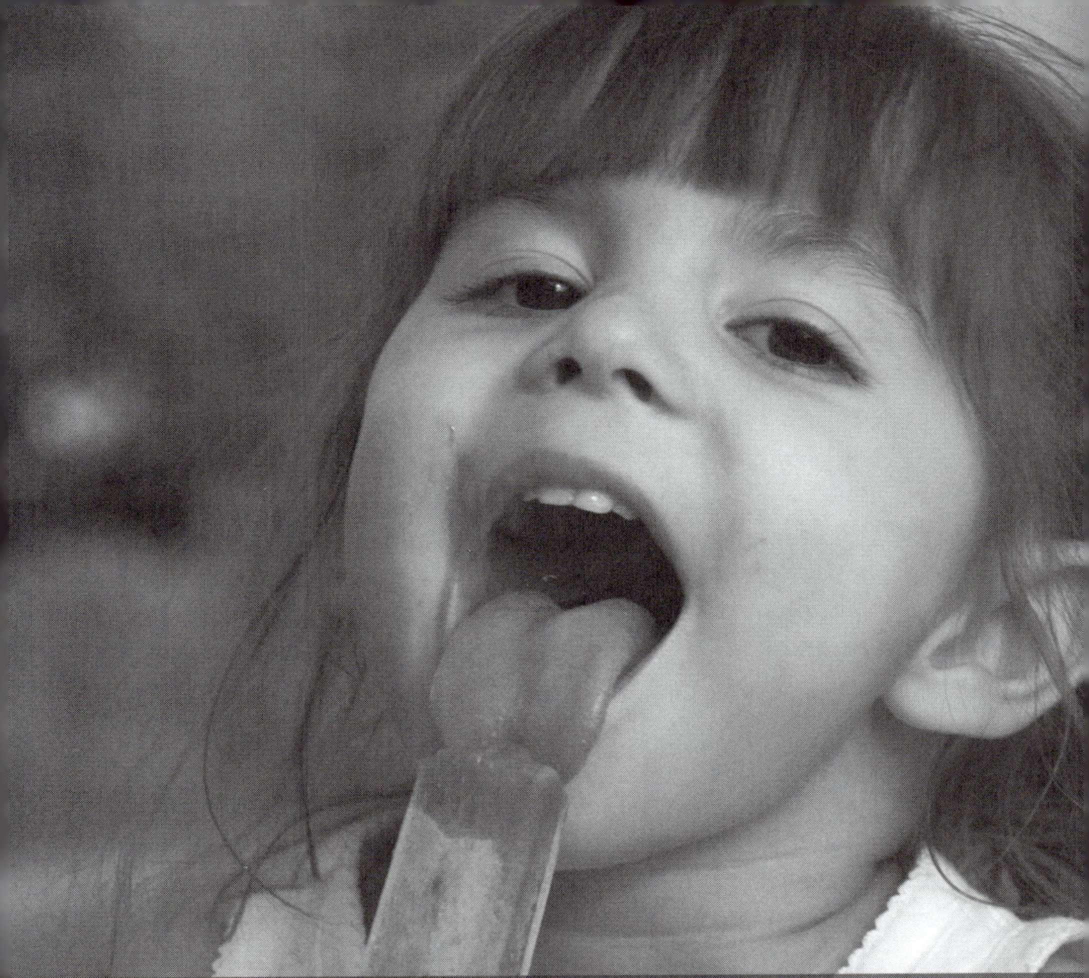

chapitre 3 Carences?

Quelles carences?

La race humaine est programmée pour que les parents, les mères surtout[1], cherchent à nourrir leur enfant le mieux possible afin de l'aider à survivre.

À une autre époque, cela voulait dire protéger l'enfant d'aliments poisons et l'encourager à manger les aliments les plus nourrissants possible. Alimentation et connaissances sur l'alimentation sont toujours allées de pair[1].

Est-ce pour cela qu'aujourd'hui les parents nourrissent toujours une petite peur, plus ou moins consciente, que leur enfant ne mange pas assez ou, à tout le moins, ne consomme pas assez de nutriments cruciaux pour son développement?

Cette crainte est utile quand vient le temps d'établir des politiques de santé publique destinées aux parents qui, de façon générale, sont assez réceptifs aux signaux d'alarme nutritionnelle qu'on leur lance. Mais cette peur rend aussi les parents vulnérables aux inquiétudes.

Il est tout à fait normal, donc, que lorsqu'on leur dit de laisser leur enfant manger ce qu'il veut et la quantité qu'il désire, les parents aient un réflexe de protection et demandent : « Mais mon enfant mangera-t-il assez et mangera-t-il les bonnes choses? » Ce réflexe est ancré non seulement culturellement et historiquement dans nos traditions, il fait partie de nos réflexes de survie.

Sauf que nous sommes actuellement en période de transition entre un monde de rareté et un monde de surabondance où l'instinct de survie devrait presque basculer pour nous pousser plutôt à retenir les enfants de trop manger.

En fait, les questions que les parents se posent actuellement sont contradictoires et montrent bien à quel point notre époque est au cœur de la rencontre de deux courants de fond. D'une part, on continue de s'inquiéter des carences des enfants, ce qui pousse même parfois certains parents à suralimenter leur enfant, comme ces parents qui obligent leur enfant à manger ses légumes avant le dessert, même quand l'enfant veut lui-même limiter son apport alimentaire. D'autre part, on vit dans la crainte du surplus de poids des enfants, ce qui devrait dicter aux parents de les faire manger moins.

Nous croyons que la meilleure façon de manger se résume à respecter la faim et la satiété. Et nous croyons aussi que la recherche de la variété, le plaisir et la lutte contre l'ennui finissent par amener les humains à manger de façon intuitivement variée et équilibrée. Une recherche portant sur des enfants appelés à choisir eux-mêmes leurs repas dans un buffet, pendant deux semaines, a d'ailleurs montré que placés dans une situation de telle liberté, les enfants varient eux-mêmes leurs menus et ne mangent pas la même chose à tous les repas[2].

Les parents n'ont pas de raisons de craindre les choix que fait leur enfant. Surtout si ce sont eux qui lui proposent la nourriture qu'il choisira de manger (ou pas) et en quelles quantités.

Et puis même dans cet univers que tout le monde critique, avec toutes ses imperfections, les enfants ne manquent réellement de rien, nutritionnellement parlant. Les carences faisaient peut-être partie de la vie au temps du scorbut et du béribéri. Aujourd'hui, ce n'est plus vrai.

Au Québec et en Occident, on n'observe pratiquement plus de carences nutritionnelles chez les petits, à part de rares exceptions. Ils mangent peut-être trop et c'est pour cela qu'ils ont du surpoids. Mais ça, c'est une autre question.

Chose certaine, on n'a pas à s'inquiéter que les enfants ne mangent pas assez.

Regardons, pour nous rassurer, les résultats de l'enquête de 2004 de l'Institut de la statistique du Québec sur la nutrition des enfants de 4 ans[3].

L'énergie

Selon l'enquête, les enfants mangent en moyenne tout ce qu'il faut pour combler les besoins estimés des enfants actifs. En d'autres mots, la quantité d'énergie consommée quotidiennement par les enfants de 4 ans répond tout à fait aux besoins normaux.

Si l'on regarde la provenance de cette énergie, donc d'abord du côté des protéines et des glucides (le nutriment qui inclut le pain, les pâtes, les céréales, le riz, les fruits, les légumes et tous les aliments sucrés), il n'y a pas de quoi s'inquiéter non plus. Le risque qu'un enfant ne consomme pas assez de glucides ou de protides est pratiquement nul.

Les lipides (le gras des aliments) sont divisés quant à eux en trois catégories. Il y a le cholestérol (le gras qu'on trouve uniquement chez les animaux) puis les huiles végétales, qui sont divisées en deux catégories.

Selon les données de l'enquête, une proportion minime d'enfants a des apports quotidiens habituels excédant le maximum recommandé en cholestérol (moins de 1 %). Pour ce qui est des huiles végétales, les enfants québécois en mangent moins que les valeurs de référence, valeurs calculées dans les populations où les risques de maladies cardiovasculaires sont les moins élevés. Est-ce que cette moindre consommation de gras végétaux représente un risque? On ne le sait pas.

Pour ce qui est des fibres alimentaires, les enfants en mangent environ 10 g par jour. On retrouve des fibres naturellement dans les fruits, les légumes, les légumineuses et dans les céréales à grains entiers. Elles sont importantes pour la régularité intestinale des enfants. Selon certaines recommandations américaines, les apports quotidiens en fibres pour les enfants âgés de plus de 2 ans devraient représenter un minimum correspondant à leur âge plus 5 g, et ce, jusqu'à l'âge de 20 ans[4]. Pour des enfants âgés de 4 ans, cela se traduirait par une quantité équivalant à 9 g de fibres par jour. À 10 g, les enfants québécois dépassent le minimum.

Ce qu'on constate donc, au Québec, c'est que « la contribution des macronutriments à l'ensemble des apports en énergie des enfants de 4 ans est jugée acceptable », et que l'enfant a tous les apports nutritionnels nécessaires pour sa croissance et pour réduire ses risques de maladies chroniques. Les enfants ont donc tout ce qu'il leur faut côté énergie. Voyons maintenant en détail ce qui se passe du côté des vitamines et des minéraux.

Le calcium

Le calcium est important pour la croissance des os et des dents. Ses principales sources alimentaires sont le lait et les produits laitiers. L'enquête québécoise indique clairement que les quantités de calcium contenues dans l'alimentation des enfants sont non seulement suffisantes, mais excèdent les valeurs de référence. Le risque d'une carence est donc faible.

Le fer

Ne pas consommer assez de fer par son alimentation peut mener à l'anémie ferriprive. Ce nutriment est présent dans de nombreux aliments enrichis. Mais c'est lorsqu'il provient de la viande rouge qu'il est le mieux absorbé par l'organisme. Il y a donc de quoi s'inquiéter si votre jeune ado, prétextant une nouvelle passion végétarienne cachant en réalité des efforts d'amaigrissement, cesse de manger de la viande.

Sinon, si l'on regarde les enfants en bas âge de l'enquête québécoise, les données révèlent que les garçons comme les filles ont des apports habituels en fer se situant au-delà de la valeur de référence, les apports des garçons étant supérieurs à ceux des filles. Cela dit, 2 % des enfants sont sous le niveau de référence.

Le magnésium

Les rôles du magnésium dans le corps sont multiples. Il contribue entre autres à la transmission entre les cellules nerveuses ainsi qu'à la relaxation des muscles après la contraction, ce qui est important dans les fonctions vitales comme celle du cœur. Il est présent dans de nombreux aliments, donc les risques de carences sont faibles en partant. Les données de la présente enquête révèlent qu'en effet, les besoins pour les garçons comme pour les filles sont largement comblés et que moins de 1 % des enfants québécois de 4 ans ont un apport inférieur à la norme.

Le phosphore

Ce minéral est aussi très répandu dans l'alimentation et les enfants de 4 ans, les filles comme les garçons, semblent en consommer suffisamment. Ce minéral est essentiel dans la solidification du squelette.

Le zinc

Le zinc joue un rôle essentiel dans la croissance de l'enfant, dans la réponse immunitaire et le maintien du bon fonctionnement du tissu nerveux. En dépit du fait que le zinc est présent dans un nombre plus limité d'aliments, tels que les viandes et les céréales enrichies, l'alimentation des enfants de 4 ans semble leur procurer un apport adéquat de ce nutriment.

L'acide pantothénique

Une fois dans le système nerveux, ce minéral se transforme et agit sur plusieurs systèmes, dont le système nerveux, et sur les glandes surrénales en plus d'aider à la formation et à la régénération de la peau et des muqueuses. L'apport moyen chez les enfants de 4 ans est bien au-dessus de l'apport sécuritaire pour tous les enfants.

Le folate

Le folate est notamment nécessaire à la production de nouvelles cellules, ce qui le rend particulièrement important durant la période de croissance. La plupart des enfants consomment suffisamment de ce nutriment, les garçons en plus grande quantité que les filles. Parmi celles-ci, on estime que 6 % ont un apport en folate inférieur à la valeur de référence.

La vitamine B12

Cette vitamine est, entre autres choses, essentielle durant la période de croissance de l'enfant car elle joue un rôle dans la division cellulaire. En plus, tout au long de la vie, elle participe au fonctionnement adéquat de toutes les cellules du corps et à maintenir un bon système nerveux. La « B12 » se trouve seulement dans les aliments d'origine animale. Les principales sources sont donc le lait et la viande. Les enfants comblent très bien leurs besoins. On estime à 1 % ou moins la proportion d'enfants québécois de 4 ans ayant un apport insuffisant de ce nutriment.

La vitamine C

Entre autres choses, la vitamine C aide le corps à fabriquer le collagène. Elle intervient dans la cicatrisation des plaies et augmente, lors de la digestion, l'absorption du fer contenu dans les végétaux. On trouve cette vitamine dans les fruits, les légumes et les boissons enrichies. Ainsi, on estime que moins de 1 % des enfants de ce groupe d'âge auraient un apport inférieur à la valeur de référence.

Bref, selon la recherche, la situation des enfants québécois de 4 ans n'a absolument rien d'inquiétant côté nutritionnel. Les parents peuvent dormir en paix. Les résultats de l'enquête suggèrent que les enfants de cet âge sont très peu susceptibles de présenter des problèmes de santé attribuables à des carences en micronutriments, à tout le moins en ce qui concerne les vitamines et les minéraux examinés.

Toujours selon ces données, il n'apparaît donc pas nécessaire non plus de recommander la prise de suppléments de multivitamines et de minéraux par les jeunes enfants, sauf dans des circonstances exceptionnelles.

Donc, du côté des nutriments, le portrait est plutôt positif. Par ailleurs, on sait tous que les gens ne mangent pas des nutriments, mais plutôt des aliments. Et que les conclusions de l'enquête ont été tirées à la suite d'analyses alimentaires. Alors posons-nous la question : que mangent les enfants pour aller chercher tous ces éléments nutritifs?

Le *Guide alimentaire canadien*[5] met en évidence l'importance de manger une variété d'aliments de chacun des groupes alimentaires – viandes et substituts, fruits et légumes, produits céréaliers, produits laitiers – afin d'y puiser l'ensemble des nutriments nécessaires au bon fonctionnement de l'organisme. On y fait également des suggestions pour le nombre de portions à consommer chaque jour dans chacun des quatre principaux groupes, selon l'âge.

Comme l'étude portait sur les enfants de 4 ans, voyons si ce que les enfants mangent en moyenne correspond aux portions recommandées par le *Guide alimentaire canadien* pour ce groupe d'âge.

Les enfants de 4 à 8 ans devraient consommer 4 portions de produits céréaliers, 5 portions de légumes et de fruits et 1 portion de viandes et de substituts. On suggère en outre 2 portions quotidiennes de produits laitiers[5] afin d'aider à combler les besoins en vitamine D[6].

Actuellement, selon l'enquête de l'Institut de la statistique, la consommation habituelle de produits céréaliers s'élève à environ 4,4 portions par jour chez les garçons et à 3,7 chez les filles. Dans les deux cas, cela s'avère tout à fait en accord avec la suggestion du *Guide* de 4 portions pour l'ensemble de la population de 4 à 8 ans. La majorité des enfants (73 %) consomment habituellement entre 3 et 5 portions de produits céréaliers, tandis que près de 17 % en consomment 5 ou plus.

Là où les enfants s'écartent un peu des recommandations du *Guide*, c'est du côté des fruits et des légumes. Le *Guide* parle de 5 portions, alors que la proportion d'enfants consommant moins de 2,5 portions de légumes et de fruits sur une base quotidienne s'avère non négligeable : 19 % chez les garçons et 23 % chez les filles. Cela dit, la moitié des enfants en consomment habituellement entre 3 et 5 portions par jour alors que 20 % en prennent 5 portions ou plus.

La consommation habituelle de produits laitiers chez les enfants québécois de 4 ans se situe à 2 portions par jour, peu importe le sexe, ce qui correspond à ce qui est suggéré pour ce groupe alimentaire pour des enfants de cet âge. Toutefois, on constate qu'environ la moitié des enfants (52 %) consomment quotidiennement moins de 2 portions de produits laitiers, que 40 % en prennent de 2 à 3 portions, alors que près de 8 % en consomment plus de 3 portions.

La consommation habituelle de viandes et de leurs substituts est un plus élevée chez les garçons que chez les filles, soit environ 2 et 1,7 portions par jour respectivement. La recommandation étant de 1 portion par jour, le résultat est même au-delà des recommandations. En fait, environ 44 % des garçons et 28 % des filles consomment entre 2 et 3 portions d'aliments appartenant à ce groupe alimentaire. Par ailleurs, environ 6 % des garçons et près de 1 % des filles auraient des apports équivalant à plus de 3 portions par jour.

Lorsqu'on compare les portions consommées et celles recommandées par le *Guide alimentaire canadien*, on constate que nos enfants s'en sortent quand même plutôt bien. La révision du *Guide*, en 2007, a ajusté les quantités recommandées d'aliments à la baisse, ce qui a permis d'approcher les portions recommandées aux portions consommées.

Avant cette réévaluation, les quantités d'aliments consommés en réalité auraient été inférieures aux portions recommandées sur papier, du moins pour les produits céréaliers, la viande et les produits laitiers.

Donc, les enfants respectent mieux que jamais le *Guide* sans avoir eu à modifier leur alimentation!

Mais ce que disent surtout ces chiffres, c'est qu'il n'y a pas de raison de s'inquiéter des carences. De façon générale, les enfants mangent ce qu'il leur faut. En fait, plus ils mangent, plus ils ont ce qu'il leur faut.

Jetons aussi un regard sur les enfants plus vieux, dont l'Institut de la statistique du Québec a aussi analysé l'alimentation[7]. Les 6 à 8 ans ont eux aussi des apports acceptables en énergie et en micronutriments. Chez les 9 à 11 ans, de manière générale, les apports en énergie et en vitamines sont satisfaisants. Chez les 12 à 14 ans, c'est un peu différent. Même si c'est aussi acceptable que pour le groupe d'âge précédent, il y a une plus grande proportion d'adolescents qui ont une consommation d'énergie en dessous de leurs besoins, donc aussi une diminution des apports en vitamines et minéraux. Chez les adolescents de 15-16 ans, les besoins énergétiques sont atteints. La consommation en fibres est cependant plus basse que la cible visée et on constate la même chose du côté des vitamines et des minéraux. Ce problème est plus marqué chez les filles.

On aura bientôt un regard encore plus précis sur la question puisqu'une nouvelle enquête à base de données québécoises sur l'alimentation des moins de 18 ans sera publiée à l'automne 2008.

Les parents, donc, n'ont pas à s'inquiéter du manque de vitamines ou de minéraux des jeunes enfants. Cela ne devrait pas faire partie de leurs préoccupations. Ce qui est plus important, c'est d'apprendre à leur enfant à manger une variété d'aliments, dans un contexte de sérénité afin qu'il continue d'avoir une alimentation variée à l'adolescence. Et pour cela, il faut le respecter quand il dit qu'il a faim, quand il dit qu'il n'a plus faim et quand il dit qu'il n'aime pas le goût d'un aliment.

Vous l'aiderez ainsi à rester à l'abri de la folie des régimes. Et vous lui éviterez la stigmatisation du surpoids.

Le mythe du sucre

Une des craintes (injustifiées) des parents, lorsqu'on leur soumet l'idée de ne pas obliger leur enfant à manger des légumes et de le laisser quand même prendre un dessert, c'est cette peur omniprésente de l'excès de sucre. Comme si le sucre était cause de tous les maux.

Autrefois, on le craignait surtout à cause des caries qu'il causait. Maintenant, on le voit partout. On pense qu'il empêche les enfants de dormir, qu'il les rend hyperactifs, qu'il les fait grossir, qu'il leur enlève leur sérénité. Et c'est sans parler de toute la mauvaise presse des glucides en général, dont le sucre fait partie, que l'on cherche à chasser à tout prix des menus, quitte à manger des œufs et du bacon tous les jours s'il le faut. Le sucre est le « Bonhomme Sept-Heures » des aliments.

Durant les années 80, c'était le gras qui était l'ennemi à combattre. À l'époque, tout le marketing alimentaire donnait la vedette aux produits « faibles en gras ». Ils n'étaient pas nécessairement très bons – le gras ajoute une texture moelleuse aux aliments et transmet la saveur –, mais ils étaient faibles en gras. Comme ils n'étaient pas particulièrement délicieux, on les a vite oubliés.

On s'attaque maintenant de la même façon aux sucres. Et les régimes sans glucides demeurent hyperpopulaires d'année en année.

S'attaquera-t-on bientôt aux protéines, la troisième source d'énergie? Ce serait étonnant puisque ces dernières ne peuvent être retirées de l'alimentation sans causer des problèmes de santé à court terme. Donc, pour le moment, c'est le sucre le méchant. Pourtant, le sucre est aussi essentiel pour la santé que le gras ou les protéines.

Le cerveau, par exemple – un organe passablement important, on s'entend –, se nourrit presque exclusivement de sucre[8]. Le priver de ce nutriment, c'est menacer son bon fonctionnement. Le corps a des moyens de se défendre contre une telle privation, mais ce n'est ni facile ni agréable.

Pour protéger le cerveau et assurer sa survie, le corps devra en effet fabriquer un métabolite acide qui permettra au cerveau d'avoir ce qu'il lui faut. Sauf que pris dans cette situation, le corps doit travailler fort pour maintenir le bon pH dans le sang et se libérer de composés acides qui seront expulsés, notamment, par les poumons. C'est pour cette raison que les gens qui se privent de sucre ont une haleine à l'odeur caractéristique plutôt forte et désagréable. Malheureusement, ce moyen extrême de défense du corps pourrait être vu d'un bon œil par les personnes qui coupent le sucre de leur alimentation.

Sans être aussi extrémistes, plusieurs personnes diminuent leur consommation de sucre et cherchent à l'éliminer le plus possible de l'alimentation des enfants, car elles voient ce nutriment comme coupable du surplus de poids.

Le problème, c'est que les restrictions imposées sur le sucre créent un sentiment de privation chez l'adulte et aussi, évidemment, chez l'enfant. Or, qui dit restriction et privation, dit aussi désir et attrait pour le fruit défendu[8] et dit aussi incapacité de gérer correctement la consommation de l'aliment interdit puisque l'enfant n'a aucune expérience psychologique de mesure.

Instinctivement, l'enfant qui ne mange pratiquement jamais de sucre saura quand même quand il n'aura plus faim. Mais sera-t-il satisfait d'un point de vue sensoriel, sachant que l'aliment ne se représentera pas de sitôt?

Une seule catégorie de nutriments ne peut être responsable à elle seule du surpoids de nos enfants.

Le sucre est aussi souvent perçu comme étant lié à l'hyperactivité des enfants, un mythe persistant[10]. Or, augmenter la quantité de sucre dans le sang ne rend pas les enfants plus actifs. Chez une personne diabétique, lorsque la glycémie (le taux de sucre dans le sang) est élevée, c'est précisément l'inverse qui survient : la personne s'endort. Comment un taux élevé de sucre pourrait-il faire dormir les diabétiques et rendre les enfants hyperactifs?

D'autres croient que c'est l'hypoglycémie causée en réaction à l'excès de sucre qui est à blâmer[10]. Encore là, ça ne tient pas la route. Dans les cas extrêmes, l'hypoglycémie amène les gens à perdre connaissance. Dans les cas moins graves, les symptômes sont tremblements, irritabilité, maux de tête, sueurs froides, vision trouble. Rien qui ressemble encore une fois à l'excitation des enfants qui ne tiennent plus en place après avoir mangé des aliments au goût sucré.

D'où vient alors l'excitation remarquée par les parents? Si les aliments contiennent aussi de la caféine – ce qui est possible dans le chocolat ou les boissons gazeuses –, il se peut que les enfants réagissent à ce stimulant. Peut-être est-ce aussi associé au climat de fête souvent présent lors de la consommation de ces aliments sucrés. Surtout si la présence de ces aliments est exceptionnelle.

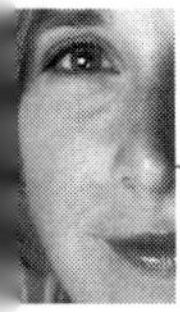

LE MOT DE

MARIE-CLAUDE

Il ne faut pas oublier que les aliments sucrés arrivent souvent à la fin des repas, notamment à la fin du lunch ou du souper, quand les enfants sont fatigués, prêts pour la sieste ou le dodo. Or l'excitation peut être une réaction naturelle des enfants à la fatigue. Ils se « surstimulent » eux-mêmes pour ne pas ralentir.

Une autre des accusations que l'on porte au sucre, c'est qu'il crée une dépendance. Des études démontrent que la libération d'hormones de plaisir dans le cerveau en anticipation de la consommation d'aliments aimés serait associée à un modèle de dépendance. Parfois, on compare même le sucre à une drogue. Vous rappelez-vous la fameuse expression « prendre une brosse au sucre » de Jeannette Bertrand? En fait, le sucré est tout simplement un goût facile à aimer. La façon dont une personne va développer un mécanisme de forte libération d'hormone de plaisir alors qu'une autre ne le fera pas fait qu'on ne peut pour le moment savoir si cette accusation est vraie ou fausse. Ce que l'on sait, c'est qu'il ne faut pas éviter le sucre car l'interdit augmente l'anticipation et le plaisir ensuite [12].

Le sucre occupe d'ailleurs depuis toujours une place culturelle importante. En anglais, le mot sucré, *sweet*, est aussi un mot pour dire « gentil » et *honey*, qui signifie « miel », veut aussi dire « mon chéri ». Le sucre est ancré dans les souvenirs d'enfance, est associé aux moments de joie, de réconfort. Est-il surprenant qu'on le recherche pour panser nos bobos de l'âme? Est-ce dire qu'un enfant y deviendra nécessairement accro?

En grandissant, l'enfant raffine son goût et commence à découvrir rapidement les joies du salé, puis même de l'acide. Avec les années, il finira même par apprécier l'amertume. Le sucre n'occupe plus sa place unique. Mais encore faut-il qu'il ne reste pas hyperspécial dans son cœur...

La tâche des parents est donc de respecter le désir de sucre de l'enfant, mais de ne pas amplifier cette attirance en utilisant, les aliments sucrés comme des récompenses, par exemple. Si les biscuits, les gâteaux, les crèmes glacées et autres bonbons et chocolats sont des aliments très spéciaux mangés uniquement lors d'occasions rarissimes, pour féliciter l'enfant d'un succès scolaire ou sportif, ou alors pour le consoler d'une peine ou briser une monotonie, ils deviendront chargés émotionnellement.

Aujourd'hui, avec tout ce qu'on entend sur les défauts du sucre, ce réflexe est peut-être moins présent, mais quand on était enfant, c'était courant : le sucré était la consolation, le réconfort, l'approbation. Pour se désennuyer le soir à la campagne, on allait chercher un cornet de crème glacée, pour calmer un enfant qui pleurait, on lui offrait un petit bonbon. Les commerçants qui veulent se faire aimer des enfants le savent bien : ils installent un gros bol de sucettes à côté de la caisse enregistreuse et, soudainement, l'enfant est prêt à aller se faire couper les cheveux ou à endurer une autre séance de magasinage. Et de tels liens entre émotions et nourriture sont difficiles à défaire.

Souvent, des parents croient bon de limiter la consommation de sucre et de garder bonbons et crèmes glacées, gâteaux et pâtisseries pour des moments d'exception. Ils croient ainsi faire preuve d'équilibre en montrant à l'enfant que le sucre se consomme de façon modérée.

Mais comment l'enfant apprendra-t-il à banaliser cet aliment s'il demeure exceptionnel? L'éducation alimentaire, c'est aussi apprendre à l'enfant à côtoyer régulièrement des aliments qui doivent être consommés modérément sans en faire grand cas.

Parmi les mythes reliés au sucre, il y a aussi la croyance qu'on peut le contourner chimiquement avec des édulcorants artificiels. De plus en plus inquiets à l'idée de voir leur enfant prendre du poids, les parents achètent des boissons sans calories, des yaourts faibles en gras, sucrés sans sucre...

Mais ces produits sont-ils sécuritaires? Convaincus par les résultats de nombreuses recherches, les scientifiques de Santé Canada les ont autorisés. Mais un doute persiste dans l'opinion publique. Peuvent-ils être nocifs pour la santé, pire, être cancérigènes? On est resté marqué par les découvertes au sujet de la saccharine, un autre édulcorant artificiel très populaire à une certaine époque, qui pourrait être cancérigène et qui est interdit comme additif alimentaire au Canada depuis les années 70[13].

Mais les vraies questions ne sont-elles pas plutôt : les édulcorants de synthèse sont-ils... utiles? Qui a besoin de ces produits? Et pourquoi?

En fait, l'enfant peut même développer de mauvaises habitudes s'il consomme régulièrement de ces faux sucres sans calories. Il ne va pas apprendre à associer le goût du sucre avec l'énergie que celui-ci apporte normalement. Le sucré ne sera dont pas perçu dans sa tête comme quelque chose qui remplit et qui donne du carburant.

Et pourquoi interdire le sucre au nom de la santé pour le remplacer ensuite par un produit artificiel? Si un gâteau est faible en gras ou faible en sucre (sans produits chimiques de remplacement), l'enfant qui s'autorégule en mangera tout simplement plus pour combler sa faim. Et il s'habituera mentalement à cette idée de manger de grosses portions. C'est aussi vrai pour les enfants diabétiques. Il n'est pas nécessaire et même non recommandé pour eux de consommer des édulcorants synthétiques. Ils doivent plutôt apprendre à manger du sucre tout en apprenant à gérer leur condition, notamment en ajustant leurs doses d'insuline.

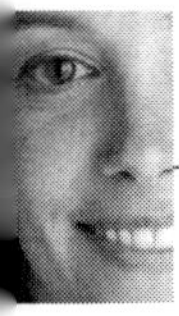

LE MOT DE

GUYLAINE

Il y a plusieurs types d'édulcorants artificiels ou sucres artificiels. Il y a la saccharine, le cyclamate, l'aspartame, le sucralose, l'acésulfame-potassium et le néotame.

Les sucres-alcools, comme le maltitol, le sorbitol et le mannitol sont des sucres différents des édulcorants artificiels. Ils sont eux aussi extraits des aliments de façon industrielle, mais reste qu'ils sont quand même plus « naturels », car ils proviennent de différents sucres d'origine végétale. Certains fruits contiennent par exemple naturellement du sorbitol, comme les pommes et les poires. D'ailleurs, si vous ou votre enfant « tombez » dans un sac de bonbons sans sucre sucrés au sorbitol, vous aurez des crampes abdominales, comme si vous aviez mangé trop de fruits.

Les édulcorants de synthèse, eux, sont issus de la combinaison d'éléments venant de différentes substances. Les molécules créées ne sont donc plus un sucre, même si c'est ce que certaines publicités laissent croire, mais plutôt l'assemblage de différentes substances.

Les édulcorants artificiels ne sont pas des aliments, donc ne sont pas des sources d'énergie. Ce sont des substances complètement vides. Consommés en quantité modérée, les recherches ont démontré qu'ils sont sécuritaires. Sauf qu'aujourd'hui, plus de 10 000 produits vendus sur le marché contiennent ces substances. C'est beaucoup, et de nouveaux s'ajoutent chaque année.

EN RÉSUMÉ

- **Les enfants québécois mangent bien et leur alimentation leur fournit déjà tous les nutriments nécessaires à une bonne santé.**
- **Le sucre est un nutriment comme les autres. Il ne sert à rien de le diaboliser.**
- **Utiliser des substituts de sucre n'est pas une bonne façon d'éviter de manger de sucre.**

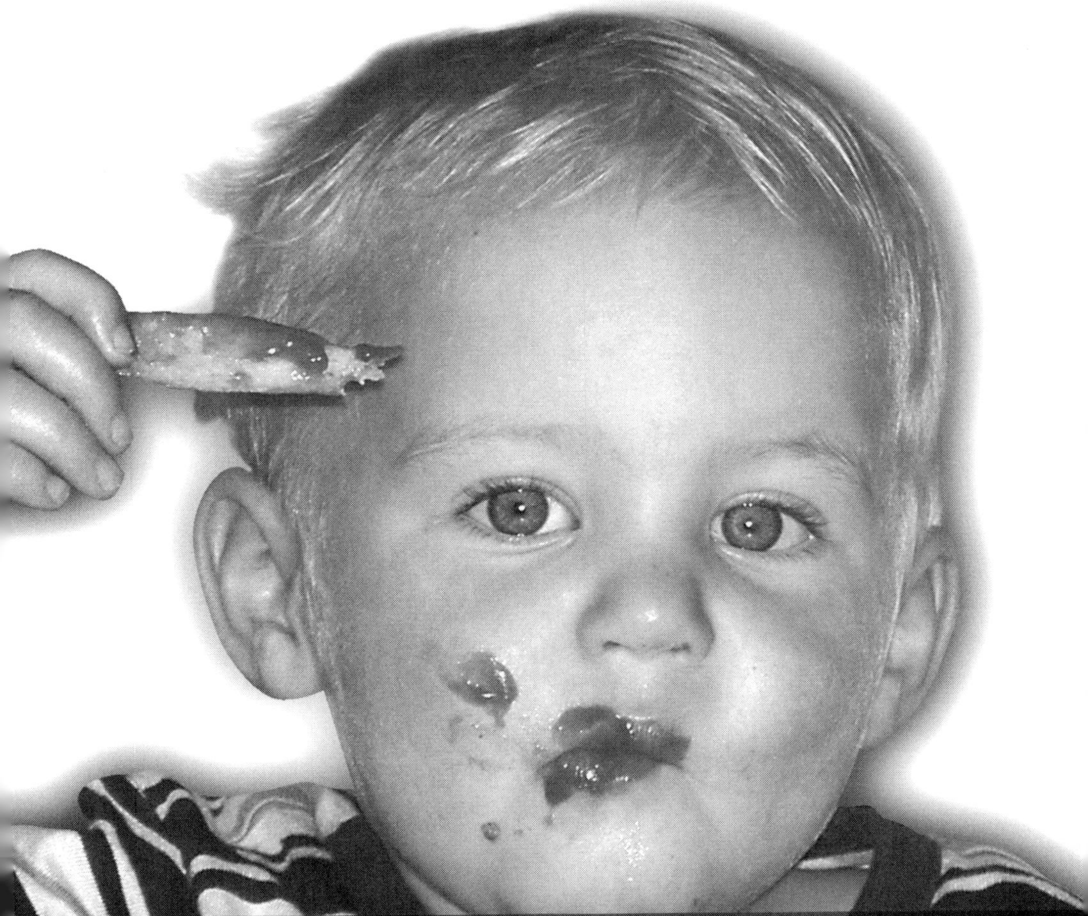

chapitre 4 Tous les goûts sont dans la nature

« Les enfants détestent tout ce qui est verdure. »
« Laissés libres, les enfants mangeront uniquement du sucré. »
« Pour qu'un enfant mange du poisson, il faut l'y pousser. »
« Si je n'oblige pas mon enfant à terminer son assiette, il va revenir grignoter dans une heure. »

Après la publication de notre premier livre, *Mangez!*, plusieurs parents sont venus nous voir, complètement incrédules, imaginant difficilement comment redonner la liberté alimentaire aux enfants, tel qu'on le proposait dans le livre, pourrait donner des résultats à leur goût. Nous avons entendu leurs questions. C'est ce qui nous a donné l'idée d'écrire ce second livre.

Lorsqu'on écoute ces parents parler, on a l'impression qu'ils décrivent nos propres enfants ou du moins une caricature de nos enfants : de petits ogres capricieux, assoiffés de sucre et détestant tout ce qui n'est pas biscuit, bonbon, chocolat et crème glacée. Mais la réalité, c'est que les enfants sont pas mal plus sophistiqués que ça.

Certains adorent les légumes, d'autres ont plus de difficulté à les accepter. Certains n'aiment pas le chocolat. Oui, oui, nous en connaissons. D'autres détestent la pastèque, mais apprécient les huîtres et les sushis. Certains ne peuvent manger aucun fromage, incluant celui qu'on utilise pour la poutine ou les *grilled-cheese*. D'autres aiment bien les hamburgers au fromage fondu préparés avec du Migneron.

En réalité, il y a peu de règles absolues sur ce qu'aiment et n'aiment pas les enfants et c'est plus souvent qu'on pense la démission des parents autant que les caprices des enfants qui font qu'on leur sert et ressert les classiques macaronis au fromage, poulets grillés et pâtés chinois..

Amertume et légumes

S'il y a une saveur fondamentale que les enfants n'apprécient pas beaucoup, c'est l'amertume[1]. C'est ce qui les agace, notamment, dans certains légumes.

Ce phénomène est tout à fait normal, car ce qu'on oublie, quand on est adulte, c'est que l'amertume est ressentie beaucoup plus fortement par les enfants que par les adultes. La majorité des enfants et des adultes possèdent un ou deux gènes qui leur permettent de décoder la saveur amère[1].

Les animaux, pour leur part, ont la capacité de reconnaître cette saveur, car elle est généralement très informative : les plantes toxiques – et souvent celles qui ne sont tout simplement pas comestibles sans être porteuses de poisons – ont un goût amer[2].

L'enfant est doté à la naissance de cette capacité de reconnaître ce qui est amer et d'être rébarbatif à l'idée de mettre dans sa bouche des aliments qui ont ce goût. C'est une bonne chose puisque cela aide la mère à protéger son enfant contre les aliments qu'il ne doit pas se mettre dans la bouche. Et comme on le sait, quand l'enfant est tout petit, il traverse une phase, qui peut aller jusqu'à l'âge de 3 ans environ, où il met tout dans sa bouche. C'est ainsi qu'il commence à explorer le monde.

Bien sûr, ce mécanisme remarquable pour protéger la race humaine cause bien des maux de tête quand ensuite on veut que bébé mange sans sourciller un aliment légèrement amer. Mais comme les études le démontrent[3-4-5], l'exposition répétée à ce goût finit par diminuer l'aversion naturelle de l'enfant pour les aliments avec un goût amer. Et les enfants et les jeunes adultes, puis les adultes, même s'ils sont tout à fait capables de détecter l'amertume et gardent évidemment leur gène de « protection anti-amertume », finissent par apprendre à ne plus la rejeter et même à l'apprécier.

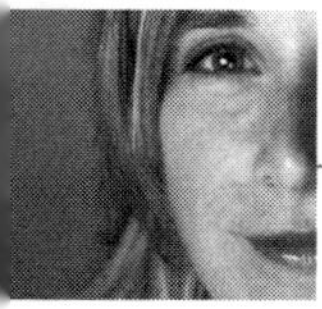

LE MOT DE

MARIE-CLAUDE

Pour aider votre enfant à mieux accepter l'amertume, il est important de rendre les aliments amers acceptables pour lui ou elle.

Certains purs et durs vous diront que les enfants doivent être mis en contact avec les goûts aucunement modifiés des légumes. Mais une fois qu'on sait qu'un enfant n'est pas allergique à la crème ou au beurre ou à l'huile d'olive ou à tout autre ingrédient qui peut adoucir l'amertume du légume, rien n'interdit qu'on apprête le légume en question pour le rendre agréable pour l'enfant.

Manger des carottes caramélisées, du brocoli au fromage ou encore des petites fèves d'été au beurre n'est franchement pas un sacrilège et c'est même très savoureux autant pour les enfants que pour les parents. Nous croyons qu'il est absolument absurde de penser que les enfants ne développeront pas leur appréciation pour les vrais goûts des légumes si on les apprête autrement qu'à l'eau bouillie. D'ailleurs, culturellement, cette théorie ne tient pas la route, car des peuples qu'on admire pour leur capacité de bien s'alimenter, les Italiens par exemple, préparent les légumes de leurs tout-petits avec de l'huile d'olive et même du parmesan.

Le vrai risque à considérer, quand on est parent, c'est de voir son enfant développer une aversion pour un légume servi platement et trop « purement ». Qui n'a pas commencé à apprécier un légume « quand il est servi avec plein de fromage » ou « seulement avec tout plein de vinaigrette » ou « braisé avec plein de beurre salé »? Ce sont, en fait, des façons d'adoucir l'amertume, qui reste tout de même présente en bouche, mais à une petite dose. Et l'enfant apprend donc à apprécier le « début du goût » du légume en question. Petit à petit, il s'habituera à sa saveur et à son amertume et sera fort probablement capable, peu à peu, de le manger de toutes sortes de façons.

Si vous êtes comme la presque totalité des parents, faire aimer les légumes à votre enfant et être capable de le convaincre d'en manger beaucoup, fait partie de vos plus grands soucis nutritionnels. Tout ce qu'on entend sur l'alimentation répète immanquablement le message pro-légumes, ces aliments qu'on ne mange pas assez, qu'on devrait manger plus...

Les légumes sont effectivement d'excellentes sources de vitamines, de minéraux et d'autres bons nutriments et produits phytochimiques. C'est indéniable. Il est aussi clair que la population en général n'en mange pas assez. Il est normal que les parents, les nutritionnistes et les autres professionnels de la santé les vénèrent et prônent activement leur consommation.

Cela se traduit donc par une préoccupation au quotidien pour les quantités de légumes ingurgitées par les enfants. Ont-ils mangé leur brocoli, leurs bâtons de carottes, leur portion de poivrons? Il est compréhensible, vu le nombre de messages de santé publique lancés à ce sujet, que les parents gardent un œil sur les légumes pour s'assurer que leur enfant en mange suffisamment.

Mais ce qui devrait être des encouragements pro-légumes est devenu presque de la pression sociale dans certains milieux. Aux États-Unis, il y a même une nouvelle mode[6] : obsédés par la nécessité de faire manger des légumes à leur enfant, les parents cachent les légumes dans d'autres plats, que ce soit de la purée de chou-fleur dans du macaroni au fromage, des épinards dans des *brownies*, des betteraves dans un gâteau au chocolat...

Si votre objectif est d'élever un enfant qui deviendra un adulte capable d'apprécier la multiplicité de légumes qu'offre la nature et de leur faire une bonne place dans son alimentation, ce n'est pas nécessairement la meilleure voie. Mais peut-être est-ce une voie temporaire? À vous de voir.

Ce qui compte, cependant, c'est non pas de voir les légumes comme le sujet d'une guerre à finir, à table, entre vous et votre enfant, mais plutôt comme un aliment à intégrer à sa vie, en temps et lieu.

Comme on l'a dit plus tôt, l'amertume de bien des légumes explique la réticence naturelle des enfants envers certains de ceux-ci. Ce n'est pas une malédiction contre votre famille qui fait que votre enfant ne raffole pas des choux de Bruxelles.

La valeur nutritive des légumes en particulier et des aliments en général ne doit pas nuire à la relation que vous avez à table avec votre enfant.

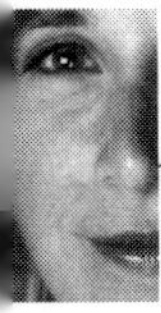

LE MOT DE

MARIE-CLAUDE

Je me rappelle très bien un soir, l'été de mes 7 ans, où mes parents m'ont obligée, pensant bien faire, à manger des courgettes. Je n'avais jamais goûté à ce légume qui ne m'inspirait pas. Je n'en voulais pas. Elles ne me semblaient pas appétissantes. J'y ai quand même goûté et je me souviens encore de leur goût amer dans ma bouche et de leur consistance molasse. Et je me rappelle être restée coincée à table, sans dessert évidemment, pendant de longs moments après que tout le monde soit parti jouer, parce que je n'avais pas encore terminé mon assiette. Aujourd'hui, il m'arrive de manger des courgettes si elles sont très bien préparées. Mais jamais je n'en achète. En fait, il y a encore une petite fille au fond de moi qui a juste envie de leur dire non.

Les enfants et le dessert

Pour plusieurs parents, le dessert est nécessairement un aliment pauvre en valeur nutritive et riche en calories. Pour les enfants, le dessert est le moment du repas où on mange du sucré, un goût qu'ils apprécient naturellement. C'est donc un plat attendu et important pour eux.

La plupart des enfants ont une réelle affection pour le sucre. On vient au monde avec un goût inné pour la saveur sucrée[7], probablement parce que le lait maternel est sucré. Des chercheurs ont même constaté[2], en observant des bébés dans le ventre de leur mère par échographie, que dès le septième mois de la grossesse, le fœtus avale plus de liquide amniotique s'il contient plus de glucose et va même jusqu'à sourire quand c'est le cas!

C'est entre 6 mois et 2 ans que l'enfant apprend à accepter et à apprécier les aliments qui ne sont pas sucrés. Un enfant habitué à boire de l'eau pure normale commencera durant cette période à rejeter l'eau sucrée, montrant qu'il commence à voir au-delà de ce goût si agréable. Cela dit, pendant des années l'enfant continuera d'apprécier davantage, en général, les versions plus sucrées des nouveaux aliments qu'on lui présente[8]. De 2 à 8 ans, le goût pour le sucré diminue graduellement chez la plupart des enfants, mais il y a en réalité une panoplie d'attitudes envers cette saveur[9].

Lorsqu'on était enfant, le sucré était regardé d'un mauvais œil, car il causait des caries et on nous le répétait souvent. Aujourd'hui, on n'hésite pas à dire aux enfants que le dessert n'est pas la bonne partie du repas, car ce n'est pas assez nutritif.

Souvent, pour s'assurer que l'enfant mange assez de protéines et de vitamines avant le dessert, les parents mettent des obstacles : « Avant le dessert, tu dois manger ceci... », « Pour avoir droit à du dessert, il faut manger cela... » Le dessert devient non pas un troisième service, mais un aboutissement. Le dessert prend alors la place précise que les parents ne veulent pas qu'il prenne : il devient le centre de l'attention.

Les parents ne rêvent pas quand ils disent que leur enfant est attiré naturellement par le sucré. Mais par leur façon de traiter le dessert, ils contribuent à amplifier cette attirance. Il faut donc que le dessert perde son aura aux yeux de l'enfant, devienne un aliment parmi d'autres.

Pour que le dessert retrouve sa banalité, la nutritionniste Ellyn Satter[10] va même jusqu'à proposer qu'une part de dessert soit offerte d'entrée de jeu à l'enfant, au début du repas, en même temps que tous les autres plats salés. Elle conseille ensuite de laisser l'enfant manger son repas dans l'ordre qui lui convient. Il peut commencer par le dessert s'il le veut et manger ensuite le salé ou manger les deux en même temps ou y aller dans l'ordre traditionnel.

L'idée, quand on adopte une telle méthode, est d'oublier la hiérarchie entre le salé et le sucré. Il ne faut plus que les légumes, par exemple, soient un obstacle à la récompense, car le dessert aura alors automatiquement été certifié « meilleur au goût que les légumes », puisque c'est l'oasis au bout d'un chemin de croix.

Satter croit que les parents doivent laisser l'enfant libre de manger ou non la portion salée du repas, mais doivent ensuite refuser toute collation précipitée afin que l'enfant comprenne que manger uniquement du dessert n'est pas suffisant pour un repas.

Nous préférons dire qu'il faut acquiescer à la demande de l'enfant qui désire remanger lorsque la faim revient après son repas de dessert. Sauf que la nourriture offerte doit alors être la partie salée du repas qui n'a pas été mangée.

Durant ce genre d'exercice, il est important de rester ferme sans faire la morale, donc sans faire tout un discours à l'enfant pour lui expliquer que c'était à prévoir puisqu'il n'avait mangé que du dessert et pas de « bons » aliments, etc. Ça ne donnera rien.

Faites confiance à votre enfant. Il va vous suivre. Parfois, il faudra gérer ses crises de nerfs, mais s'il y a un plat salé qu'il aime dans ce repas qu'il n'a pas mangé et s'il a réellement faim, l'enfant va accepter de le prendre en collation.

Vous devrez cependant rester solidement sur votre position.

Il peut être difficile pour les parents de ne pas céder. C'est normal. Ne vous en faites pas. Et personne n'a envie de se quereller avec son enfant sur ce genre de chose. Mais rappelez-vous ceci : l'importance du goût. S'il y a au moins une option dans la partie salée du repas qu'il aime (le légume, le riz, la viande), il mangera sans problème.

L'autre option à considérer est de préparer des desserts qui ne vous laisseront pas avec un sentiment de culpabilité si c'est l'unique plat du repas que mange votre petit : du yaourt 10 % avec des fruits frais et du sirop d'érable, un gâteau aux bananes maison, un morceau de pastèque avec un muffin aux bleuets. N'oubliez pas, c'est l'enfant qui décide ce qu'il mange, mais c'est quand même vous qui décidez du menu.

Petit à petit, si le dessert est omniprésent et banalisé, il perdra son statut spécial et le salé reprendra sa place. En revanche, si vous continuez de garder le sucré comme monnaie d'échange pour que votre enfant mange ses légumes, celui-ci risque de manger deux fois trop : trop de plat principal et trop de dessert.

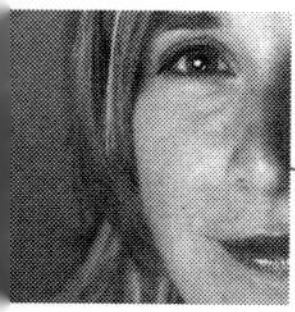

LE MOT DE

MARIE-CLAUDE

Le vrai défi quand on fait l'éducation alimentaire de son enfant, c'est d'être conséquent. On ne peut pas lui dire de ne pas trop manger, mais l'obliger du même souffle à terminer ses légumes. On ne peut pas non plus le laisser libre de manger tout ce qu'il veut, dans les quantités qu'il veut, pour le salé, mais pas pour le sucré.

EN RÉSUMÉ

- **Les enfants sont naturellement attirés par le sucre.**
- **Les enfants sont naturellement rebutés par l'acide et surtout l'amer, deux saveurs souvent présentes dans les légumes.**
- **Le sucré ne doit pas devenir une monnaie d'échange contre les légumes et les plats salés.**
- **Le dessert doit être considéré comme un plat parmi d'autres au repas, ni interdit ni vénéré.**

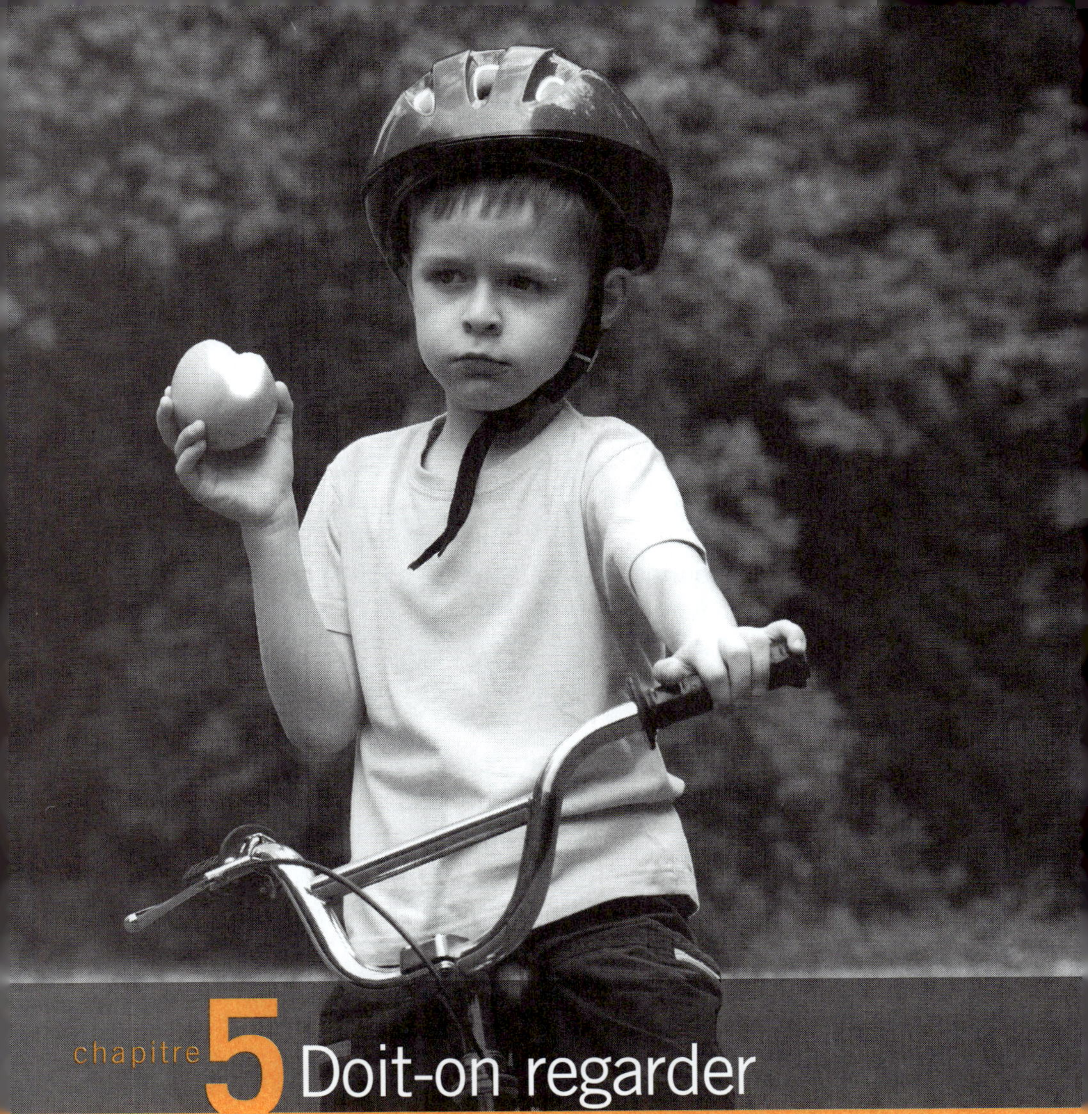

chapitre 5 Doit-on regarder

à la dépense?

Normalement, à part les femmes enceintes, évidemment, les adultes en santé rendus à maturité (physique à tout le moins) ne devraient pas voir leur poids bouger s'ils mangent en respectant instinctivement leurs signaux de faim et de satiété.

Cependant, le corps adulte change avec les années. La distribution du gras sur le corps se modifie et la masse musculaire se transforme. Mais le poids n'a pas à changer. En vieillissant, les adultes ont besoin de moins de calories et donc ont moins faim, et s'ils écoutent leurs signaux de satiété, les ajustements pour qu'ils ne prennent pas de poids devraient se faire sans problème.

Dans un monde idéal où les adultes respecteraient leur faim, le pèse-personne donnerait à peu près toujours la même réponse. Évidemment, il y aurait peut-être des fluctuations de quelques petits kilos, notamment à cause du cycle menstruel des femmes qui peut provoquer un peu de rétention d'eau, mais pour le reste, on n'aurait pas d'histoire de gens qui prennent 20 kilos ou qui en perdent 15, à part les malades, bien entendu.

Mais pour les enfants, la réalité est tout autre. Les enfants sont en croissance. Ils grandissent et ils prennent du poids. Il n'est pas seulement normal, il est essentiel qu'ils prennent du poids. Ceci peut sembler à tous une évidence, mais il est important de revenir sur ce fait fondamental, car nous vivons dans un monde où la prise de poids est vue comme une calamité.

Embarquer sur le pèse-personne et constater qu'on pèse plus qu'il y a deux semaines est perçu, règle générale, comme quelque chose de négatif. Lorsqu'on a un enfant, il faut déprogrammer ce réflexe. Il faut que l'idée de prendre du poids reprenne sa place dans la catégorie des choses positives. C'est bien, c'est une bonne chose. L'enfant grandit.

Les parents qui ont eux-mêmes des problèmes avec leur poids auront peut-être, et c'est tout à fait compréhensible, de la difficulté à apprendre dans la joie que leur enfant a pris des kilos. Ils auront plutôt des craintes, des hésitations. Pourtant, c'est bien de la satisfaction que ce fait devrait normalement déclencher. On sourit quand on apprend que notre enfant a pris des centimètres, pourquoi se taire et faire semblant de ne pas être intéressé quand on nous dit que notre enfant a pris des kilos? C'est un signe qu'il est en croissance.

Cet intérêt positif pour la prise de poids de l'enfant devrait être le même tout au long de sa croissance. Il est très présent durant les mois qui suivent la naissance du bébé, mois où on a tout à fait l'âme à la célébration lorsqu'on apprend que le petit prend des grammes. Mais souvent l'intérêt diminue. C'est normal puisque la croissance devient moins spectaculaire, proportionnellement. Mais elle continue. Et la prise de kilos continue également.

Les étapes de la croissance

La première période de grande croissance de l'enfant a lieu, évidemment, dans le ventre de sa mère. En neuf mois, il passera du poids d'une poussière à, en moyenne, un peu plus de trois kilos. C'est gigantesque comme transformation.

Les mois qui suivront la naissance seront eux aussi des mois de grande croissance. En quatre ou cinq mois, le bébé aura doublé son poids de naissance, en un an il l'aura souvent triplé, en deux ans presque quadruplé[1]...

Il est facile pour les parents d'observer rapidement, peu après la naissance du bébé, le lien entre les poussées de croissance de celui-ci et son appétit.

La première poussée arrive généralement au bout d'une semaine à 10 jours et le bébé réclame alors tout de suite une augmentation de ses rations de lait. Il demande à boire plus souvent et les parents se demandent quand il sera enfin repu. Pour la maman qui allaite et qui ne voit pas la quantité de lait que bébé boit, cela peut être insécurisant. Le bébé veut toujours boire, alors elle s'imagine ne pas produire assez de lait.

En fait, il n'y a pas, d'emblée, de raison de s'inquiéter. Le bébé qui tète constamment durant ses poussées de croissance envoie aussi un message au corps de la maman pour qu'elle produise plus de lait. Tout ça se produira de façon naturelle, sans que les adultes voient le lait couler dans la bouche du bébé, donc sans qu'ils puissent mesurer cette augmentation de la consommation de lait. Mais ils doivent avoir confiance en leur bébé et en la nature. Elle réussit à produire des humains depuis des milliers d'années. Elle a aussi de bons systèmes en place pour les nourrir durant leurs premiers mois.

Les parents verront probablement chez leur bébé de telles poussées de croissance vers 6 semaines, 3 mois, 6 mois, bien que les intervalles puissent varier, car pour ça comme pour tout, jamais deux bébés ne sont pareils.

Ce qui est particulièrement intéressant à observer et à comprendre de cette période pour les parents, dans le cadre du propos de ce livre, c'est le lien entre nourriture et croissance. Car c'est vraiment dès les premiers jours de vie, les premières semaines, qu'ils apprennent à quel point il y a un lien entre appétit et croissance. Ils voient que lorsque l'enfant réclame haut et fort des aliments, il a une bonne raison de le faire. L'enfant n'est pas soupçonné d'être difficile, gourmand ou capricieux. Ils reconnaissent la légitimité de sa faim. Cette façon de percevoir ses besoins doit continuer.

À partir de 3 ans, environ, l'enfant entre dans une phase de croissance plus modérée. Il grandit et prend du poids chaque année, mais de façon moins spectaculaire. Habituellement, il ne fait pas de bond subit. Il avance, tranquillement. La différence de rythme de croissance se verra du côté de la nourriture. À cet âge, certains enfants réduisent beaucoup leur consommation alimentaire, ce qui est souvent une source d'inquiétude chez les parents[2]. Souvent, cette transition se confond aussi avec ce qu'on appelle en anglais le *terrible two*, une période de première adolescence qui commence vers 2 ans et s'étire jusqu'à environ 3 ans, où les enfants commencent à affirmer leur indépendance, souvent en utilisant comme moyen le refus de la nourriture.

À cette étape, les parents doivent se convaincre solidement de quelque chose : l'enfant ne se laissera pas mourir de faim. À part les nourrissons extrêmement fragiles qui n'ont plus l'énergie et la force de réclamer leur pitance – et nul besoin de dire qu'il s'agit de cas extrêmement rares dans les pays occidentaux –, les enfants savent quand ils ont faim et savent réclamer à manger. Le tout petit bébé met son poing dans sa bouche, pleure, voire hurle sa faim. Dès qu'il le peut, le bambin le dit. « J'ai faim », « J'ai plus faim » : ce sont des phrases clés du répertoire des petits dès qu'ils savent parler un peu.

Lorsqu'un bambin décide qu'il ne mange presque plus, il est normal de se demander pourquoi il en est ainsi, surtout si c'est contraire à son habitude. Cela peut être un signe de maladie. Un enfant grippé ou nauséeux n'aura pas faim, c'est connu. Mais un enfant peut aussi tout simplement ne pas avoir faim. Et il faut apprendre à faire confiance au petit de 3 ou 4 ans quand il dit qu'il n'a pas faim et qu'il ne veut pas manger. Est-ce parce qu'il a pris une collation trop copieuse? Peut-être. Est-ce parce qu'il n'a pas réellement envie de ce qu'on lui offre et que ça tombe bien, il sent qu'il peut tout à fait passer par-dessus ce repas sans manger? Peut-être. Reste qu'il faut respecter ce message qu'il envoie. La capacité du petit de s'autoréguler fera en sorte qu'il mangera quand ce sera le temps, dans les bonnes quantités, les aliments que vous lui offrirez.

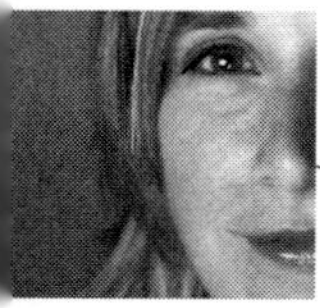

LE MOT DE

MARIE-CLAUDE

Des bambins de 3 ou 4 ans qui deviennent parfois soudainement très capricieux, j'en ai souvent vus. Et je comprends leurs parents de trouver cela difficile. Imaginez. Vous avez un bébé de 1 an, 2 ans, qui mange de tout et grandit super bien et, soudainement, le petit ne veut plus de rien. Souvent on s'inquiète, souvent on essaie gentiment de convaincre le petit de manger, souvent on se fâche... Quand ma plus jeune a commencé à aller à la garderie, à 3 ans, elle a carrément arrêté de manger au souper avec nous. Le repas du midi et la collation de la garderie en après-midi, c'était suffisant pour elle. Elle recommençait à avoir assez faim pour le souper à l'heure du dodo. La rigidité des horaires de repas et de collations des garderies et des écoles nous oblige à être particulièrement flexibles à la maison. Nos repas sont les soupapes où les enfants ajustent leur apport alimentaire. Pour les parents, cela peut être très frustrant.

Les parents qui veulent avoir des points de repère côté croissance peuvent évidemment demander que leur enfant soit suivi par un pédiatre. Sauf que tout le monde n'a pas accès à ces spécialistes. Comme les courbes de croissance sont des outils pour vérifier l'évolution normale des enfants, on peut aller les chercher soi-même et les consulter. Si vous tapez « courbe de croissance » dans Internet, vous trouverez ce qu'il vous faut et vous pourrez utiliser un tableau pour faire le suivi de la croissance de votre enfant.

Cela ne remplace pas cependant un vrai médecin, c'est clair. Si vous choisissez une courbe américaine, votre enfant sera comparé aux bébés américains, et si vous prenez une courbe française, votre bébé sera comparé aux statistiques françaises. Vous comprendrez que la seule bonne comparaison est entre votre enfant et lui-même. Sa courbe est-elle constante ou cassée? Voilà la vraie question.

La courbe est tracée en fonction de la taille de l'enfant et de son âge et est comparée à des courbes tirées de la population. Vous pouvez donc savoir si votre enfant est parmi les petits, les moyens, les grands. S'il reste toujours dans le 25e percentile, cela signifie qu'il est plus petit que 75 % de la population et est plus grand ou gros que 25 % de la population. Mais cela veut surtout dire qu'il suit sa courbe de croissance.

Aussi, les enfants grandissent par poussées, donc un changement léger dans une courbe de croissance n'a pas à être inquiétant, à moins qu'en quelques mois l'enfant sorte complètement de sa courbe. À ce moment-là, il faut aller voir un médecin. L'important, toutefois, est de ne pas paniquer et de ne pas réagir en gavant l'enfant ou en le privant pour le ramener dans sa courbe normale.

Entre 5 ans et 13 ans, il n'y a pas grand-chose à noter de particulier. L'enfant grandit plus doucement et il vit une grande période de calme dans le développement de son corps.

L'adolescence

De toutes les étapes de la croissance, la plus spectaculaire est sans nul doute l'adolescence. En fait, elle n'a d'égale que la gestation dans le ventre de maman et la première année.

L'adolescence est une période de transformation parfois brutale. L'enfant prend du poids, grandit. Parfois on a l'impression qu'il grossit, parfois on a l'impression qu'il maigrit et s'allonge... En réalité, ce processus parfois saccadé s'en va dans une seule direction : la transformation du corps de votre enfant en corps d'adulte, un corps plus long et plus lourd qu'avant et doté de formes différentes.

Chaque enfant est différent, mais la poussée de croissance chez les filles commence généralement vers l'âge de 10 ans et atteint un pic maximal à 12 ans, pour se terminer vers l'âge de 15 ans[1].

Chez les garçons, la période de croissance survient plus tardivement et s'étend sur davantage d'années, soit de 12 à 19 ans, avec une poussée de croissance maximale survenant habituellement vers l'âge de 14 ans.

Entre l'âge de 10 et 20 ans, les ados doublent ainsi leur poids et leur taille croît d'environ 40 %[2]. Pour que ces transformations se fassent, inutile de dire qu'il en faut, de la nourriture!

Si voir votre ado engloutir son repas et revenir quelques heures plus tard en réclamant un autre plat de pâtes ou une deuxième omelette vous inquiète, rappelez-vous quand vous lui donniez du lait à la demande quand il était encore tout petit bébé.

Vous ne remettiez pas en question ses pleurs, car le voir grandir et grossir vous tenait à cœur. L'adolescent, même s'il a l'air d'un trou sans fond qui dévore tout sur son passage, devrait évoquer les mêmes sentiments chez vous. Il n'est pas seulement normal que les adolescents en croissance mangent beaucoup, c'est essentiel.

Il n'existe pas de chiffres absolus sur les besoins en calories des adolescents parce que cela varie beaucoup. Une grande joueuse de basketball qui s'entraîne intensivement et est en pleine croissance n'aura pas les mêmes besoins qu'un adolescent plus petit, pas encore en pleine poussée de croissance et plus intéressé par les échecs.

De façon générale, grandir demande de l'énergie. Juste pour vous donner une idée de l'ampleur des besoins des ados, voici quelques chiffres, mais de grâce, enlevez-les de votre mémoire le plus rapidement possible. Tous les ados sont différents et se mettre à compter le nombre de calories qu'ils ingurgitent serait une pure perte de temps, voire un exercice risqué, aux conséquences potentiellement néfastes.

Chez les garçons, qui sont en moyenne plus grands et plus lourds que les filles, la croissance et la nouvelle masse musculaire maigre à nourrir pourront justifier des besoins énergétiques allant de 2 500 à 3 200 calories par jour, ce qui est immensément plus que les besoins d'un enfant et même d'un adulte ayant terminé sa croissance[3].

Pour les filles, on parle, en moyenne, de besoins de 2 200 calories par jour, mais là encore, les besoins varient selon la taille, l'activité physique et le métabolisme de chacune[3].

Bref, une petite femme de 15 ans qui a pratiquement terminé sa croissance n'aura pas les mêmes besoins que le joueur de hockey de près de 2 mètres qui s'entraîne tous les jours. Pour certains, il faudra 2 000 calories, pour d'autres, 4 000. Reste que les besoins en fer sont là, bien présents, tout comme ceux en calcium. Bonjour la viande rouge et les verres de lait! Les parents d'ados vous diront à la blague qu'il leur faudrait une vache à la maison. Ce n'est pas pour rien. Le squelette a besoin de ses minéraux pour grandir.

Et quoi qu'il en soit, ce qu'il faut retenir, on ne peut le répéter trop souvent, c'est qu'il ne faut absolument pas qu'un ado soit au régime. Il ne faut pas que les quantités de nourriture qu'il mange soient limitées.

Si, malgré tout ce que vous venez de lire, vous soupçonnez votre ado de manger plus que ce dont il a besoin, il faut alors s'attarder à ce qui se passe dans sa tête, pas dans son assiette.

Le sport

Les besoins en énergie des enfants dépendent non seulement de leur croissance, mais aussi beaucoup de leurs activités physiques. Mais comme on parle constamment du peu d'heures que les enfants passent à jouer dehors, de leurs habitudes de télévision et de jeux vidéo, comme on se fait dire et répéter continuellement à quel point les adultes faisaient tellement plus d'exercice que leurs enfants quand ils étaient jeunes, nous n'allons pas entrer ici dans une longue séance de description de l'immobilité des enfants modernes. En revanche, nous aimerions attirer l'attention sur d'autres aspects peu souvent abordés concernant la nécessité de bouger pour les enfants.

La plupart du temps, lorsqu'on parle de bouger, on pense sport. On se dit qu'il devrait y avoir plus de cours d'activités physiques à l'école, plus d'options parascolaires sportives. On aimerait que les enfants passent plus de temps dans des équipes de soccer ou des cours de natation. On aimerait les voir au gymnase à la fin des classes, sur le terrain de soccer le midi.

Bouger, cependant, n'a pas à être synonyme de sport. Bouger, c'est aussi bouger, tout simplement. Bouger, c'est tout simplement ne pas être immobile.

Les sports organisés sont à de très nombreux points de vue d'excellentes activités pour les enfants. En plus de les faire bouger, ils leur apprennent une foule d'habiletés physiques et mentales qui leur seront utiles de mille façons, que ce soit la discipline du nageur qui saute dans l'eau glacée aux aurores tous les matins ou la force du gymnaste, l'esprit d'équipe du joueur de hockey ou l'adresse du joueur de tennis. Vouloir que son enfant fasse du sport est donc un excellent objectif.

Ce n'est pas seulement la seule façon de faire bouger un enfant et il est important de ne pas l'oublier. Si le sport est vu comme l'unique façon parfaite d'amener un enfant à dépenser ses calories, bien des parents risquent de décrocher avant même d'avoir essayé de l'inscrire dans une équipe de hockey. En outre, certains parents insisteront peut-être trop auprès de l'enfant pour qu'il aille à ses cours de natation ou de badminton.

Les enfants ont parfois besoin d'une petite poussée dans le dos pour participer à des activités sportives organisées, mais ils ont parfois de bonnes raisons de ne pas vouloir y aller. Ils n'aiment tout simplement pas le sport, mais n'osent pas le dire, ne se trouvent pas assez bons, trouvent les entraînements trop longs, ils sont fatigués ou ont faim au moment des entraînements.

Si votre objectif est de faire bouger votre enfant, il faut trouver avec lui des activités qui lui plaisent. Ou simplement le laisser bouger à sa guise. William Pollack, psychologue, croit même qu'on peut aller trop loin en cherchant à trop organiser les activités physiques des enfants. « Nous avons peur de les laisser libres. Libres de courir, de bouger, de jouer de façon non structurée, de lutter de façon amicale. Nous cherchons à retenir leurs envies naturelles de bouger. »

Les parents doivent donc revoir leurs attitudes. Sont-ils prêts à accepter que leur enfant bouge? Souvent fatigués après une journée de travail, stressés par leur vie de fous, habitués à leur vie calme de célibataires et pas encore complètement faits à l'idée d'avoir de la turbulence dans la maison, ils mettent trop de pression sur l'enfant pour qu'il soit immobile. Ils lui demandent constamment d'arrêter de courir, d'arrêter de se dandiner, de rester tranquille sur sa chaise. Ils se plaignent qu'il passe son après-midi écrasé devant le téléviseur alors qu'ils lui ont montré à regarder la télé sagement, en le casant devant l'écran dès son tout jeune âge pour avoir un peu de calme.

Et, au fait, les parents bougent-ils? Les recherches montrent qu'une des meilleures façons de convaincre un enfant de faire de l'activité physique, c'est de lui donner l'exemple[4-5].

En fait, autant les parents s'inquiètent de ne pas voir leur enfant s'activer suffisamment et de l'impact que ça peut avoir sur sa santé, autant ils sont bien contents quand il s'assoit devant l'ordinateur et ne fait plus un bruit. Il demande à ses parents d'aller jouer dehors avec lui, mais ils ont trop de travail. Il veut aller au parc jouer au soccer, mais ils sont crevés. Il veut aller à l'école à pied, mais ils n'ont pas le temps de l'accompagner.

Ceci nous amène à parler de l'autre facteur qui concerne les parents, soit celui de la sécurité.

Aujourd'hui, on ne laisse plus les enfants libres de courir partout comme avant. On ne leur permet plus d'aller à l'école à pied ou en vélo seuls avant qu'ils aient pratiquement l'âge de voter. On ne les laisse plus jouer dehors seuls durant de longues heures comme nos parents le faisaient sans le moindre souci ni la moindre culpabilité il y a 30 ans. On leur met des casques et des protecteurs en tout genre. Bref, on se préoccupe énormément de leur sécurité.

Tout ceci a eu, certes, des impacts bénéfiques majeurs, mais ces mesures ont aussi eu comme conséquence d'immobiliser les enfants. Évidemment, certaines protections courantes aujourd'hui et inexistantes quand on était enfant – comme les casques protecteurs pour le ski ou le vélo – sont indéniablement efficaces pour prévenir les commotions cérébrales et autres traumatismes et accidents. Il serait irresponsable de revenir là-dessus. Mais est-on surprotecteur quand vient le temps d'envoyer les enfants à l'école à pied ou en vélo? Au parc pour jouer? Peut-être pas. Alors, fait-on tous les efforts nécessaires pour les aider à avoir plus d'autonomie dans un contexte sécuritaire? A-t-on appelé à la municipalité pour demander un brigadier de plus à tel carrefour? A-t-on demandé à l'école d'organiser des réseaux de « comarchage » (au lieu de faire du covoiturage, les parents se partagent la tâche d'accompagner les enfants à pied à l'école)? A-t-on appelé d'autres parents pour proposer un système de partage de la surveillance du jeu au parc le soir après l'école?

Amener l'enfant à dépenser plus d'énergie grâce à l'activité physique n'est pas sa seule responsabilité. Mais ça n'a pas non plus à devenir une galère pour les parents. En fait, il pourrait être fort bénéfique pour la santé des parents de poser la question de l'activité physique plus largement et d'inclure toute la famille dans les solutions.

EN RÉSUMÉ

- **Les enfants prennent du poids, c'est non seulement normal, c'est souhaitable.**
- **Les poussées de croissance des enfants ont un impact sur leur faim. On le voit chez les bébés, il faut aussi le voir et l'entendre chez les plus grands.**
- **Le ralentissement normal de la croissance engendre une diminution de la faim, il faut donc savoir respecter les enfants qui n'ont pas beaucoup faim.**
- **L'adolescence est une période de croissance intense qui nécessite beaucoup de calories. Il est normal que les ados mangent beaucoup.**
- **Pour dépenser leur énergie et grandir, les enfants ont besoin de bouger.**
- **Alors qu'on dénonce l'immobilité des enfants, en réalité, à la maison et à l'école, cette immobilité est aussi souvent très pratique, voire encouragée.**
- **Les adultes doivent voir comment ils peuvent laisser leur enfant bouger.**

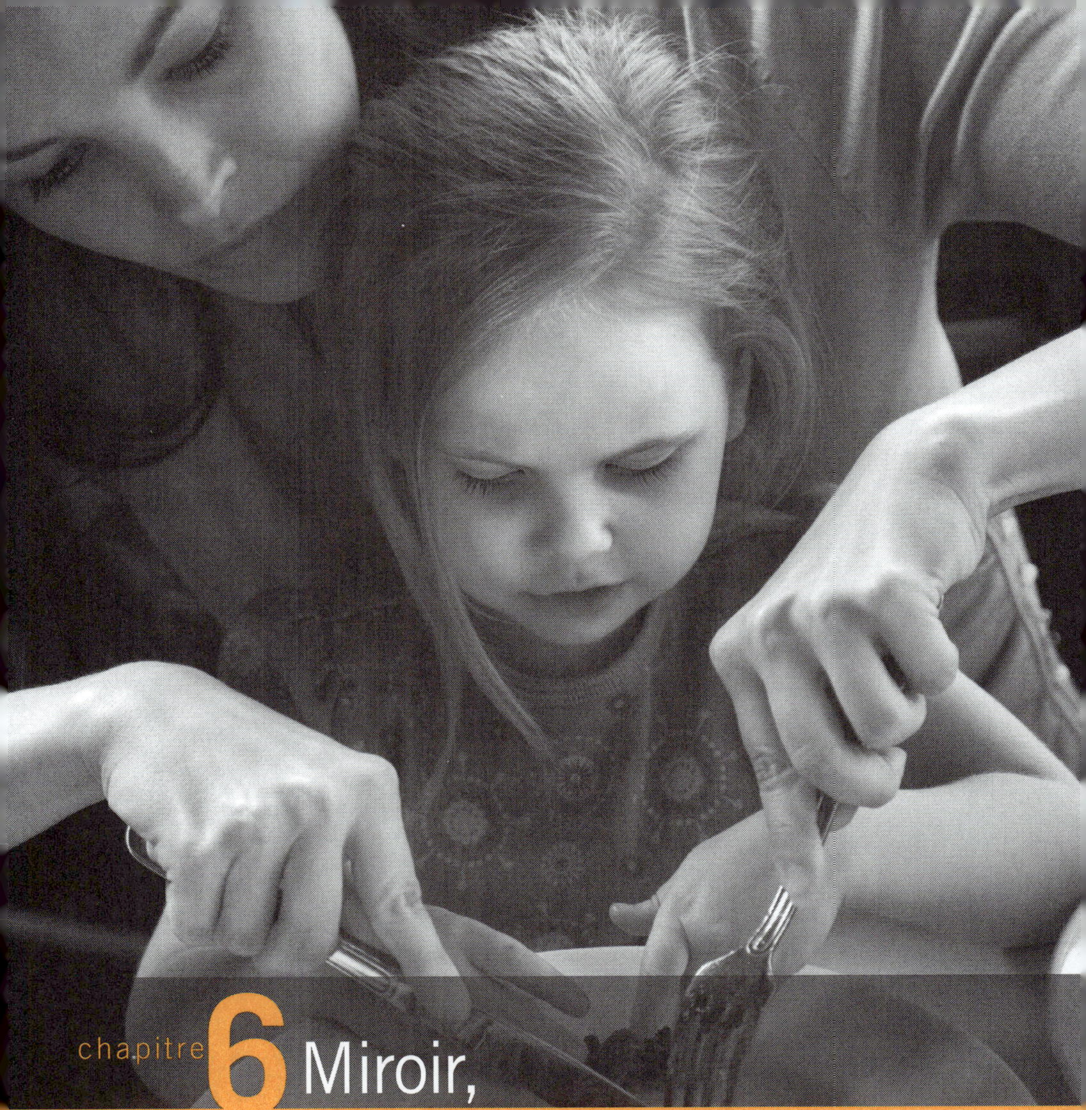

chapitre 6

Miroir, miroir

Depuis le début de la préparation de ce livre, en fait depuis le début de nos travaux pour le livre *Mangez!*, nous avons parlé de poids avec des dizaines de personnes. Des spécialistes, mais aussi des gens qui ne sont ni des professionnels de la santé ni des nutritionnistes. Ils nous ont parlé de comportements alimentaires, de problèmes de poids ou d'absence de problèmes de poids, d'équilibre, de gourmandise, de restrictions, de régimes, d'angoisse, d'obésité, d'anorexie, du plaisir de manger ou de la peur absolue de la nourriture.

La plupart du temps, lorsqu'on aborde ces sujets, les gens parlent de leur enfance, de leur famille. C'est là que l'apprentissage de l'alimentation a lieu et c'est donc souvent là que tout commence. Le rôle de parent est crucial. Ce qu'on fait vivre à un enfant concernant la nourriture, les bonnes choses et les choses plus difficiles, resteront avec lui.

Ce qui ressort aussi de ces discussions, c'est que souvent, l'attitude de l'enfant envers la nourriture est marquée par la relation que les parents ont eux-mêmes avec celle-ci. Souvent, donc, ce qu'on entend, c'est que des parents malheureux « alimentairement » parlant, des parents souvent insatisfaits de leur image corporelle, amènent leur enfant dans leur univers. Le psychologue William Pollack, professeur à Harvard, croit qu'inconsciemment, les parents essaient ainsi de se convaincre qu'ils font la bonne chose pour eux-mêmes.

Dénouer les problèmes alimentaires d'un enfant passe souvent par les parents. Et pas uniquement pour le bien du petit. Pour le bien des parents aussi. Les parents doivent donc prendre le temps de se regarder dans le miroir. Ont-ils une relation harmonieuse avec la nourriture? Ont-ils une image sereine de leur corps? Pourquoi veulent-ils que leur petit soit plus mince? Pourquoi ont-ils peur que leur enfant ne soit pas mince?

Et puis ces exigences qu'ils s'imposent au sujet de la perfection diététique de l'alimentation de leur enfant sont-elles raisonnables? Sont-elles agréables pour eux et le reste de la famille?

Quelle famille a envie de vivre selon les recettes des livres bien pensants de cuisine pour enfants où le souper idéal est constitué de poisson poché, de mousse au tofu sans sucre et de craquelins à la caroube?

D'accord, ceci est peut-être un peu caricatural, reste que les parents ne le savent peut-être pas, mais s'ils veulent que leur enfant mange bien, ils n'ont pas à le mettre au régime sec et ils n'ont pas non plus à mettre toute la famille aux vitamines et à l'eau.

En fait, les parents devraient même profiter de cette réflexion sur l'alimentation de leur enfant pour réapprendre eux-mêmes à manger librement, sans bataille constante contre les calories, si ce n'est pas déjà le cas. Les parents ont en effet un formidable modèle devant eux pour comprendre ce qu'est manger en respectant ses signaux de faim et de satiété : l'enfant le fait naturellement et instinctivement. On croit toujours que c'est parce qu'il est en croissance qu'il peut se permettre de manger ce qu'il veut incluant glaces, chocolat et frites, mais c'est d'abord et avant tout parce qu'il sait comment ne pas « surmanger » que l'enfant n'a pas à s'en faire. Observez-le. Regardez-le ne pas terminer sa poutine, laisser son morceau de gâteau en plein milieu, repartir en courant la tête libre après son second biscuit. Pour lui, le plaisir est intense et le désir de certains aliments, indéniable. Mais quand la faim prend fin, le signal est clair et il le respecte.

Les parents ne doivent pas défaire ce qu'a l'enfant pour lui faire suivre leur exemple. C'est plutôt l'inverse qui doit se passer. Sauf que les parents sont les premiers modèles...

Les parents sont des enfants

Ces parents, eux-mêmes, ne sortent pas de nulle part. Ils sont les enfants de leurs parents et ils transmettent des modèles de comportements familiaux qui peuvent être excellents ou problématiques et n'importe quoi entre ces deux extrêmes, comme on l'a vu dans les témoignages au début du livre.

Les parents pigent dans leur expérience d'enfants pour savoir comment nourrir le leur, mais ils s'informent aussi un peu partout et emmagasinent des tas d'informations qu'ils trouvent pertinentes pour eux et pour leur petit. Ils vivent dans une société qui en a long à dire sur leurs tâches, leurs responsabilités, leurs erreurs potentielles.

Les parents font de leur mieux avec l'information qu'ils reçoivent, mais il y en a tellement, incluant toutes sortes d'affirmations contradictoires, qu'il est difficile de démêler tout ça pour prendre les meilleures décisions possible pour l'enfant. Les experts peuvent très bien, par exemple, dire un jour que les poissons sont cruciaux pour la santé de l'enfant, surtout ceux qui contiennent beaucoup d'oméga-3, et tirer la sonnette d'alarme le lendemain au sujet des mêmes poissons parce qu'ils contiennent trop de mercure.

La plupart du temps, voulant bien faire, les parents ne savent plus où donner de la tête et s'en sortent surtout avec un sentiment de culpabilité et d'incapacité à atteindre les normes sociales sur l'alimentation idéale des petits.

Comment ne pas être des parents parfaits

Les parents ont comme responsabilité de prendre soin de leur enfant, mais la façon dont ils s'acquittent de cette mission leur est propre. Personne ne doit ou ne peut chercher à gagner la médaille d'or du parent, car ça n'existe pas, un parent parfait. Les parents font des erreurs et la plupart du temps, ces erreurs sont faites de bonne foi. Parfois ces erreurs sont sans conséquence, parfois elles sont plus graves et laissent des marques.

Les parents ne doivent toutefois pas être paralysés par la peur de l'erreur potentielle. Ils ne doivent pas se culpabiliser. La culpabilité a un effet secondaire agaçant : elle pousse les gens qui la ressentent à chercher l'approbation. Or, les parents ne sont pas là pour recevoir l'approbation des autres. Ils sont là pour faire ce qui leur semble juste, dans leur compréhension des choses.

Les parents ne sont pas des politiciens qui doivent se faire réélire. Ils sont des pragmatiques de la vie, car ils savent que la perfection est inatteignable et qu'il leur faut faire l'éducation de leur enfant comme ils le peuvent. Ils ne doivent pas renier leur instinct, leur jugement, leurs idées. Ils doivent croire en eux-mêmes malgré leurs défauts et s'assumer. Ceci ne veut pas dire qu'ils ne sont pas capables de se regarder dans le miroir pour essayer de comprendre leurs bons et leurs mauvais coups. Ils doivent être capables de s'évaluer sans se juger...

La recherche de la perfection est inutile, car en faire trop, c'est justement trop. La société pousse les parents, et les mères en particulier, à vouloir être particulièrement bons, mais la recherche de la perfection conduit à des comportements de surprotection et de contrôle qui peuvent avoir des effets négatifs, étouffants, sur le développement de l'enfant. (Cela dit, si les rôles sont parfaitement partagés entre la mère et le père, les attitudes des deux parents auront une incidence de la même manière sur l'enfant.) Vouloir que son enfant mange parfaitement bien en suivant les directives du *Guide alimentaire canadien* et qu'il ait un poids exactement dans les normes peut causer des dérapages dans la relation entre les parents et leur enfant.

Devenir parent est une étape importante, un moment où les souvenirs et les expériences font surface. On se rappelle la façon dont on a été élevé et, souvent, on prend les mêmes voies, bonnes ou mauvaises. Parfois, on fait aussi l'inverse, pour éviter de répéter certaines erreurs.

L'important, pour les nouveaux parents, est d'accepter la remise en question, surtout si elle vient de l'autre parent, qui a eu une expérience différente. Mais il est aussi crucial de s'écouter, d'avoir confiance en son instinct. On n'est pas obligé de reproduire ce qu'on a reçu. On peut briser la chaîne de transmission de comportements alimentaires problématiques. Cependant, il faut se regarder dans le miroir sans complaisance, en mettant de côté le dogmatisme nutritionnel et les attentes irréalistes.

Parfois, prendre conscience de ce qu'on a vécu et essayer de donner ce qu'on n'a pas eu n'est pas facile, surtout en ce qui touche l'alimentation, car on n'a pratiquement pas de modèles à suivre, les relations des gens avec la nourriture étant si rarement simples et saines. Les gens qui ont des comportements idéaux ne le savent souvent même pas et se trouvent anormaux parce qu'ils ne correspondent pas à la vision diététicienne de l'alimentation. Ils ne comptent pas leurs calories et s'imaginent qu'ils sont juste un peu extraterrestres, car ils ne grossissent jamais... Les parents n'ont pas nécessairement le réflexe d'aller vers eux, mais c'est ce qu'ils devraient faire, c'est-à-dire choisir comme modèles des gens qui ont une attitude équilibrée par rapport à la nourriture, qui mangent, qui apprécient les aliments et qui n'ont pas de problème avec ça. Ces minces naturels devraient être leurs guides. Pas des livres théoriques.

Trouver de l'aide, des modèles, des chemins à suivre n'est pas facile. Avoir un enfant n'est pas facile. Cela bouleverse une vie d'une manière incroyable et le fait de trouver cela difficile ne signifie en rien qu'on est un mauvais parent. Il est normal de se sentir inadéquat et de ne pas être à la hauteur de ses propres attentes. Mais en matière d'alimentation et de poids, comme dans plusieurs autres domaines d'ailleurs, les attentes programmées par la société sont en plus totalement irréalistes, voire à côté de la plaque. Il faut en parler, se confier, chercher de l'aide là où on va être appuyé et non pas là où les attentes irréalistes sont encouragées, valorisées.

Les parents doivent accepter l'imperfection. La leur et celle de leur enfant. Sa taille, sa couleur de cheveux, son caractère, son poids...

Le poids des mots

Laisser entendre à un enfant que son poids ou quoi que ce soit d'autre en lui ne convient pas est un geste très important qui ne doit pas être pris à la légère. Vouloir aider un enfant à devenir plus mince et à mieux manger peut être vu comme une façon de lui démontrer son amour. Comme une façon de le protéger, de le soigner, de lui préparer un meilleur avenir. Mais qu'entend l'enfant, consciemment ou inconsciemment?

Le risque que l'enfant entende « Pour que je t'aime, tu dois changer » est énorme.

S'il y a deux choses à retenir de ce livre, c'est d'abord qu'il faut croire l'enfant qui dit : « J'ai plus faim ». Et ensuite, qu'il ne faut jamais faire un commentaire à un enfant sur son poids ou laisser entendre d'une façon quelconque que son corps n'est pas idéal.

Les mots font mal, les mots détraquent. Toutes les personnes souffrant de surpoids et tous les spécialistes traitant des gens souffrant de troubles du comportement alimentaire nous ont dit la même chose : parfois, il suffit de quelques mots pour démolir un ego et déclencher une série d'événements menant à la perte de contrôle alimentaire.

Si votre enfant a un surplus de poids évident, dites-vous qu'avant l'aide nutritionnelle, c'est probablement d'aide psychologique pour l'appuyer dans son affirmation de lui-même et son estime personnelle dont il a d'abord et avant tout besoin.

Avant de dire quoi que ce soit à votre enfant, dites-vous qu'il a un corps qui est le sien. Si vous lui laissez la chance d'autoréguler son alimentation, comme tous les enfants en sont capables, il retrouvera son poids naturel. Lui faire un commentaire sur son poids et lui dire qu'il doit contrôler ce qu'il mange non seulement ne l'aideront pas du tout à maigrir, ce sont des paroles qui peuvent déclencher une dégringolade alimentaire : « Je mange parce que je me trouve nul, je prends du poids, je me trouve encore plus nul, je mange encore plus, car ça me rassure, les copains à l'école me montrent du doigt, je mange pour me faire du bien... »

Si vous voulez que votre enfant soit mince pour ne pas souffrir comme vous avez souffert ou parce que vous ne voulez pas qu'il soit stigmatisé, utilisez plutôt votre énergie à lui apprendre à s'aimer, à se défendre. Travaillez à bâtir son estime personnelle, pas à se battre contre les kilos. Chercher à maigrir par les mauvais moyens fait grossir. Parlez-en à des milliers d'obèses.

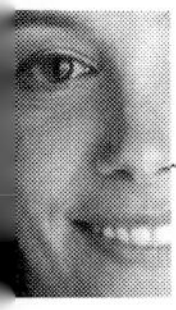

LE MOT DE

GUYLAINE

Une cliente m'a parlé un jour de son fils revenu triste un soir de l'école parce que des camarades de classe l'avaient traité d'idiot. Évidemment, sa mère s'était alors empressée de le rassurer et de lui montrer à quel point il était un petit garçon intelligent qui n'avait pas à croire les autres enfants quand ils lui parlaient ainsi. Le message est passé, l'enfant a été rassuré. Et le problème a disparu. Puis, quelques semaines plus tard, il est revenu de l'école en affirmant que cette fois-ci, ses camarades l'avaient traité de gros. Au lieu de réagir comme la première fois, la mère bien intentionnée lui a annoncé qu'ils feraient un régime ensemble pour perdre du poids. Je lui ai demandé pourquoi elle n'avait pas réagi comme la première fois en expliquant plutôt à son garçon que son corps était correct, qu'elle le trouvait beau comme il est et que ces enfants n'avaient pas raison de rire de son corps. Elle m'a répondu qu'elle-même était ronde et donc incapable de considérer son enfant beau avec ses rondeurs.

Un peu d'histoire

Avant de commencer à réfléchir au poids et à l'alimentation de leur enfant, il est donc important que les parents fassent une petite tournée exploratoire de leur propre vie. Ont-ils été élevés dans un environnement hyperperfectionniste où l'image corporelle est très importante et la pression minceur est forte? Ont-ils passé leur vie à détester leur corps et à lutter contre la nourriture? Ont-ils le sentiment d'être absolument perdus dans le domaine de l'alimentation parce que tout ce que leurs propres parents leur ont toujours dit était de toute évidence imbibé d'obsessions? Les parents doivent regarder leur passé et leur présent pour analyser, d'une part, leur propre comportement alimentaire et, d'autre part, leur attitude par rapport à leur enfant.

Sont-ils inquiets que leur enfant ne soit pas « maigrissime », car dans leur famille, tout le monde a toujours été terrorisé à l'idée de prendre un gramme? S'ils pensent que leur enfant a un problème de poids, est-ce réaliste comme évaluation ou sont-ils alarmistes? Et si leur enfant a réellement un problème de poids, serait-ce, par exemple, parce qu'il mange en cachette, car l'environnement familial est trop rigide et trop de choses sont interdites?

Les parents n'ont pas le choix. Ils doivent comprendre leur relation avec la nourriture pour saisir quels modèles de comportements ils transmettent à leur enfant. Ils peuvent ainsi chercher des explications et des solutions.

L'important, donc, c'est d'être capable, honnêtement, de se regarder dans le miroir pour mieux comprendre comment on mange et comment on évalue son image corporelle. Ce sont deux éléments, parmi d'autres, qui pourraient avoir un impact sur le développement des comportements alimentaires de l'enfant.

Avez-vous vous-même un problème de poids? Êtes-vous hyperpréoccupé par votre poids? Détestez-vous votre corps? Vous trouvez-vous trop gros, trop maigre, mal proportionné? Comment mangez-vous? Est-ce ainsi que vous voulez que votre enfant mange? Voulez-vous que votre enfant mange comme vous ou, au contraire, qu'il ne prenne surtout pas vos mauvaises habitudes? Voulez-vous qu'il évite l'implacable « sort familial » ou, à l'inverse, doit-il absolument être aussi mince et discipliné que le reste de la famille?

Un regard honnête amène parfois des questions dures. Si vous épinglez trois régimes au babillard de la cuisine et que vous parlez constamment de calories, pensez-vous que votre ado aura une attitude décontractée envers la nourriture? Si les petits pois vous lèvent le cœur, pensez-vous que votre bébé aura envie d'en manger? Si vous avez toujours trois sortes de biscuits dans le garde-manger et que c'est votre récompense quotidienne, pensez-vous que votre enfant aura envie, lui, de n'avoir que des fruits pour le dessert?

On est tous pareils. On a tous de nombreux défauts. Personne n'obtient la perfection alimentaire. Il ne faut pas avoir peur de se poser ces questions. D'autant plus que votre réflexion au sujet de l'alimentation de votre enfant pourrait vous amener à vous poser des questions importantes au sujet de vos propres comportements alimentaires et vous aider à être mieux. À manger comme un enfant, en respectant faim et satiété.

Si vous lisez ce livre, c'est que vous ne voulez surtout pas que votre enfant ait des problèmes de poids. Est-ce parce que vous-même souffrez de la stigmatisation réservée aux personnes en surpoids? Est-ce parce que vous vivez une vie de restrictions et que vous voulez éviter cet avenir à votre enfant? Vous méritez donc certainement vous aussi un peu d'attention, non?

En famille

Il est illusoire de croire, lorsqu'on a des enfants, que la vie alimentaire des uns est séparée de celle des autres au sein de la famille. Un enfant ne peut pas être isolé. Il mange en famille, ses parents font les courses au supermarché et choisissent des menus. Ses frères et sœurs rapportent de la nourriture à la maison, prennent des collations à ses côtés, le taquinent ou, au contraire, partagent silencieusement ses complexes.

Peut-on réellement amener un seul enfant à respecter ses signaux de faim et de satiété et ne pas appliquer cette philosophie à tous les membres de la famille? Non.

Et si ces questions que vous vous posez au sujet d'un enfant avaient comme effet secondaire d'amener toute la famille dans un univers paisible où la nourriture est un plaisir simple, sans excès, sans culpabilité, sans tracas?

Les enfants, avec leur capacité innée de savoir quand ils ont faim et quand ils n'ont plus faim, montrent à leurs parents un fabuleux exemple.

Pourquoi nous grossissons tous

Pour comprendre pourquoi, collectivement, les enfants grossissent, il faut comprendre pourquoi, selon les statistiques –

mais, ne l'oublions pas, chaque individu est différent –, leurs parents grossissent aussi. Est-ce parce qu'ils mangent trop de nourriture grasse? Parce qu'ils ne font pas assez d'exercice? C'est essentiellement parce que leur consommation de calories est supérieure à leurs besoins. Point. Oublions quelques instants de parler du type de calories ingurgitées. Parlons uniquement de carburant.

Pourquoi ingurgite-t-on trop de carburant? Parce qu'on a perdu notre capacité innée de limiter notre consommation à nos besoins. Un enfant naissant sait quand il est rassasié de lait. Mais un adulte, lui, ne semble pas capable d'arrêter de manger quand son corps lui envoie un signal de satiété.

Pourquoi a-t-on perdu cette capacité d'écouter notre corps? En fait, dans le monde de surabondance alimentaire dans lequel on vit, on a perdu la notion du « juste assez » qui était présente en époque de rareté. Quand la nourriture est rare, on ne la gère pas de la même façon que lorsqu'elle est abondante.

Parfois, quand les quantités d'aliments sont limitées, on en mange juste assez et on garde le reste pour plus tard. Parfois, on mange tout ce qui passe devant nous, car Dieu sait quand il y aura d'autres aliments. Sauf qu'en période de rareté, il n'y en aura justement pas d'autres, comme ça, tout de suite. Alors, le corps brûlera aisément la réserve temporaire créée par ce surplus ponctuel d'énergie.

Aujourd'hui, on mange trop, comme si chaque hamburger était le dernier du mois, mais en réalité, on a un plat tout aussi copieux qui nous attend au repas suivant et au suivant... L'approvisionnement est généreux et constant. On n'a donc pas la chance de tout brûler et on accumule, on accumule...

Pour comprendre nos excès, on s'est surtout attardé jusqu'à présent à la qualité de la nourriture qu'on mange. Comme elle nous fait grossir, on estime qu'elle est trop riche et on cherche donc, paradoxalement, depuis quelques décennies, à appauvrir notre alimentation. On veut en diminuer la concentration en calories. Les professionnels de la santé nous disent carrément d'aller voir du côté des aliments moins riches, les fruits et les légumes notamment, et de délaisser les aliments gras et sucrés, donc concentrés en carburant, jadis rares et prisés, mais aujourd'hui trop abondants.

Sauf que cette approche ne fonctionne pas puisqu'on continue de grossir collectivement[1].

On n'en fait pas assez, disent les professionnels de la santé. On mange toujours trop riche! On s'est pendant un certain temps attaqué aux lipides. Les gras ont ainsi eu droit à une bataille terrible durant les années 80 et 90[2].

Depuis le début des années 2000, ce sont surtout les glucides qui ont droit à nos campagnes de boycott[3]. Pains, gâteaux et pâtes ont perdu la cote, mais le bacon est revenu à l'avant-scène, tout comme les viandes qui contiennent les bonnes protéines.

Nous croyons que cette approche ne va absolument nulle part. Qu'il faut arrêter de pencher la loupe sur le contenu des assiettes et qu'il faut plutôt s'intéresser aux individus qui mangent.

En d'autres mots, nous croyons que la vision « nutritionniste » de notre alimentation, pour reprendre un mot relancé récemment sur la place publique par le journaliste américain Michael Pollan, dans *In Defense of Food : An Eater's Mani-*

festo[4] fait totalement fausse route. Nous avons expliqué nos pensées sur la question dans notre livre *Mangez!* et Pollan fait une analyse semblable.

Le vrai paradoxe alimentaire de notre époque, écrit-il, n'est pas le paradoxe français, mais plutôt le paradoxe américain. La vraie anomalie, explique le journaliste, ce n'est pas de voir ces fameux Français qui restent en santé même s'ils mangent des croissants au beurre et boivent du vin. Le vrai paradoxe, c'est de voir tous ces Américains – et tous ces Canadiens aussi, jusqu'à un certain point – obsédés par leur alimentation, qui sont gros et en mauvaise santé malgré leur surveillance pointue des calories, du gras, du sucre et de tout ce qui constitue leur alimentation.

On a tous déjà observé ce phénomène étrange lorsqu'on va aux États-Unis : des allées et des allées de supermarchés remplies de produits sucrés aux édulcorants artificiels ou grillés sans gras, arpentées par des familles entières au surplus de poids évident.

En fait, nous croyons qu'il y a carrément un lien entre cette obsession pour les calories et la prise de poids.

Certains diront que l'obsession actuelle est pour la « santé », mais permettez-nous d'en douter. Le mot « santé » utilisé comme adjectif est la plupart du temps un euphémisme pour « faible en calories ». Une pomme n'est pas plus « santé » qu'un bol de yaourt 10 %.

Et c'est cette obsession pour les calories qui fait manger plus. Plus on se prive et on se restreint, plus on meurt d'envie des aliments interdits et moins on sait comment en manger de façon raisonnable.

Ellyn Satter, nutritionniste, auteure, clinicienne et chercheuse américaine[5] qui montre du doigt le rôle de la diététique dans la vague actuelle de surpoids chez les enfants, va même jusqu'à affirmer qu'il y a seulement deux raisons pouvant expliquer les rondeurs enfantines : la génétique et les restrictions alimentaires.

Être obsédé par ce qu'on mange nous fait prendre du poids de deux façons. D'abord, en pensant trop à ce qu'on peut manger, ou à ce qu'il faut ou ne faut pas manger, on oublie d'écouter les signaux de faim et de satiété que le corps envoie. Lorsqu'on est obsédé par l'alimentation, on mange ce qu'on pense qu'il faut manger[6]. Or, la plupart du temps, on se trompe, parce que nos envies sont déformées par nos restrictions et notre sentiment de privation. On s'interdit des aliments en les classant dans la catégorie des « mauvais », ensuite on en fait une fixation parce qu'ils nous manquent. On finit par en manger deux fois trop. On veut bien faire en soupant uniquement d'une salade et on finit par dévorer tout le contenant de crème glacée. Ensuite, les régimes et les restrictions poussent physiologiquement le corps à se méfier[7]. Si on le prive trop souvent, il finit par craindre les disettes futures. Il a peur. Il se met en mode de dépense minimale. Il emmagasine super efficacement. Il refuse de laisser aller ses réserves. Il s'accroche à ses réserves de carburant.

Des recherches montrent que le manque de calories pousse même psychologiquement à penser continuellement à la nourriture, comme si le corps voulait nous garder en état d'alerte. Le corps ne comprend pas qu'il est volontairement au régime. Il croit qu'il y a une famine et tous ses réflexes de protection, façonnés par des siècles et des siècles de famines et de sécheresses, se mettent en état d'alerte.

Psychologiquement et physiologiquement, les régimes ouvrent la porte à une alimentation excessive et à une protection excessive des réserves adipeuses par le corps. D'ailleurs, les recherches montrent que 90 % des personnes qui suivent un régime reprennent le poids perdu à l'intérieur d'une période de cinq ans et que plusieurs reprennent encore plus de poids qu'elles en ont perdu[8]. Non seulement l'obsession alimentaire n'aide pas les gens à maigrir et à rester minces – à part quelques cas rares –, mais elle fait grossir.

La façon de s'extirper de ce paradoxe, voire de perdre du poids, est de mettre fin aux obsessions alimentaires et aux autres préoccupations exagérées pour les calories en particulier et la nourriture en général. C'est d'arrêter l'« hyperintellectualisation » de l'alimentation, pour reprendre les termes du Dr Jean-Paul Zermati, spécialiste de ces questions[9].

Évidemment, vous vous demandez probablement comment on fait pour mesurer ce qu'on mange si on cesse de trop y réfléchir. Comment fait-on pour ne pas exploser si on se donne finalement la permission de ne plus être maniaque de contrôle? C'est ce qu'on a expliqué dans *Mangez! :* on commence à manger en revenant à ce qu'on savait faire en naissant, soit en mangeant uniquement selon sa faim. On recommence à écouter son corps quand il réclame une collation et à le respecter quand il nous dit, au milieu d'un plat délicieux, qu'il en a eu suffisamment.

S'abandonner aux messages que le corps nous envoie en disant, *grosso modo,* « J'ai besoin de carburant » ou « Ça y est, j'ai reçu assez de carburant », paraît très simple et ça peut l'être.

Par contre, si nos comportements alimentaires ont été contaminés par des décennies d'informations et de croyances sur les aliments, sans parler de la culture centenaire du « Finis ton assiette », il se peut qu'il faille du temps pour revenir à ce comportement souche.

Des notions comme « il y a de mauvais et de bons aliments » ou alors « il y a ceux qui font grossir et ceux qui ne font pas grossir, ceux qui ne sont pas bons pour la santé et ceux qui le sont », sont des notions absolument difficiles à désapprendre. Il est normal que vous soyez surpris, voire choqué ou incrédule si vous lisez de tels propos pour la première fois.

La réalité, c'est que l'alimentation ne peut pas être séparée ainsi de façon absolue si on parle de poids. Manger 1 000 calories de tofu ou manger 1 000 calories de frites a le même impact sur notre masse graisseuse. Ce qui compte, quand on parle de poids, ce n'est pas la nature des aliments qu'on mange, mais plutôt la quantité mangée en fonction du besoin du corps.

En d'autres mots, 500 calories de pommes sur un estomac plein (donc pour une personne qui n'a plus faim) feront grossir, alors que 500 calories de frites consommées par quelqu'un qui a faim et dont le corps est prêt à dépenser ces calories ne feront pas prendre un gramme. Les frites nourriront une personne en manque de carburant, tandis que les pommes mangées quand la faim ne se fait pas sentir iront directement dans la réserve de calories non nécessaires.

Le poids de l'influence parentale

Les parents ont une influence multiple sur les comportements alimentaires de leur petit. Ce sont eux qui lui font découvrir les aliments, les cuisines, les goûts.

Les parents montrent aussi à l'enfant comment manger, par l'exemple. Leurs comportements vis-à-vis des aliments sont copiés[10]. Ainsi, si les parents ne sont pas capables d'attendre un peu avant de manger, ils vont avoir de la difficulté à l'apprendre à leur enfant. L'enfant va bien voir ses parents qui pigent continuellement dans les plats à table ou qui grignotent en faisant la cuisine. Les parents peuvent toujours dire à leur enfant de ne pas piger dans le gâteau après avoir fini sa part, mais s'ils le font eux-mêmes, l'enfant entendra que, théoriquement, ce n'est peut-être pas bien, mais qu'en pratique, on peut bien se le permettre un peu, non?

Les parents qui se restreignent continuellement parce qu'ils ont toujours été au régime et qui croient, à tort, que la privation est l'unique moyen d'endiguer la prise de poids, pourront aussi transmettre à leur enfant, en toute bonne foi, cette façon de voir l'alimentation. Pensant bien faire, ils lui diront que tel aliment fait engraisser et pas celui-là. Ils parleront de calories, de vitamines, d'aliments bons pour la santé, des mauvais. Et à trop vouloir bien faire pour protéger l'enfant de ces « mauvais » aliments, ils pourront, au contraire, les rendre plus attirants que tout. Les écoles emboîtent d'ailleurs le pas car le gouvernement veut en faire un milieu exemplaire. Difficile de s'imaginer que ce n'est pas la bonne chose à faire.

En réalité, ce n'est pas une mauvaise chose d'en savoir plus, scientifiquement, sur les aliments. Mais est-ce que cette éducation est nécessaire pour aider l'enfant à manger correctement? Non.

Le psychiatre français Gérard Apfeldorfer utilise une comparaison très efficace. Il dit qu'apprendre à manger à un enfant, c'est comme lui apprendre à conduire. Est-ce nécessaire de parler alors en détail du fonctionnement du moteur à piston?

Non. Conduire, c'est autre chose. Nous ajouterions à cette comparaison que si, au lieu de conduire attentivement et de se concentrer sur la route, l'enfant passe son temps à regarder les appareils de mesure sur le tableau de bord, il risque même d'avoir un accident.

Cette ancienne façon de penser à l'alimentation, très axée sur le contenu des assiettes et sur le calcul des calories, ne peut pas, en plus, s'appliquer clairement à un enfant. D'abord, on ne peut jamais vraiment savoir tout ce que l'enfant ingurgite. À moins d'être avec lui en permanence, on ne peut pas tenir un inventaire de chaque bouchée qui entre dans son corps. Ensuite, un enfant finit rarement parfaitement son assiette. Il en laisse un peu ou alors en redemande. Ce n'est pas précis et mesurable.

Et puis, comment peut-on savoir ce dont il a réellement besoin? Ses besoins changent selon ses activités, sa croissance, son état général. Il a moins faim quand il est malade, il peut manger plus à un repas, car il adore ce qu'on lui donne et manger moins au repas suivant, instinctivement, pour équilibrer son apport alimentaire et ses dépenses.

En fait, tenter de contrôler l'apport alimentaire d'un enfant peut avoir des conséquences complètement inverses à celles recherchées. Un enfant qui ne mange pas à sa faim ira chercher plus de nourriture ailleurs, autrement. À la longue, il développera une peur de ce sentiment de non-satiété et mangera au-delà de sa faim de peur de manquer encore de nourriture.

Souvent, les parents qui voient leur petit grossir auront tendance à vouloir limiter ses portions, à le priver de certains aliments plus riches. Sans le mettre au régime, ils diminueront la nourriture accessible.

En réalité, l'enfant qui grossit est un enfant qui n'écoute plus sa satiété pour une raison ou une autre. Lui demande-t-on de toujours terminer son assiette? Ou de manger systématiquement quelques bouchées de plus pour faire plaisir à papa ou maman?

S'il a été privé de certains aliments, peut-être faudra-t-il une période de transition où ces aliments sucrés, gras et compagnie seront doucement réhabilités afin qu'ils ne soient plus vus comme des gâteries rarissimes dont il ne faut pas perdre une miette. Peut-être faudra-t-il trouver les raisons émotionnelles qui font qu'il utilise la nourriture comme refuge ou comme pansement.

Mais chose certaine, pour le ramener au naturel, il faudra le laisser libre et lâcher prise. Et pour cela, il faudra peut-être que les parents aussi lâchent prise pour eux-mêmes et commencent par faire l'expérience de retrouver leur liberté alimentaire.

La transformation positive des comportements alimentaires ne se fait pas en quelques jours. Il faudra peut-être quelques mois avant que l'enfant régularise sa consommation de nourriture si on lui redonne la liberté de manger à sa guise. Il est donc important de ne pas paniquer, d'avoir du plaisir à manger avec l'enfant. Et pourquoi ne pas profiter de l'occasion pour se redonner à soi la liberté de manger en toute sérénité?

Les parents séparés ou divorcés

Quand un enfant partage sa vie entre deux maisons, atteindre l'harmonie alimentaire est loin d'être une mince tâche. L'avantage de l'approche prônée dans ce livre, c'est qu'elle laisse la liberté aux deux parents de choisir le type d'alimentation qu'ils veulent. L'opposition « santé » et « moins santé » n'est plus. Un enfant peut manger des hamburgers dans une maison une semaine et de la salade de carottes dans l'autre maison la semaine suivante. Les deux types de menu ne sont pas en contradiction. Si les deux parents s'entendent sur le fait qu'ils doivent respecter les signaux de satiété de l'enfant et qu'il n'y a pas à y avoir une moralisation de l'alimentation, le contenu des menus n'a en effet pratiquement plus d'importance. Tarte au sucre une semaine, muffins multigrains la semaine suivante...

Mais encore faut-il s'entendre sur le principe de laisser l'enfant respecter sa faim et sa satiété.

Il est donc important d'évaluer quelle est la relation avec l'ex. Dans certains cas, la communication est bonne et il est facile de partager les informations et de faire les ajustements qui doivent être faits.

Si la relation est plus tendue, il faut tenir compte de deux facteurs importants. D'abord, il ne faut surtout pas que le poids et l'alimentation deviennent des sujets de conflit devant l'enfant. Et ensuite, on doit se rappeler que nourrir son enfant est une activité qui revêt une grande importance émotionnelle pour tout parent. Se faire dire par un ex qu'on nourrit mal son enfant est potentiellement explosif. À vous donc de juger si votre relation permet d'amener le sujet sur le terrain de la discussion.

Si vous craignez la réaction de l'ex à une nouvelle approche respectant la capacité de l'enfant de savoir combien il doit manger, peut-être est-ce mieux de garder alors le tout à la maison, sans en faire grand cas, pour protéger l'enfant.

Dites-vous que vous faites ce que vous avez à faire. Mais il est clair que ce n'est pas le scénario idéal.

EN RÉSUMÉ

- **L'enfant regarde ses parents manger et les imite.**
- **Si les parents veulent comprendre les comportements alimentaires de leur enfant, ils doivent d'abord observer leurs propres comportements alimentaires.**
- **Les enfants prennent du poids tout comme la société au complet prend du poids.**
- **Les gestes guidés par les meilleures intentions peuvent avoir des conséquences inverses, notamment la restriction alimentaire, qui peut amener l'enfant à vouloir plus que jamais les aliments restreints. Et même à en manger en cachette.**
- **Les parents doivent absolument apprendre à lâcher prise, à oublier le contrôle alimentaire. Pour leur enfant et pour eux-mêmes.**

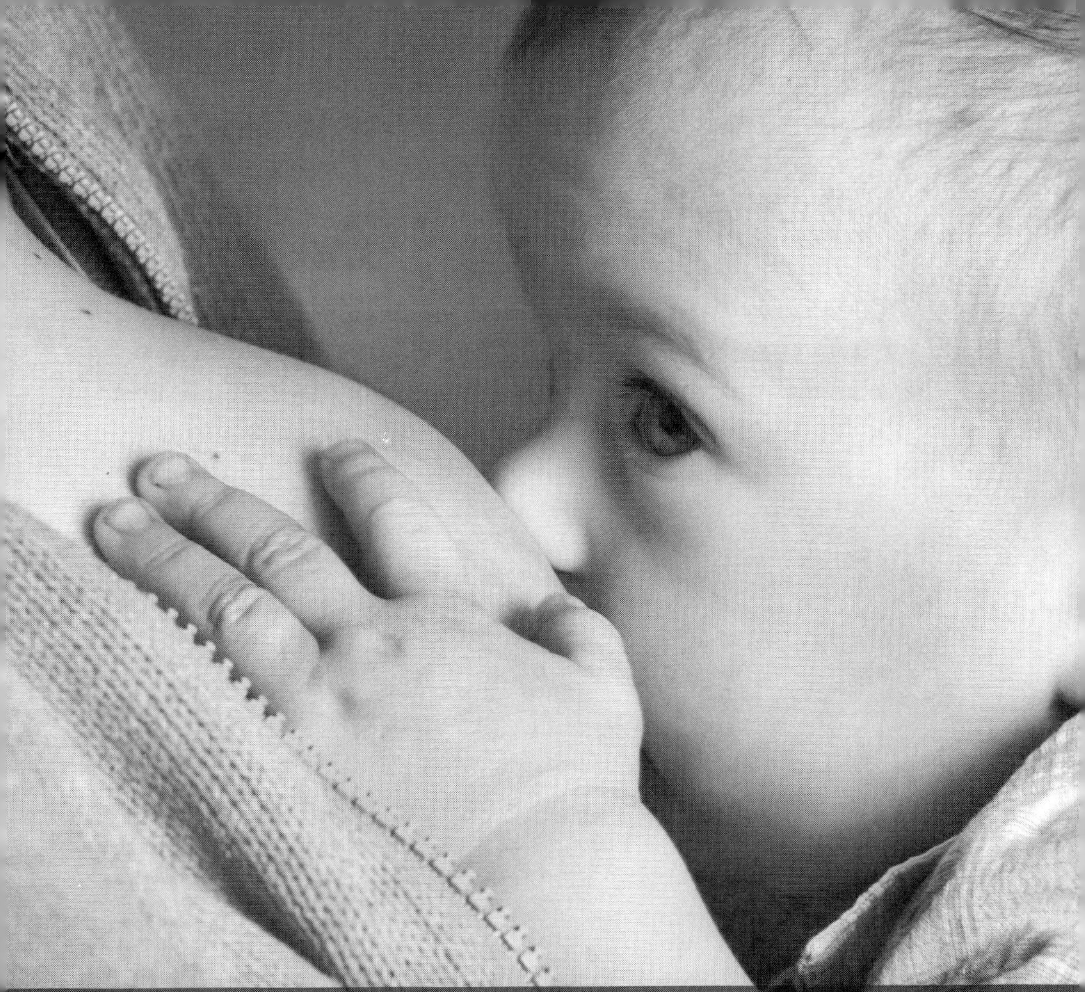

chapitre 7

Du lait au pogo

Lait à volonté

Les organismes de santé publique comme l'Organisation mondiale de la santé (OMS), Santé Canada ou le ministère de la Santé et des Services sociaux du Québec, ainsi que les regroupements de professionnels de la santé œuvrant auprès des enfants comme la Société canadienne de pédiatrie et l'American Academy of Pediatrics sont unanimes : l'allaitement est la meilleure option pour les bébés, qui devraient être nourris exclusivement au sein jusqu'à l'âge de 6 mois. Il n'y a pas de débat sur la question : le lait maternel est supérieur aux préparations lactées.

« Seul le lait maternel donne aux nourrissons tous les nutriments, les anticorps, les hormones, les facteurs immunitaires et les antioxydants dont ils ont besoin pendant les six premiers mois de leur vie pour se développer », résume un document officiel de l'OMS. « Presque toutes les mères peuvent allaiter à condition d'être bien informées et soutenues par leur famille, par leur communauté et par le système de soins de santé.»

La Société canadienne de pédiatrie va complètement dans le même sens : « La Société canadienne de pédiatrie recommande l'allaitement exclusif pendant les six premiers mois de vie des nourrissons à terme et en santé. Le lait maternel est l'aliment optimal pour les nourrissons, et l'allaitement peut se poursuivre jusqu'à 2 ans, ou même plus tard. »

Le lait de maman, donc, c'est on ne peut plus clair, est le meilleur aliment pour bébé. Tout ce qu'il contient, et on ne cesse de découvrir ses subtilités complexes et impressionnantes, contribue au bon développement du bébé. Il aide notamment à renforcer le système immunitaire du bébé et contribue ainsi à prévenir les infections gastro-intestinales et respiratoires. Il pourrait aider à prévenir la mort subite du nourrisson et il est lié à un développement cognitif accru. Et la liste continue.

Quand on boit au sein, c'est toujours à sa faim

Ce que tous ces documents ne disent pas, cependant – ou du moins, ils n'insistent pas sur cet aspect des bienfaits du lait maternel –, c'est à quel point non seulement l'aliment comme tel est optimal à cause de tout ce qu'il contient, mais aussi à quel point l'action de boire du lait au sein plutôt qu'au biberon est bénéfique pour le bébé, notamment dans la prévention de l'obésité et de l'embonpoint.

Évidemment, si on vous dit qu'il y a des avantages autres que nutritionnels dans la décision d'allaiter bébé, vous allez penser qu'on veut vous parler des moments d'intense intimité entre ce dernier et sa mère qui permettent de construire un lien psychologique important pour le développement émotionnel du nourrisson.

Pouvons-nous dire que la force du sentiment de sécurité et d'amour développé durant l'allaitement sera telle que l'enfant risquera moins de développer des problèmes d'estime de soi et d'autres difficultés susceptibles de se transformer en comportements compulsifs ou de compensation avec la nourriture? Ce serait s'aventurer un peu loin, même si la question mérite sûrement d'être discutée.

La question qui nous intéresse plutôt, pour ce livre, c'est comment l'allaitement confirme, installe et consolide le comportement instinctif du bébé de se nourrir à sa faim et jamais au-delà. Et c'est probablement pour cela, bien qu'il y ait aussi d'autres explications, qu'il aiderait aussi probablement à prévenir l'obésité.

Il y a effectivement de moins en moins de doutes, puisque plusieurs recherches qui traitent de ce sujet à court terme et même celles, moins abondantes, à plus long terme, vont dans le même sens : les bébés allaités courent moins de risques de souffrir d'obésité que ceux nourris au biberon avec des préparations industrielles pour nourrissons.

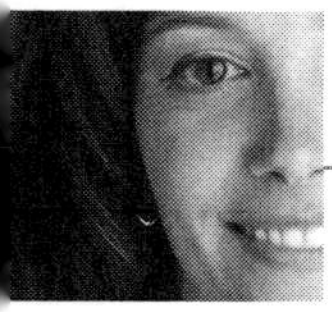

LE MOT DE

GUYLAINE

Une recherche que je trouve très intéressante à ce sujet a été conduite afin d'évaluer si on pouvait rendre semblables les poids des bébés nourris au biberon avec ceux des bébés allaités en apprenant aux mamans comment écouter attentivement les signaux de faim et de satiété des bébés nourris au biberon. Contrairement aux attentes, cette étude a montré que même si les mamans sont bien formées pour reconnaître les signaux des bébés, les petits nourris aux préparations lactées continuent de boire plus et de prendre plus de poids que les bébés allaités. Cette recherche nous amène à nous poser trois questions : est-ce la mère qui a plus de difficulté à comprendre le signal de satiété de son bébé nourri de cette façon? Est-ce que ce sont les préparations pour nourrissons qui font que les bébés savent moins comment s'arrêter? Ou est-ce la facilité du biberon qui a cet impact? On ne le sait pas. Étant donné le lien que les recherches font de plus en plus entre le poids des bébés avant 1 an et celui plus tard dans la vie, il est important de comprendre cette différence entre les bébés nourris aux préparations commerciales et ceux qui sont allaités.

Certaines recherches parlent d'un risque doublé d'obésité chez les bébés nourris au lait artificiel au biberon. D'autres parlent d'une probabilité qui triple[1]. En gros, affirme le Dr Lars Hanson dans *Immunobiology of Human Milk*[1], il y a quatre facteurs de risque qui prédisposent un enfant de 6 ans à être obèse : avoir une mère qui souffre d'embonpoint, avoir une mère qui fumait durant la grossesse, provenir d'un milieu socioéconomique défavorisé et... avoir été nourri au biberon.

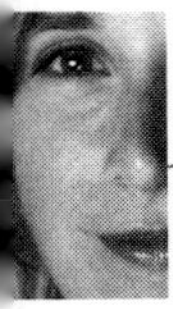

LE MOT DE

MARIE-CLAUDE

J'ai interviewé pour ce livre le nutritionniste Rafael Pérez-Escamilla, professeur et chercheur à l'Université du Connecticut, qui a fait une étude il y a quelques années auprès de 141 mères honduriennes issues de milieux défavorisés[2]. Au départ, un des buts de la recherche était de voir s'il y a un lien entre l'embonpoint des mères, la richesse de leur lait et donc la consommation de calories des bébés et leur poids.

Pour comprendre les liens entre tous ces facteurs, les chercheurs ont suivi les mères et leurs bébés pendant plusieurs mois, tout en mesurant très précisément l'évolution du poids des mères et des bébés, mais aussi la teneur en gras du lait maternel, et ils ont réussi à évaluer précisément les quantités de lait bues par les nourrissons grâce à des pèse-personnes électroniques extrêmement précis. Et ce que la recherche a permis de démontrer, entre autres choses, c'est que les bébés allaités exclusivement par leurs mères rondes ajustaient leur consommation de lait en fonction de sa teneur calorique. En d'autres mots, les bébés buvant du lait plus riche en buvaient moins pour maintenir une croissance normale.

Pourquoi est-ce que l'allaitement aiderait à prévenir l'obésité?

Explication nutritionnelle

Plusieurs explications scientifiques basées sur la composition biochimique du lait maternel et des préparations lactées artificielles pour nourrissons ont été avancées pour expliquer comment l'allaitement pourrait prévenir le développement de l'obésité à moyen et à long terme chez les humains et comment les préparations pour nourrissons pourraient agir à l'inverse[3-4-5-6-7].

Certains chercheurs font des liens, par exemple, entre le lait artificiel pour bébé donné au biberon et une production d'insuline plus élevée chez les bébés, ce qui aurait un impact à long terme sur leur métabolisme et leur capacité à gérer efficacement leur énergie[8].

D'autres soulignent plutôt l'action d'une hormone appelée leptine[9], qui gère la satiété, qu'on trouve en plus grande concentration dans le sang des bébés nourris au lait maternel que dans celui des bébés nourris au biberon avec des préparations lactées. Une proportion de cette leptine pourrait provenir directement du lait maternel, présence expliquée par un rôle d'appui pour le système immunitaire du bébé. La régulation de l'appétit compte en effet parmi les leviers à gérer par le corps en cas de maladie.

Explication comportementale

Et si, au-delà des explications très scientifiques basées sur le contenu du lait maternel, l'allaitement jouait un rôle préventif contre l'embonpoint et l'obésité en apprenant tout simplement à bébé comment se nourrir seul en respectant ses signaux de faim et de satiété?

Évidemment, lorsqu'on pense à un bébé naissant, la dernière chose qui nous vient à l'esprit, c'est de l'imaginer aux commandes de sa vie. Mais lorsqu'il est allaité, il est en réalité tout à fait maître de la situation côté alimentation.

En effet, aussi petit soit-il, le bébé est le seul à avoir le contrôle sur la quantité de lait qu'il boit. Les parents, les médecins, les infirmières, personne ne peut lui dire quelle quantité boire. Il est là, accroché au sein, il travaille fort pour téter et le liquide entre dans sa bouche sans que personne le voie.

Dès qu'il est allaité, le bébé vit dans un univers où il lance les messages : « J'ai besoin de carburant, j'en ai eu suffisamment ». Dès son plus jeune âge, il apprend donc à entendre ses signaux et à les respecter.

Ce pouvoir du bébé sur son alimentation a aussi un impact sur les parents. Sachant que bébé est le seul à contrôler ce qu'il mange, les parents le respectent et acceptent l'idée qu'il boit son lait quand ça lui plaît et la quantité dont il a besoin. Le bébé contrôlant l'information, les adultes sont obligés de l'écouter. Ils ne savent pas combien il a bu avant, donc ils n'auront pas à juger sa faim prochaine. Ils ne peuvent pas essayer, même avec la meilleure des volontés, d'évaluer ses besoins à sa place et commencer à se demander si cette faim arrive trop tôt ou trop tard à leur goût. Est-il glouton? Petit mangeur? Seul bébé le sait vraiment. Le regard des adultes n'intervient pas.

Lorsque le bébé est nourri à la bouteille, le fonctionnement est différent. Sachant combien a bu leur enfant et à quelle fréquence, les adultes sont libres d'intervenir, de s'inquiéter, d'ajuster selon leurs critères. On peut assez facilement faire boire de la préparation au biberon à un bébé. En plus, contrairement à l'allaitement où il doit travailler fort pour téter et extraire le lait, le bébé nourri au biberon laisse pratiquement le lait couler dans sa bouche.

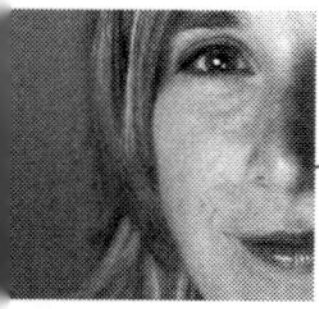

LE MOT DE
MARIE-CLAUDE

Il est intéressant de remarquer à quel point téter demande un effort de la part du bébé, ce qui fait penser à l'effort qu'on doit fournir pour cuisiner un plat. Il est beaucoup plus facile de trop manger quand la nourriture est disponible à volonté sans qu'on ait à fournir un effort pour en trouver – le fameux syndrome du buffet – que lorsqu'il faut cuisiner et travailler fort pour obtenir son repas. Le bébé qui doit faire le travail de téter va prendre uniquement ce qui lui faut, rien de plus, car cela demande pas mal de travail.

Évidemment, on le répète encore ici, il n'est pas question de juger les parents qui, pour des raisons qui sont les leurs, décideront de nourrir leur bébé au biberon ou par un mélange de lait maternel et de lait artificiel.

Pas question non plus de juger cette volonté d'intervenir dans l'alimentation du petit. La préoccupation principale, pour ne pas dire unique, des parents et des professionnels de la santé depuis le début des temps est de s'assurer que bébé prend d'abord et avant tout du poids à la naissance pour assurer sa survie. Il est donc on ne peut plus normal qu'on veuille s'assurer qu'il mange suffisamment.

Mais sachant à quel point, plus tard dans sa vie, l'enfant aura à se protéger contre la surabondance de nourriture, il est aussi important que les parents comprennent à quel point, de nos jours, et c'est vraiment nouveau et particulier à notre époque, ils doivent aider leur enfant à consolider ses précieux mécanismes d'autorégulation.

Les adultes savent-ils précisément, au millilitre près, quel est le besoin de leur bébé? Non, c'est lui qui sait de combien de lait il a besoin. Pas les grands.

Évidemment, la prise de poids et l'état de santé du bébé doivent être suivis de près, c'est normal. Il est normal aussi que le bébé nourri au lait maternel prenne du poids moins rapidement que le bébé nourri aux préparations lactées[5].

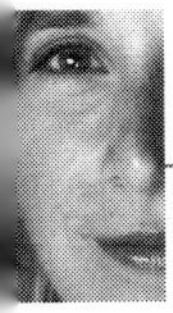

LE MOT DE

MARIE-CLAUDE

Jamais il ne faut perdre de vue l'importance de la croissance du bébé, c'est évident, mais parfois il faut aussi relaxer et faire confiance à la nature et à notre petit. Il est donc absolument crucial, si on désire allaiter, de choisir un pédiatre qui est convaincu des bienfaits de l'allaitement, ce qui peut sembler automatique à notre époque, mais ne l'est pas du tout en réalité. Plusieurs pédiatres ne sont pas contre l'allaitement de prime abord, mais vont avoir les réflexes traditionnels de mettre le bébé aux suppléments de lait artificiel au biberon à la première occasion au lieu de chercher des solutions à travers l'allaitement. Une des premières conditions pour que l'allaitement fonctionne est d'être entourée par des professionnels de la santé qui y croient et qui sont capables de vivre avec cet aspect de non-contrôle si essentiel.

Pierre d'assise de la consolidation de l'autorégulation des nourrissons, l'allaitement est un des mécanismes naturels les plus intéressants qui soient. Dès sa naissance, le bébé a un réflexe très clair. Il veut téter. Ce besoin est à son comble durant les moments qui suivent la coupure du cordon ombilical.

En fait, le bébé veut tellement téter et est à ce point programmé instinctivement pour le faire qu'il est même capable de se déplacer pour aller chercher le sein[10]. « Je l'ai fait avec une maman qui avait de la difficulté à convaincre son petit de téter, explique Chantal Lavigne, conseillère professionnelle en allaitement. Je les ai laissés tous les deux, le bébé sur le ventre de sa maman, tous les deux nus, dans une pièce sans lumière, et je suis partie. J'ai laissé une caméra vidéo filmer, car j'étais curieuse de voir ce qui se passerait et c'est maintenant là, sur film : le bébé naissant qui utilise ses avant-bras pour se hisser jusqu'au sein et qui s'accroche et qui tète. »

Non seulement le bébé sait-il donc comment réclamer sa nourriture, il sait même comment aller la chercher. De façon générale, cependant, les bébés acceptent aisément de téter après leur naissance et mettront rapidement en marche le principe très simple du « Je pleure, tu me nourris ».

Cette liberté de réclamer leur carburant au besoin n'a pas toujours été acceptée et respectée. Pendant de nombreuses années, inspiré par les scientifiques qui croyaient comprendre de mieux en mieux l'alimentation des enfants, on a décidé d'encadrer le boire, de le systématiser. On a commencé à inventer des laits artificiels devant remplacer et faire même mieux, croyait-on, que le lait maternel et qui avaient l'avantage de se boire au biberon, ce qui rendait donc les doses éminemment mesurables.

C'est ainsi que, durant les années 1950 et 1960[11], on est entré dans une ère où non seulement on mesurait la quantité de lait (artificiel) bu par bébé, mais en plus, on pouvait strictement décider quand bébé allait boire, peu importaient ses pleurs et ses besoins. On donnait parfois de l'eau au tout-petit pour le calmer, ou même du jus. L'important était qu'il boive sa dose assignée de lait, selon les intervalles prescrits.

Évidemment, tout ceci n'a plus cours aujourd'hui. Maintenant, tout le monde ou à peu près – il reste des purs et durs de l'ancienne méthode – sait que le nourrisson est absolument capable de gérer lui-même ses besoins en lait et qu'il faut donc lui en donner quand il en demande et cesser de lui en donner quand il lâche prise. Est-ce nécessaire de vous dire à quel point ce respect des besoins exprimés par le tout-petit est fondamental pour le développement d'une attitude saine et normale de l'enfant envers son alimentation?

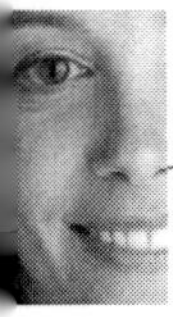

LE MOT DE

GUYLAINE

Un des mécanismes fascinants de l'allaitement est la transformation du contenu du lait durant la tétée. Plus la tétée avance, plus le lait devient gras. Au début de la séance d'allaitement, le lait est très aqueux, comme si le corps était programmé pour d'abord désaltérer le nourrisson. Puis, plus le bébé tète, plus le lait s'enrichit en gras. L'allaitement place donc bébé dès ses premières heures, ses premiers jours, dans une situation où son corps doit analyser de façon complexe les calories qu'il reçoit, puisque l'apport est modulé, et déterminer combien il lui en faut.

Explication gustative

Une autre des explications avancées concernant le risque plus faible d'obésité à moyen et long terme chez les bébés allaités est la multiplicité de saveurs qui lui sont transmises par le lait maternel. Le bébé allaité mange en effet ce que sa maman mange et elle lui transmet les goûts des aliments qu'elle consomme à travers son lait[12].

Le lait n'a donc pas toujours le même goût. Pour un adulte, les variations sont subtiles, mais pour bébé, elles sont là. Parfois le lait goûte les carottes, parfois le chocolat, parfois les fraises, parfois le curry, parfois le poisson... En fait, cette variation de saveurs est même détectable, ou plutôt goûtable, dans le liquide amniotique.

Cette panoplie de saveurs que la mère présente donc biologiquement à son bébé dans son lait ou même durant la gestation ne va pas nécessairement déterminer à l'avance ce que l'enfant aimera ou n'aimera pas, bien que certaines recherches affirment que cela aide à mettre la table, c'est le cas de le dire, aux préférences gustatives dites culturelles[12].

La variété de l'exposition montrera au moins à l'enfant que le monde est fait d'une variété de goûts. L'enfant sera donc mieux disposé à une alimentation variée, incluant légumes, fruits, légumineuses et compagnie.

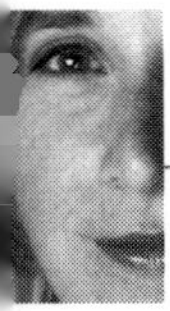

LE MOT DE

MARIE-CLAUDE

Je l'avoue aujourd'hui sans gêne : si j'ai décidé d'allaiter mes trois enfants, c'est d'abord et avant tout parce que j'ai toujours été plutôt rebutée par l'odeur des préparations lactées pour nourrissons. Or, je suis incapable de donner à manger à mes enfants des aliments que je ne peux pas manger avec enthousiasme moi-même.

Cette aversion pour ce qu'on appelle au Québec « la formule », traduction de *baby formula,* cette boisson beige parfois grisâtre, provient de mon enfance. À la naissance de mon frère, j'avais l'âge d'aider ma mère à préparer les biberons. L'odeur ne me plaisait pas, mais j'ai un jour goûté à la préparation, juste pour voir. Et cette sensation désagréable, avec cet arrière-goût artificiel, ferreux, m'est toujours restée dans la bouche.

Le lait maternel, en revanche, a plutôt bon goût. En fait, son goût est très doux et ce qui ressort le plus, quand on en prend une gorgée, c'est qu'il est très sucré.

L'allaitement : et la maman, elle?

Au Québec et ailleurs dans le monde, on met beaucoup de l'avant l'importance de l'allaitement pour les bébés, mais on n'offre pas nécessairement toute l'aide nécessaire aux mères pour qu'elles puissent nourrir leur bébé dans le plaisir.

On entend régulièrement des mères sortir aigries de leur expérience d'allaitement parce qu'elles ont eu mal ou parce qu'elles ne produisaient pas assez de lait pour que la tétée soit efficace... Il est important que les mères sachent que la plupart de ces problèmes peuvent être réglés si elles reçoivent des conseils efficaces et de l'aide pratico-pratique.

L'allaitement n'a pas à être une corvée. Ce n'est pas quelque chose qui doit être subi. Pour que cela fonctionne, il faut que ce soit une activité normale, bien intégrée dans le quotidien de la famille.

Pour certaines, ce sera un moment de calme bien apprécié devant la télé, ou avec de la lecture, loin du bruit fait par les autres enfants. Pour d'autres, ce sera une pause à peine remarquée au milieu d'une autre activité où bébé s'accroche au sein, ni vu ni connu, pendant quelques minutes... Parfois, un bon coussin d'allaitement bien rembourré peut faire toute la différence, un bon fauteuil également, ou une écharpe spéciale qui permet d'abriter délicatement bébé quand on est en public. Si l'allaitement dure trop longtemps et finit par isoler la mère qui ne fait que ça à longueur de journée, il faut en parler à une conseillère en allaitement, qui trouvera peut-être une solution. Il ne faut pas avoir peur de chercher des solutions à tout ce qui empêche l'allaitement d'être une activité parfaitement conviviale.

Aussi, il est important de se rappeler que chaque bébé est différent, que ce qui est bon pour l'un ne l'est pas nécessairement pour l'autre, et qu'il n'existe aucune règle absolue concernant ce qu'il faut ou ce qu'il ne faut pas faire. Certaines adorent allaiter en public, d'autres pas. Certains bébés sont distraits par la télé pendant l'allaitement, d'autres pas. Certains bébés boivent très bien quand maman est couchée, d'autres pas. Certaines mamans dorment très bien quand bébé est près d'elle, prêt à téter en tout temps, d'autres pas...

L'allaitement et le poids de maman

Plusieurs recherches démontrent que les mamans qui allaitent perdent du poids plus facilement que les mamans qui n'allaitent pas durant l'année qui suit la naissance de leur bébé[13].

C'est assez facile à expliquer : le corps stocke des réserves de gras durant la grossesse, d'abord pour l'alimentation du fœtus, puis du nourrisson. Plus la maman produit de lait, plus longtemps dure l'allaitement, plus ces réserves baissent.

Il ne faut pas, cependant, que les mères qui allaitent cherchent à maigrir rapidement durant cette période puisque c'est dans le gras que se trouve une bonne partie des toxines emmagasinées par le corps[14], toxines qui risqueraient de se retrouver dans le lait maternel[15]. Une fonte de gras trop rapide de la maman pourrait donc ne pas être bonne pour le bébé.

Il est aussi important que les mères qui allaitent utilisent ce moment pour faire la paix avec leur corps et profitent de cette occasion pour remettre leurs pendules à l'heure. Que voulons-nous dire par là? L'allaitement demande des calories, on dit environ 500 par jour[16]. Mais c'est une moyenne, un chiffre appelé à varier selon la maman, le bébé, l'âge du bébé, etc. Il ne faut surtout pas se mettre à calculer. Ce chiffre nous sert uniquement à montrer que l'allaitement exige de la mère qu'elle mange probablement plus que ce qu'il lui faut normalement pour maintenir son poids.

Pour plusieurs mamans, allaiter est donc enfin une occasion de manger plus que d'habitude sans pour autant prendre le poids qu'elles s'attendraient à prendre en temps normal si elles sont du genre à s'inquiéter à propos de leur poids et des calories. Allaiter n'est pas le moment d'être au régime.

C'est le temps de manger.

Ainsi, plusieurs mamans qui sont d'habitude très préoccupées par leur poids et souvent en mode restriction réaliseront qu'elles peuvent manger plus que d'habitude sans prendre de poids, réalisation psychologiquement importante. La maman constate ainsi que la nourriture n'est pas nécessairement un ennemi : si le besoin en carburant est là, elle ne laissera pas de surplus.

De plus, plusieurs mamans habituées aux restrictions vivront, sans même y penser, une remise à l'heure physiologique. En effet, le corps, enfin nourri sans restrictions abusives, est soulagé. Si l'allaitement dure longtemps et donc que l'alimentation sans restriction dure assez longtemps, il pourra même se sentir assez en confiance pour laisser aller tous ces kilos supplémentaires qu'il conservait en prévision d'une famine, phénomène mieux connu de nos jours sous le nom de régime amaigrissant.

Évidemment, rien de cela ne se produira si la mère qui allaite n'écoute pas ses signaux de satiété, se prive, essaie des régimes durant l'allaitement ou alors mange sans écouter sa satiété. En revanche, si elle décide d'écouter sa faim et de respecter sa satiété, elle redécouvrira peut-être enfin la beauté de manger en liberté. Et en plus, la beauté avec l'allaitement, c'est que la faim augmente!

EN RÉSUMÉ

- **Le bébé, dès les premières heures de sa vie, sait manger quand il a faim et arrêter quand il n'a plus faim.**
- **Le bébé apprend à être exposé à différentes saveurs par le lait maternel.**
- **L'allaitement n'a pas à être difficile. S'il l'est, il faut aller chercher de l'aide.**
- **Le poids de la mère retournera naturellement vers son niveau naturel si la mère qui allaite écoute ses propres signaux de faim et de satiété.**

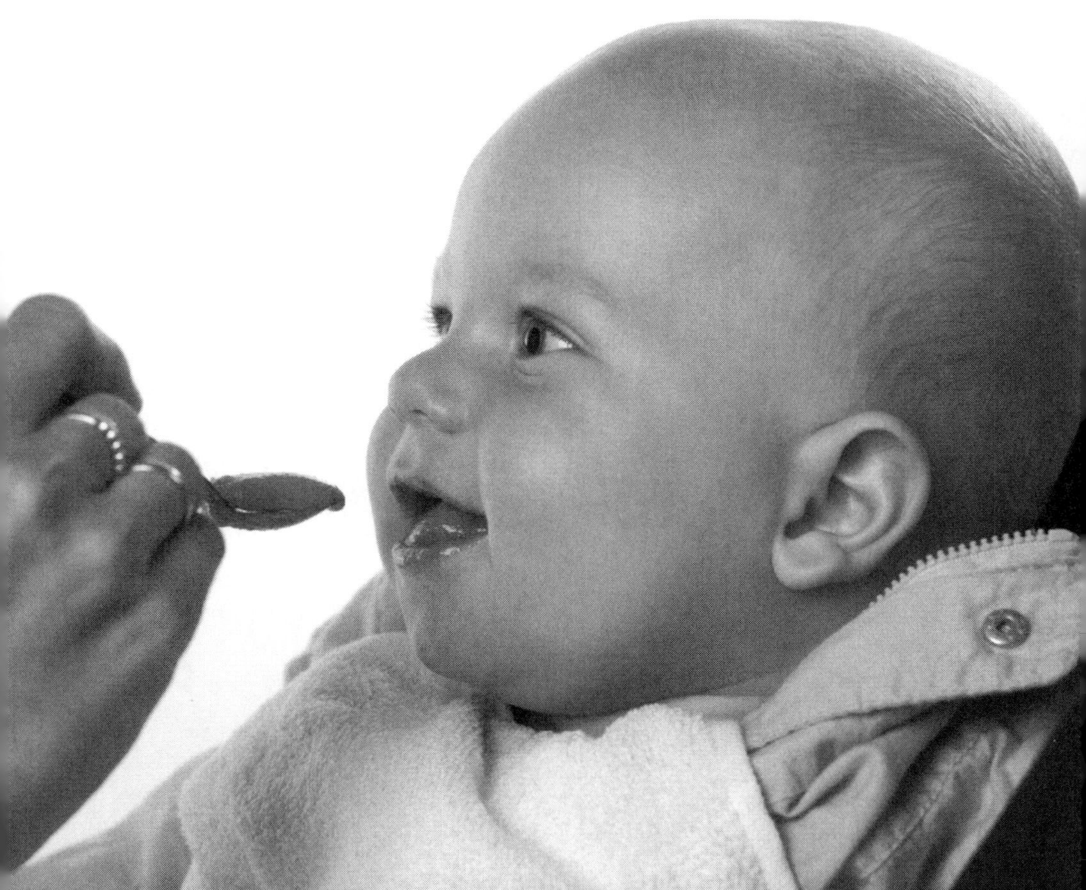

chapitre 8

Manger, c'est du solide

Le début de l'alimentation solide, à partir de 6 mois environ, parfois un peu avant ou après, signifie aussi l'arrivée dans la vie de l'enfant d'un nouvel univers de saveurs, de textures et de parfums.

On en parle souvent comme le début des réactions négatives de bébé par rapport à la nourriture. On se rappelle sa mauvaise réaction devant une purée de courgettes ou un brocoli écrasé. On fait des blagues sur les bruits qu'il fait en crachant ses carottes ou en lançant par terre sa purée de petits pois.

Mais c'est aussi le moment exaltant de la découverte de saveurs que bébé adore. Généralement, ce sont les purées de fruits – poires, pêches, pommes, abricots... – qui provoquent les premiers gloussements de plaisir gustatif, les sourires ébahis et le fameux « encore », mot qui figure très haut sur la liste des expressions acquises très tôt par les tout-petits.

Souplesse et petites purées

Comme c'est le cas pour bien des éléments de l'éducation du bébé, l'apprentissage de la nourriture a fait l'objet, au cours des années et des siècles, de traditions et de principes variables.

À une époque, au Québec, on donnait de la nourriture solide aux bébés dans leur premier mois. Aujourd'hui, ce n'est pas avant 6 mois. Mais voilà un domaine où les parents doivent faire confiance à leur instinct et bien comprendre que, parfois, il leur faut mettre les livres et les recommandations des spécialistes de côté pour faire ce qu'ils croient juste, car cela fonctionne pour leur bébé.

Le bébé doit être prêt physiologiquement pour manger et avaler les aliments qui lui sont présentés. Donc, en quelques mois, la maturation de ses fonctions neuromusculaires fera qu'il sera prêt à des changements dans son alimentation. Comment savoir qu'il peut commencer à manger des aliments? Il utilise sa langue pour transporter les aliments solides à l'arrière de la bouche, il est capable de se tenir assis, il contrôle sa tête et son cou, il est capable de fermer ses lèvres sur la petite cuillère et son tronc est solide. L'introduction d'aliments solides, si elle est faite au bon moment, permet d'avoir plus de plaisir à nourrir son enfant, car le réflexe de protrusion, par lequel le bébé repousse le lait avec la langue, ne disparaît pas avant l'âge de 3 ou 4 mois, ce qui fait que lorsque ce réflexe est encore présent, le bébé a plus de nourriture sur le menton que dans l'estomac, les repas sont plus longs et c'est beaucoup moins agréable pour les parents et pour l'enfant[1-2-3-4].

Un des facteurs qui jouent un rôle important dans l'élaboration des protocoles d'introduction des aliments solides est le risque d'allergie[2]. Et comme il est généralement reconnu que retarder l'introduction d'un aliment possiblement allergène diminue le risque de développer l'allergie, on encourage les parents à attendre avant de donner à leur enfant certaines nourritures et on les encourage à commencer l'alimentation solide avec les aliments moins risqués.

Une des façons de faire pour, à tout le moins, isoler les aliments possiblement problématiques est d'être très systématique afin d'introduire les aliments un par un et de manière isolée. Ainsi, ils deviennent la seule nouvelle variable dans l'alimentation de l'enfant pendant quelques jours (de trois à sept jours) et ceci permet de détecter rapidement si l'enfant a une allergie à cet aliment précis.

Si, par exemple, vous donnez très tôt de la ratatouille à un bébé – ce qui pourrait sembler une excellente idée puisque c'est mou et nourrissant, plein de bonnes choses et délicieux – et qu'il a une réaction allergique ou tout simplement une intolérance ou une réaction digestive difficile, vous ne saurez pas si c'est le mélange qui pose problème ou un légume en particulier (les aubergines? les tomates? les courgettes?) et lequel.

En Amérique du Nord, la tradition veut qu'on donne certains légumes au bébé en premier, car ils sont faciles à digérer, intéressants d'un point de vue nutritionnel et peu allergènes : carottes, haricots jaunes, courgettes, patates douces... De plus, on s'est longtemps dit que si on donnait les légumes en premier, l'enfant s'habituerait *tout de go* à l'amertume, une des saveurs fondamentales plus difficiles à acquérir que le sucré, notamment[5].

En réalité, l'ordre d'introduction des aliments varie énormément d'un continent et d'une époque à l'autre, ce qui nous fait conclure qu'il n'y a pas réellement de règle absolue en ce qui concerne les aliments à donner en premier à un bébé[4].

En outre, il ne faut pas négliger l'importance des préférences alimentaires d'ordres culturel et familial. Les Italiens penseront à donner de l'aubergine à leurs enfants bien avant les Français, qui n'hésitent pas à mettre de la crème dans les purées de bébé pour les rendre plus onctueuses et les enrichir...

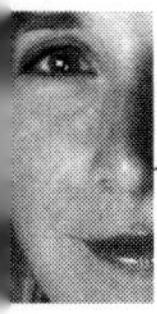

LE MOT DE

MARIE-CLAUDE

Quand j'ai eu mon premier bébé, j'ai suivi à la lettre tout ce qu'on disait dans les livres. J'ai suivi les règles concernant l'ordre d'introduction des céréales, des viandes, des fruits. J'ai préparé des purées sans sel, sans beurre, à l'eau. J'ai évité à tout prix de mélanger les fruits avec les légumes parce que c'est ce que mon livre de nutrition disait. Il faut que le bébé goûte à la saveur pure du légume! Il ne faut pas qu'il devienne accro au sucre!

Et puis, un jour, ma mère a goûté à une purée de viande que j'avais préparée pour ma petite. « Ouach, a-t-elle lancé, tu n'as pas mis de sel, ni d'herbes, ni rien? Pas étonnant qu'elle n'aime pas ça... »

J'ai réfléchi à ce commentaire et j'ai décidé, après en avoir parlé à quelques copines, de balancer mes bouquins et leurs recommandations. En Italie, on met du parmesan et de l'huile d'olive dans les purées. En France, on ajoute du beurre salé ou même de la crème pour rendre les bouillies plus riches et onctueuses. Pourquoi, ici, a-t-on décidé que les légumes devaient être servis de la façon la moins agréable possible?

Et cette phobie du sucré est elle aussi étrange. En Italie, on commence par les fruits, qu'on râpe ou qu'on écrase. Le lait maternel est très sucré. Pourquoi alors ne commencerait-on pas à alimenter bébé avec d'autres aliments naturellement sucrés pour amorcer la transition vers les autres solides?

Il mangera un jour des légumes, juré, craché...

Un des défis de cette période d'adaptation est l'apprentissage, pour les parents, de l'idée que leur enfant ne mangera pas de tout, tout de suite, et qu'il n'appréciera pas certains aliments.

Plusieurs parents se mettent beaucoup de pression sur les épaules lorsqu'ils se préparent à leur tâche d'éduquer un enfant. Ils sont très informés, vu la quantité de professionnels qui veulent les aider en leur transmettant savoir et connaissances. Ils se préparent donc minutieusement à nourrir leur enfant et se mettent dans la tête qu'ils relèveront tous les défis : de la carde aux épinards en passant par le rutabaga et la betterave, leur enfant mangera de tout!

Est-ce réaliste? Est-ce même nécessaire de penser ainsi? Rendez-vous service, ne cherchez pas à être un parent parfait. Ne vous mettez pas dans la tête que vous serez le parent idéal. Vous êtes le parent que vous êtes. Point. N'entrez pas dans la course à la performance. Respirez, relaxez, acceptez votre bébé et prenez plaisir à être avec lui, en le nourrissant d'aliments qu'il aime et qu'il apprécie.

Les fruits seront faciles à introduire dans son alimentation et feront plaisir à tout le monde : l'enfant qui les mangera et les parents qui seront convaincus de bien alimenter leur petit puisque les fruits font partie des aliments mis en valeur par les professionnels de la santé. Pour les légumes, la tâche sera peut-être un peu plus ardue. Il faudra accompagner bébé et celui-ci devra faire un certain apprentissage. Mais vous êtes là pour l'aider à découvrir les légumes à son rythme. Et faites-vous confiance. Il finira par en manger.

Ne vous laissez pas démoraliser par les quatre à six portions de fruits et légumes par jour recommandées par le *Guide alimentaire canadien*. Soyez patient et n'oubliez pas que manger des aliments amers et acides (les goûts qu'on trouve plus souvent dans les légumes) nécessite toute une éducation. C'est un virage à 180 degrés pour l'enfant qui a été programmé au cours de l'évolution de la race humaine à avoir une aversion pour ces goûts souvent suspects dans la nature[6]. Donc si vous vous mettez en tête de mettre votre enfant sur un quelconque « droit chemin », vous risquez d'être déçu par ses grimaces. Si vous comprenez qu'il est normal qu'il y ait un temps d'ajustement, le rejet de l'enfant ne sera pas difficile à accepter et vous serez moins découragé. À l'inverse, quand le petit acceptera avec plaisir de manger un aliment que vous estimiez risqué côté goût, vous serez content. Et pour vous, ça ne sera pas simplement « au moins une bataille qui n'est pas perdue pour celui-là », mais bien un succès. Tout est une question de perception.

Les parents ont eux aussi à apprendre pas mal de choses et, en aidant leur enfant à évoluer, une des leçons importantes qu'ils devront en tirer, on le répète, c'est que la perfection n'est pas de ce monde, qu'ils doivent savoir lâcher prise, ajuster leurs propres attentes et aussi résister à la comparaison. Lorsqu'ils apprennent à leur enfant à manger des légumes, par exemple, il y a toujours un autre parent prêt à leur dire que son enfant, lui, mange de tout, n'a encore rien refusé et aime tout. Tant mieux pour lui.

Que votre enfant ne mange pas de tout, tout de suite, est un phénomène normal. Cela ne veut rien dire sur la gourmandise de votre enfant à moyen terme ni sur son poids futur. Ni sur votre performance de parents. Cela veut simplement dire que, pour le moment, il n'aime pas la patate douce ou les petits pois, par exemple.

Votre patience est cruciale. Quand on introduit de nouveaux aliments dans la vie d'un enfant, il faut être patient et souvent présenter l'aliment plusieurs fois avant que cela clique. Quand le bébé est tout petit, on ne peut pas cuisiner les légumes de mille façons, donc les options pour lui faire apprécier tel ou tel légume sont plus limitées, mais plus il grandira, plus vous pourrez essayer des façons différentes de lui faire apprécier le même légume. Un exemple frappant est celui des asperges ou des patates douces, deux légumes qui ne goûtent pas du tout la même chose selon qu'ils sont cuits à la vapeur et ou alors grillés au four ou dans la poêle.

Lorsque l'enfant est encore bébé, il apprend à connaître les nouveaux aliments en y goûtant à plusieurs occasions, mais aussi en y touchant, en sentant leur odeur et en les regardant. Il est important de laisser le bébé faire ces expériences dans un contexte calme et ouvert et il faut être prêt à ramasser de la nourriture par terre. Cela fait partie aussi de l'apprentissage des parents. Un repas ne peut se faire dans la plus grande propreté du premier coup. Et il faut absolument permettre dès que possible au bébé, tout en étant réaliste, évidemment, de mettre lui-même sa nourriture dans sa bouche. Durant cette période, ces mois de découvertes quand le bébé rampe et apprend à marcher, il veut tout mettre dans sa bouche de toute façon. C'est le temps de lui donner la chance de le faire.

Il est important aussi de garder en tête qu'il n'est pas toujours obligatoire pour un enfant d'avaler ce qu'il mange. S'il n'aime pas du tout ce qu'il mange, il n'a pas à se donner des haut-le-cœur en avalant quand même toute sa bouchée puisqu'elle est déjà dans sa bouche.

Évidemment, il faudra que l'enfant apprenne, avec le temps, à ne pas cracher à tort à et travers. Mais même si cela est contraire à ce qu'on attend des « bonnes manières », il faut garder la porte ouverte à cette idée qu'il n'a pas à manger ce qui lui déplaît profondément.

L'enfant apprend, fait des expériences. S'il sait qu'il n'est pas obligé de tout avaler ce qu'il n'aime pas, il sera probablement plus facilement prêt à se lancer dans les sentiers moins battus. Si l'expérience n'est pas concluante pour lui, il expulse l'aliment de sa bouche, c'est tout. À vous de lui montrer à le faire sans que ce soit dégoûtant pour les autres à table.

Avoir eu les aliments en bouche, même s'ils ne sont pas avalés, fera partie d'une première familiarisation, autant du côté du goût que des textures. Devoir avaler peut devenir une expérience négative qui pourrait être traumatisante pour l'enfant et créer une aversion alimentaire.

Purées maison ou en pots?

Un des objectifs de ce livre est de déculpabiliser les parents par rapport à la montagne de préceptes, voire de commandements, qu'on leur sert chaque jour sur ce qui est supposé être une alimentation idéale pour les bébés et les enfants.

Nous croyons que les parents doivent cesser de se prendre la tête au sujet des vitamines, des fibres, des oméga-3 et compagnie et de ce qui est prétendument bien ou mal, pour d'abord s'assurer que leur enfant apprend à manger en respectant sa capacité naturelle d'autorégulation. Il est en effet plus grave de manger trop ou pas assez que de manger un repas nutritionnellement imparfait.

Ceci ne veut pas dire que les parents n'ont aucune responsabilité quant au type de nourriture offerte à leur enfant. Au contraire. Une des tâches fondamentales des parents en matière d'alimentation est de voir à ce que leur enfant soit exposé à une variété de saveurs et d'aliments. La nutrition humaine, pour être appropriée, doit d'abord et avant tout être diversifiée, car aucun aliment, à part le lait maternel (pour le nourrisson jusqu'à l'âge de 6 mois), ne contient à lui seul tout ce dont l'humain a besoin.

L'humain, pour bien fonctionner et bien se développer, a besoin d'une foule de nutriments : vitamines, minéraux, fibres, protéines, glucides, eau, lipides... Et plus la science de la nutrition évolue, plus on explore les mystères de la nutrition humaine, plus on réalise à quel point c'est vaste et compliqué, et qu'on en comprend, en fait, une très petite partie.

On en connaît toujours plus, mais en même temps, on réalise que la quantité de choses à comprendre est toujours de plus en plus vaste. « Lycopènes », « oméga-3 », « polyphénols », « antioxydants » sont maintenant des termes qui font presque partie du quotidien. Un bleuet n'est plus un petit fruit bleu savoureux, il est devenu une bonne source naturelle de vitamines, d'eau et de fibres, puis il s'est à nouveau transformé en source d'anthocyanine. Et lorsqu'on parle de raisins rouges, voilà que bien des gens les voient d'abord et avant tout comme des sources de resvératrol. Pourtant, pour les enfants, un bleuet, c'est d'abord joli et bleu et bon. Et c'est la même chose pour le raisin (toujours coupé longitudinalement pour les petits de moins de 4 ans) : les enfants vont d'abord en manger parce que c'est amusant et bon dans la bouche. Importe-t-il de savoir ce qu'il contient?

Il n'est pas impératif pour les parents d'apprendre tous ces mots par cœur et de tenter de préparer chaque jour des menus remplis d'aliments aux propriétés antioxydantes ou remplis de fibres hydrosolubles... Ce qui est important pour les parents, c'est de se rappeler que la variété d'aliments naturels dans l'alimentation est primordiale, car ce sont eux qui apportent tous les nutriments essentiels qu'on connaît aujourd'hui et ceux qu'on ne connaît pas. Donc, apprendre à un enfant à manger toutes sortes de choses, c'est d'abord et avant tout lui apprendre à ratisser le plus large possible dans la foule de nutriments connus et pas encore connus, présents dans la nature.

Est-ce que vous devez leur apprendre tout cela en leur faisant manger des purées en pots ou maison? Nous préférons les purées maison pour plusieurs raisons, mais ceci ne doit pas être interprété comme une déclaration de guerre aux purées du commerce. Chaque famille doit trouver sa solution. Et personne n'est tenu à la perfection absolue.

Pourquoi les purées maison sont-elles une meilleure idée? D'un point de vue pratico-pratique, les arguments pro-purées maison sont nombreux. Elles coûtent moins cher, il y a moins d'emballage, donc c'est plus écolo. C'est moins lourd à rapporter de l'épicerie. C'est très facile à faire puisqu'on cuit tout simplement l'aliment avant de le mettre au robot et de déposer la purée dans des plateaux à glaçons afin que chaque cube puisse être dégelé séparément.

Évidemment, il suffit aussi d'avoir un jour préparé des purées de melon ou de mangue – même pas besoin de faire cuire le fruit – pour savoir qu'en plus, ces purées sont infiniment plus jolies, colorées et parfumées que les purées commerciales. Mais l'élément le plus fort, selon nous, est qu'elles goûtent de loin bien meilleur que les produits en pots.

Il y a depuis quelques années sur le marché des produits congelés dont le goût se rapproche beaucoup plus des purées maison que les pots traditionnels pour bébés.

Avez-vous déjà essayé de prendre une pleine cuillérée de purée de haricots jaunes en pot du commerce? Ou de cette purée de bœuf ou tout autre plat à la viande qui a été liquéfié avant d'aller passer quelques mois sur une tablette de pharmacie? Si vous n'êtes pas capable d'en manger vous-même parce que ça vous lève le cœur ou que ça goûte l'eau ou la conserve, pourquoi devriez-vous en donner à votre enfant? Et posez-vous la question : est-ce la bonne façon de leur apprendre à aimer les légumes, les fruits ou la viande, si vous êtes le premier à ne pas trouver cela délicieux?

Et on ne parle même pas de tous les produits de conservation et autres additifs contenus dans certains petits pots pour bébés.

Quand vous préparez vous-même vos purées, vous savez exactement ce que bébé mange. Et vous n'avez pas à suivre les avis publics de rappels de produits...

La plupart des livres de nutrition pour enfant diront qu'il ne faut pas ajouter d'herbes, et surtout pas de sel aux purées et aux aliments des jeunes bébés parce que leurs reins ne sont pas capables de faire face à de trop grandes quantités de sodium[1]. Les recommandations sont d'éviter le sel, le sucre et les épices jusqu'à l'âge de 1 an. Rappelez-vous que la principale source de sel, dans notre alimentation, ce sont les plats industriels. Les trois quarts du sel que nous consommons proviennent de ces aliments déjà préparés. Par ailleurs, les aliments comme tels en contiennent naturellement, il est donc impossible de ne pas donner du tout de sel à son enfant.

L'idée n'est surtout pas de mettre du sel sur tout, tout le temps, mais quand l'enfant commence à manger des plats principaux préparés maison, il ne faut pas s'en faire avec ça. Quand vous cuisinez, le sel que vous ajoutez à vos aliments est en quantité minime par rapport à celui que vous trouvez dans un bouillon en conserve ou une sauce pour les pâtes du commerce.

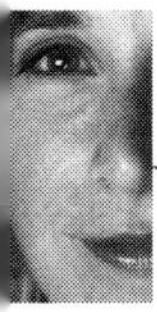

LE MOT DE

MARIE-CLAUDE

Une de mes tantes m'a dit un jour, alors que j'étais enceinte de mon premier enfant, de toujours me rappeler une chose : que tout a une fin. Que toutes les étapes de l'évolution de bébé sont des passages et que ce qui peut sembler ahurissant pour une vie ne l'est pas nécessairement si on se rappelle que cela durera uniquement un temps. C'est le conseil que je donnerais à ceux qui voient comme une corvée hallucinante l'idée de préparer les purées de leur bébé. Évidemment, quand on a un bébé, qu'on dort peu, qu'on a peut-être d'autres petits à la maison, on veut se simplifier la vie, pas la compliquer. Mais faire des purées n'est pas une si vaste tâche. Personnellement, j'ai toujours trouvé que la partie la plus ennuyeuse était la vaisselle, ce que j'ai appris à déléguer à un lave-vaisselle, un outil souvent crucial pour le moral. Et puis, la « période purées » ne dure que quelques mois...

Les allergies alimentaires

La période d'introduction aux aliments solides est une période où les parents se doivent de surveiller attentivement les réactions de leur enfant pour voir s'il a des intolérances ou des allergies alimentaires.

Au Québec, on estime que 4 % à 8 % des enfants ont des allergies alimentaires[7]. Ce n'est pas un chiffre énorme, mais assez élevé pour que les écoles aient une réglementation assez stricte à ce sujet. Vous le verrez quand ce sera le temps de préparer les lunchs du petit...

Neuf aliments sont responsables de 90 % des réactions allergiques graves : le lait, les œufs, le blé, les arachides – l'allergie la plus redoutée –, le soja, les noix, le sésame, le poisson et les crustacés[8]. Des enfants peuvent aussi être allergiques à certains fruits, d'autres le seront à tout ce qui est dérivé du tournesol.

Il est important de surveiller les réactions de l'enfant quand il essaie un nouvel aliment. Souvent, on conseille aux parents qui ont des allergies alimentaires de tenir leur enfant loin des aliments les plus allergènes le plus longtemps possible, surtout ceux auxquels ils sont eux-mêmes allergiques. Il y a en effet un aspect génétique à la transmission d'allergies alimentaires. Le risque d'être allergique double quand un des deux parents a une allergie et triple quand les deux parents le sont[9]. Le risque d'être allergique quand aucun des deux parents ne l'est est donc beaucoup plus bas qu'on pourrait le croire en regardant les listes de noms d'enfants allergiques dans les écoles.

Les parents ne doivent cependant jamais sauter aux conclusions au sujet d'une possible allergie avant d'aller faire tester leur enfant. Souvent, des parents déduisent d'une indigestion ou d'une réaction quelconque qu'un enfant a une intolérance à ceci ou cela. Les statistiques démontrent que ce saut aux conclusions sans diagnostic est fréquent : il y a entre 2 % et 8 % de cas confirmés d'allergie alimentaire et pourtant, entre 25 % et 30 % de cas rapportés. Il y a donc un important nombre de personnes qui croient être allergiques et se comportent comme si elles l'étaient alors que cela n'a jamais été confirmé médicalement[9].

Cette façon pas très scientifique de fonctionner, quand les parents déterminent que leur enfant est allergique sans l'avoir fait tester, peut avoir des conséquences négatives sur l'éducation alimentaire des enfants. Certains découvrent seulement une fois adultes qu'on les a privés de poisson ou de homard ou de verres de lait pour rien, durant toute leur enfance. Pourtant, non seulement ces aliments sont délicieux, mais ils apportent beaucoup à une alimentation variée et sont difficiles à remplacer.

En outre, il ne faut pas oublier que les allergies changent. Certaines apparaissent, certaines disparaissent. D'ailleurs, seulement 2 % des adultes présentent des allergies alimentaires[9]. Plus particulièrement, 90 % des allergies au lait disparaissent, 44 % de celles aux œufs et entre 5 % et 21 % des allergies aux arachides peuvent s'en aller[9].

Il ne faut pas oublier, aussi, qu'une fausse allergie ajoute un stress inutile dans la vie de l'enfant et aussi de ses parents et de tout son entourage. Comme certaines allergies sont extrêmement sérieuses et peuvent causer la mort, toute présence d'allergie inquiète les enfants et ceux qui veillent sur eux, à l'école notamment.

Bref, les parents ont tout intérêt à soumettre toute question relative aux allergies alimentaires à un médecin qui pourra les rassurer ou alors confirmer l'allergie, en déterminer la gravité et prescrire les médicaments nécessaires qu'adultes et enfant devront apprendre à administrer adéquatement.

Aussi, il est préférable de consulter un professionnel qui guidera les parents pour tout ce qui concerne les allergies croisées – parfois un allergène précis fait qu'un enfant peut réagir à plusieurs aliments ou plantes avec une seule allergie –, les risques de carences quand l'enfant a de nombreuses allergies, le déchiffrage des étiquettes sur les aliments préparés et l'entretien de la cuisine.

Ce n'est pas toujours facile pour les parents de devoir composer avec l'allergie d'un enfant et de devoir ainsi consulter des spécialistes, mais lorsqu'on connaît bien la situation, on a moins peur et on est plus capable de réagir de façon appropriée. En fait, dans ces cas-là, être bien informé par des gens à qui on peut poser des questions peut finir par libérer les parents. S'ils n'ont pas les connaissances suffisantes, ils risquent d'être surprotecteurs, de s'inquiéter souvent, de mettre les freins constamment à cause du doute et d'empêcher ainsi leur enfant de manger des choses qu'il aime. Or, il ne faudrait pas limiter inutilement la gamme d'aliments du petit à cause de précautions exagérées et injustifiées.

Il ne faut pas oublier que l'allergie est celle de l'enfant, pas la vôtre. Il est essentiel d'enseigner à l'enfant, au fur et à mesure qu'il grandit, comment veiller sur son alimentation. Plus il sera autonome rapidement, plus vous serez sûrs que son comportement sera adéquat quand il ne mangera pas avec vous. Les statistiques à ce sujet ne sont pas très rassurantes. Une étude conduite auprès de 174 ados a démontré que 40 % d'entre eux ne gardaient pas leur EpiPen avec eux en tout temps – l'injection qu'ils doivent s'administrer en cas de crise reliée à une allergie – et que 50 % d'entre eux ingèrent des aliments à risque[9]. Mieux vaut les rendre autonomes en ce sens le plus rapidement possible.

Il est aussi important de distinguer allergie et intolérance. La protéine du lait peut être un allergène pour les enfants, mais ne l'est habituellement plus pour l'adulte. Par contre, l'intolérance au lactose est très présente dans nos sociétés. Il n'y a pas de risque de passer d'une intolérance à une allergie, donc il n'est pas nécessaire que les petits évitent complètement le lait s'ils ont une intolérance. Il suffit alors de leur donner du lait sans lactose ou alors tout simplement de leur en faire prendre selon leur tolérance.

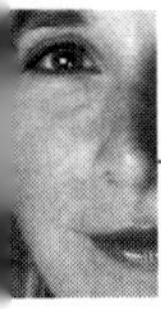

LE MOT DE

MARIE-CLAUDE

Grâce à mon travail de critique gastronomique, je parle régulièrement à des chefs qui m'ont tous fait la même observation au sujet des allergies du public. Pendant une vague, fin des années 1990, début 2000, tout le monde est devenu allergique à tout. Des gens étaient allergiques aux pâtes, au riz, au pain, à l'ail, à l'huile, au sucre. Des allergies inédites ont commencé à faire leur apparition, obligeant les cuisiniers à redoubler de précautions et à faire des acrobaties pour préparer quand même leurs plats. Puis on a découvert le pot aux roses. Dans un livre de régimes très populaire à l'époque, on suggérait aux gens de feindre des allergies pour être sûrs de ne pas avoir certains ingrédients diététiquement inappropriés dans leur assiette. Cette tendance a rendu plus d'un chef très méfiant à l'égard des allergies et des allergiques. Et qui pensez-vous paient le prix de cette étrange idée : les allergiques eux-mêmes, qui ont du mal parfois à convaincre les restaurants de la véracité de leur problème. Surtout si c'est une allergie un peu hors normes. Donc, parents, on ne badine pas avec les allergies.

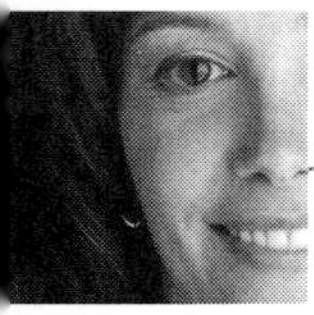

LE MOT DE

GUYLAINE

L'introduction des aliments solides représente pour certains parents une période un peu stressante. Mais qu'est-ce au fait que l'allergie, cette réaction du corps à certains aliments?

Une allergie survient quand le corps estime que certaines protéines alimentaires sont en réalité des ennemis à abattre. Or, comme le tube digestif du bébé n'est pas encore très sophistiqué à la naissance, des protéines entières de ce qui est ingurgité peuvent passer dans son sang. Le risque d'allergie est donc élevé. C'est pour cette raison qu'on recommande aux parents d'attendre six mois avant de commencer à nourrir le bébé d'aliments solides. On laisse le temps au tube digestif de se développer et de devenir capable de mieux transformer la nourriture.

Comme le corps humain fabrique ses propres protéines, celles des aliments – après tout, la protéine de la noix est celle de la noix, pas de l'humain – sont vues comme des envahisseurs. Un intestin qui fait bien son travail coupe les protéines afin qu'elles se retrouvent sous leur forme la plus petite. Le corps veille ainsi à réutiliser ces matériaux de base pour former de nouvelles protéines : les siennes.

Une des façons de rendre les protéines étrangères moins menaçantes pour le bébé, et donc moins allergènes, est de les faire cuire. C'est une mesure préventive. En aucun cas, une fois l'allergie déclarée, faire cuire une protéine ne diminue son potentiel allergique. C'est pour cette raison qu'on recommande de faire cuire les fruits et les légumes pour les mettre en purée quand l'enfant est très jeune. La fréquence d'exposition aux aliments potentiellement allergènes est aussi un facteur important. Plus l'aliment est consommé souvent, plus il y a de risques d'allergie. Ainsi, le riz est un fort allergène en Asie alors qu'en Amérique, c'est plutôt le blé.

Certains aliments, comme les poissons, les fruits de mer et les arachides, sont aussi reconnus comme ayant un fort potentiel allergène, d'où l'importance de retarder leur introduction jusqu'à l'âge de 3 ans[10]. On suggère aussi d'attendre jusqu'à l'âge de 9 mois avant d'introduire le lait de vache, les noix, le sésame, le blé et le soja. L'allergie aux œufs est fréquente chez les enfants de 2 à 7 ans et diminue avec l'âge. Pour diminuer les risques de déclencher une allergie, il est recommandé de retarder l'introduction des œufs jusqu'à ce que bébé ait 1 an.

Finalement, le soja est une légumineuse, comme l'arachide, les lentilles, les pois secs et la caroube. Toutefois, la plupart des personnes allergiques au soja ne réagissent pas aux autres légumineuses. S'il y a une réaction allergique au soja, cela ne veut donc pas dire qu'il faut interdire nécessairement les autres légumineuses.

EN RÉSUMÉ

- **Attendre que le bébé soit prêt avant de commencer à lui donner des aliments solides.**
- **L'acceptation des goûts amers peut être longue, c'est normal et surtout ne vous découragez pas.**
- **Les purées maison sont un choix économique, écologique et... meilleures au goût.**

- **Les allergies alimentaires représentent un risque réel. Il ne faut pas s'autodiagnostiquer et ne surtout pas les prendre à la légère. Bien connaître les allergies alimentaires vous aide à protéger votre enfant et à diminuer le stress rattaché à cette affection.**

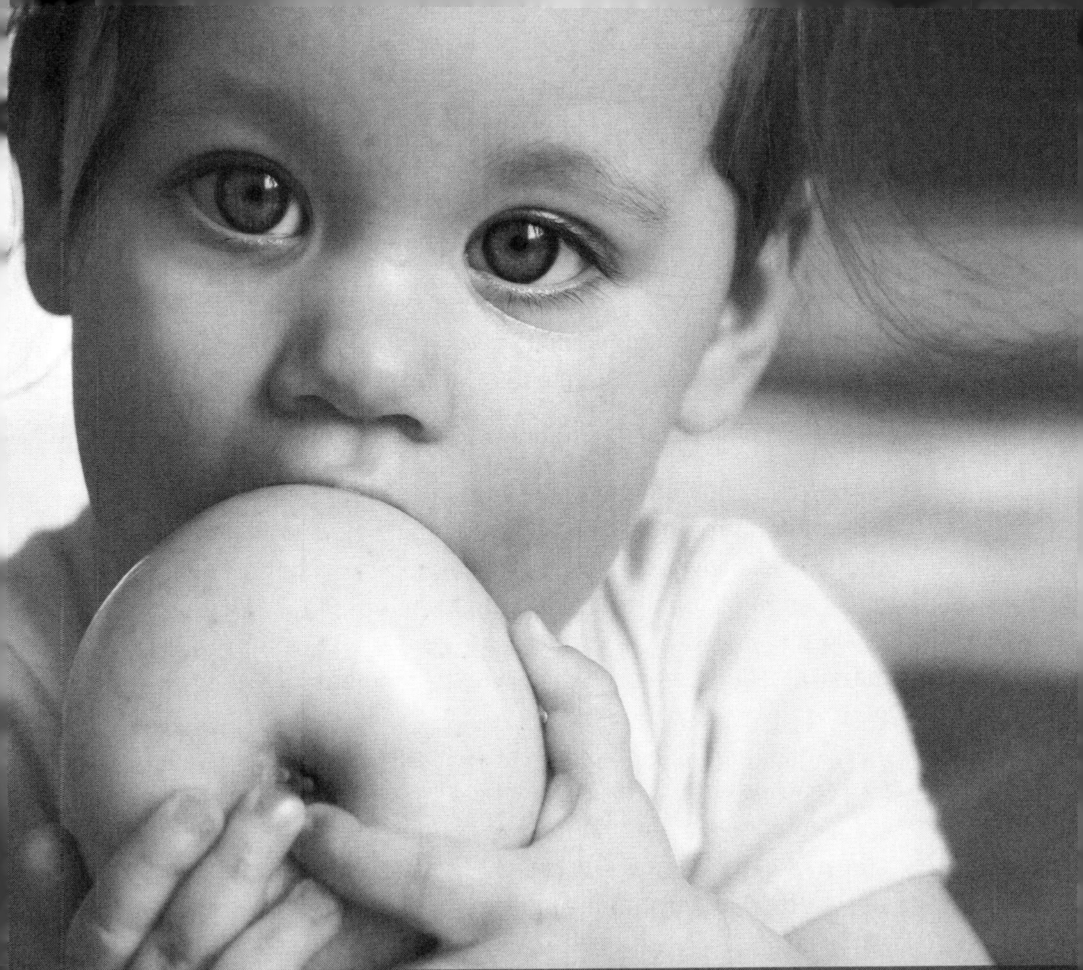

chapitre 9

Premiers pas vers l'autonomie

Le *job* des parents, en matière d'alimentation, n'est pas de produire des mannequins, des « messieurs muscles » ou des sprinteurs du Tour de France. Leur tâche est d'éduquer des enfants qui seront capables un jour de s'alimenter de façon autonome tout en maintenant le poids qui est le leur. Quel est ce poids? Celui que la nature aura décidé. On croit souvent que les individus ont un contrôle sur leur poids. C'est plutôt faux.

La nature – nos antécédents familiaux, notamment – choisit quel sera notre poids, de la même façon qu'elle choisit notre couleur de cheveux, la forme de notre nez ou notre taille. La mode est à la teinture de cheveux, à la chirurgie plastique et aux régimes, donc on croit qu'on peut changer notre poids, mais la réalité, c'est qu'il est extrêmement difficile de le faire.

La façon la plus sûre de vivre sa vie sans devenir obèse est d'accepter son poids naturel, de ne pas chercher à maigrir à tout prix et de concentrer ses énergies créatives ailleurs que sur le poids, en profitant plutôt du plaisir qu'apportent autant l'acte de manger que tout ce qui vient avec, soit les repas entre amis, les découvertes culturelles et autres.

En matière d'alimentation, l'essentiel du travail des parents est donc de livrer à la planète des individus capables, de façon autonome, de manger normalement, c'est-à-dire selon leurs besoins.

Le début des inquiétudes diététiques

Après que l'enfant ait été allaité et qu'il ait appris doucement à manger des aliments solides, les parents doivent, à l'étape suivante, l'aider à s'intégrer, « alimentairement » parlant, à sa famille et à sa communauté. Il ne sera pas nourri de purées à la petite cuillère durant toute son existence.

Tranquillement, bébé doit donc apprendre à manger les mêmes choses que les autres membres de la famille et à porter lui-même la nourriture à sa bouche. On commence doucement par des choses molles en tout petits morceaux – pour que bébé ne s'étouffe pas – faciles à prendre dans les mains : un morceau de mozzarella fraîche par ici, un mini bout de concombre par là...

C'est à cette étape que les parents apprennent, par exemple, qu'ils ne doivent pas donner de rondelles de saucisse à hot-dog à leur enfant, car celles-ci pourraient bloquer l'œsophage, même chose avec les raisins qui, comme les saucisses, doivent être tranchés en deux, longitudinalement. Les grains de maïs non éclatés du *pop corn* peuvent aussi poser problème, tout comme les légumes trop durs tels que les carottes. Les livres sur l'éducation des enfants vous parleront longuement de tous ces aliments auxquels il faut faire attention : bonbons durs, gomme à mâcher, arachides, noix, graines de tournesol, légumes crus durs et compagnie.

C'est aussi à cette étape que l'enfant commence, tranquillement, à goûter à ces aliments considérés comme « mauvais » dans les livres traitant de nutrition. Un jour, un cousin lui fera goûter aux *chips*, une autre fois ce sera sa sœur qui lui donnera un bon biscuit sucré, tandis que papa et maman lui couperont de petits morceaux de jambon. Tous ces aliments qui contiennent du sel, du sucre, du beurre, sont en général montrés du doigt par les professionnels de la santé et les nutritionnistes...

Si les parents ont lu sur la nutrition, s'ils ont écouté les messages dont on les bombarde au sujet des bons et des mauvais aliments, de tout ce qui est « santé » et « pas santé », c'est généralement à ce moment-là qu'ils commencent sérieusement à se sentir coupables au sujet de l'alimentation de leur petit et à se demander si leur enfant mange les bonnes choses.

Donner du lait et de la purée de courgettes, c'est simple. Mais quand on commence à donner des petits bouts de saucisson à fiston, à ajouter du ketchup sur la purée de pommes de terre de la petite dernière, à donner du gâteau au chocolat au petit qui vient juste d'avoir 1 ou 2 ans, c'est là aussi que commence l'angoisse nutritionnelle (souvent parfaitement inutile) des parents. Et c'est aussi à ce moment-là qu'ils peuvent commencer à vouloir surcontrôler l'alimentation de leur petit, en toute bonne foi, pour s'assurer qu'il a toutes les vitamines, tous les minéraux et tous les nutriments qu'il lui faut. Sauf qu'obliger un enfant à manger de « bonnes choses », s'il n'a pas faim, même si l'intention derrière ce geste est parfaitement louable, n'est pas une bonne idée.

Exemple classique : un enfant est invité à un anniversaire. Pour faire plaisir à tout le monde, les parents hôtes servent des *chips*. Les petits en mangent. Arrive le vrai repas. Les enfants n'ont à peu près plus faim. Faut-il alors obliger le petit qui n'a pas faim à manger des légumes et de la viande sous prétexte qu'il ne peut pas souper ou *luncher* aux *chips*? Non. D'autant plus que si l'enfant a un peu l'expérience de ce genre d'événement, il garde probablement inconsciemment de la place pour le gâteau... Les enfants ont effectivement une capacité exceptionnelle de partager leur faim en différentes cases afin de pouvoir profiter d'expériences gustatives diverses.

Les effets pervers des obligations cachées

Pour ne pas forcer ouvertement un enfant à manger un aliment, pour ne pas lui entrer la fourchette *manu militari* dans la bouche comme on le faisait autrefois, plusieurs parents vont choisir de négocier. « Finis ton chou-fleur et tu auras ton dessert. Encore deux autres bouchées de haricots et je te laisse aller. » Qui n'a jamais eu droit à une proposition de ce type? Souvent, cette approche fonctionne. Mais elle a des effets pervers.

Il est important de comprendre qu'il existe chez l'humain un phénomène documenté appelé le « rassasiement sensoriel spécifique[1] ». Il s'agit en fait de cette satiété qu'on ressent lorsqu'on a suffisamment mangé de certains aliments. C'est ce qui fait, par exemple, qu'on n'a plus faim pour notre steak, mais qu'on peut très bien avoir encore faim pour la mousse aux fraises qui suit. Le corps se sature du goût d'un certain aliment et envoie le signal d'arrêter, mais cela ne veut pas dire qu'il est pour autant totalement rassasié.

Ce phénomène est frappant chez les enfants. Ils ne veulent plus de poulet, mais ont encore toute la place qu'il faut dans leur petit estomac pour leur yaourt aux framboises. Ils sont d'ailleurs capables de très bien gérer leur faim et de « garder de la place » pour un autre aliment. Il est faux de leur dire : « Si tu as encore de la place pour ton dessert, tu as encore de la place pour du poulet. » Ils savent qu'ils veulent du dessert, ils savent aussi qu'ils ont eu assez de poulet.

Lorsqu'on négocie les légumes ou tout autre aliment contre le dessert, on oblige les enfants à défaire eux-mêmes ce système pourtant fort efficace pour ne pas trop manger.

Souvent, la négociation fonctionne. Comme il veut absolument manger ce dessert sucré qui lui plaît, l'enfant accepte de manger un aliment qui ne lui plaît pas beaucoup ou qu'il aime bien, mais dont ses papilles sont déjà saturées parce qu'il en a mangé suffisamment à son goût. Ces bouchées de plus deviennent donc franchement désagréables, même si l'enfant avait probablement trouvé les premières bouchées dudit aliment plutôt correctes, sinon carrément bonnes.

L'enfant accepte donc d'aller au-delà de la limite qu'il s'était pourtant lui-même fixée instinctivement pour « garder de la place » pour son dessert. Il apprend à se défaire de ses bons réflexes.

Dans de telles circonstances, il peut aussi apprendre que le dessert ne lui est pas assuré, apparemment, puisqu'il est négociable. Le jeune peut donc développer l'habitude de le manger au complet, même s'il n'a pas assez faim pour tout, craignant qu'un jour, ce type de vivres lui soit coupé.

Créer de telles hiérarchies entre les aliments « obligés » et les aliments « plaisir » peut avoir comme effet à long terme de rendre les sucreries, desserts et autres aliments « récompenses » encore plus attirants que tous les autres.

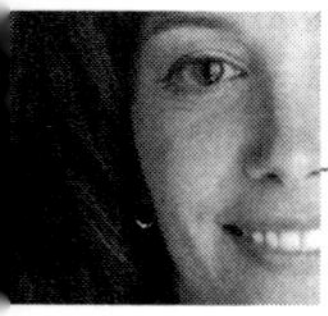

LE MOT DE

GUYLAINE

Le goût, la vue et l'odeur sont tous des sens qui nous incitent chacun à leur façon à manger de certains aliments. Ils exercent tous aussi un rôle important dans le développement de sentiments de rassasiement en cours de repas et du signal de satiété qui le suit. Durant un repas où une variété d'aliments sont présentés se développe un sentiment de rassasiement qui est spécifique à l'aliment qui a été consommé et qui diminue notre envie de continuer de le manger. Cependant, les aliments qui n'ont pas été consommés continuent de nous intéresser. Nous n'en sommes pas repus. Lorsqu'une série d'aliments a été consommée et que chacun nous a comblés, se développe alors un sentiment plus général de rassasiement qu'on appelle satiété qui est, lui, aussi lié aussi à une sensation plus « digestive » d'avoir assez mangé. Cette capacité d'avoir assez mangé d'un certain aliment, mais pas de tout, est appelée « rassasiement sensoriel spécifique ». C'est ce rassasiement qui fait, aussi, que la première gorgée de bière est meilleure que la cinquième[1]... Cet effet de rassasiement spécifique dépend des caractéristiques sensorielles des aliments et non de leur contenu nutritionnel.

Liberté surveillée

Plusieurs parents auront peut-être l'impression que nous prônons ainsi la totale liberté pour l'enfant. Que nous le rendons maître des repas et libre de manger ce qu'il veut quand il le veut. Nous comprenons votre désarroi devant une telle possibilité et tenons à vous expliquer qu'en fait, loin de nous l'idée d'éliminer toute structure parentale autour des repas en particulier et de l'alimentation en général.

Il y a en fait une place importante à réserver pour une certaine structure. Le but de l'éducation alimentaire que vous donnez à votre enfant est l'autonomie, mais aussi l'adhésion à un code culturel qui a grandement fait ses preuves et voulant qu'on mange trois fois par jour, avec des couverts, assis à table, avec sa famille ou des amis.

Le but de l'opération est donc d'apprendre à l'enfant à gérer lui-même sa faim et ses préférences alimentaires afin qu'il puisse manger à son goût, à table, avec les autres, à l'heure des repas. Pour en arriver là, il faut donc apprendre à l'enfant à comprendre sa faim et à la gérer. Cela fait partie de ce que le psychiatre Gérard Apfeldorfer appelle l'éducation alimentaire[2]. La nutritionniste Ellyn Satter, elle, parle de tension positive entre liberté et discipline. Par discipline, on entend un certain cadre qui, en ce qu'il doit être respecté par l'enfant et est donc surveillé par les parents, sert de point de rencontre entre les adultes et le petit.

Vous avez sûrement déjà vu dans votre vie quelques enfants faire de petites bêtises une fois ou deux... Souvent, c'est parce que l'enfant cherche lui-même, très souvent inconsciemment, à vérifier si les adultes sont là et veillent sur lui et lui imposent des limites dont il sait fondamentalement qu'elles sont là pour son bien. Le commentaire de remise à l'ordre des parents qui s'ensuivra ne plaira peut-être pas au petit à un certain niveau, mais le réconfortera néanmoins au sujet de la présence des adultes et de leur attention.

L'enfant trouve aussi du réconfort dans les balises installées autour des repas – toujours manger assis à table, avoir de bonnes manières, accepter les aliments au menu de la famille – parce qu'elles assurent régularité, constance, prédictibilité. Elles le rassurent tout bonnement sur le fait qu'il y a un repas qui s'en vient. Un enfant qui sait qu'il soupe à peu près à la même heure tous les soirs acceptera aisément d'attendre un peu avant de manger si on le rassure sur ce repas pratiquement prêt. Si, au contraire, le souper est toujours à une heure différente, parfois très tard, parfois moins, souvent sur le pouce, l'enfant se dira qu'il est mieux de prendre une bonne collation sur-le-champ pour calmer sa faim, car il y a de bonnes chances qu'il attende le souper longtemps. Et il a peut-être raison.

Structurer l'horaire des repas de façon constante vous permet donc de structurer légitimement l'horaire de l'enfant. Cela dit, il ne faut pas pour autant imposer des horaires sans flexibilité. Il est crucial de continuer à entendre et à répondre à l'enfant quand il dit qu'il a faim. Et il est primordial de respecter ses goûts.

Évidemment, l'enfant ne découvrira pas grand-chose s'il mange toujours les mêmes aliments, les seuls qu'il adore. Donc, les adultes doivent parfois le sortir de sa zone de confort pour lui faire essayer de nouvelles choses. Mais l'exploration doit être gérée.

Comme l'enfant qui part à l'aventure a besoin d'un adulte pour l'accompagner et surtout de portes de sortie, l'enfant qui part en exploration alimentaire doit avoir des issues de secours (« Si tu n'aimes pas cela, ce n'est pas grave, regarde, il y a aussi de la purée de pommes de terre comme tu aimes pour accompagner cette nouvelle viande »), des garde-fous où s'appuyer (« Goûte à ce nouvel aliment avec un peu de beurre, c'est délicieux »). Et surtout, il doit se sentir libre de ses choix. Il faut respecter l'enfant quand il dit qu'il n'aime pas un aliment et quand il dit qu'il n'en veut plus.

N'avez-vous pas, vous aussi, un aliment que vous n'aimiez pas enfant et que vous n'aimez toujours pas? N'y a-t-il pas aussi des aliments que vous détestiez enfant, mais que vous avez appris à aimer plus tard, parce que vous les avez goûtés différemment ou parce que vos goûts ont changé?

Accepter les goûts de son enfant ne veut cependant pas dire baisser les bras à jamais. Nombreux sont les aliments que les enfants apprennent à aimer avec le temps ou s'ils leur sont présentés sous un jour nouveau.

Une cuisson différente, une saison différente... Un enfant peut très bien aimer les fraises uniquement en juin quand elles sont sucrées et savoureuses, ou peut très bien aimer les haricots frais, mais pas les congelés ou peut préférer nettement la sauce à spaghetti de sa grand-mère à celle de ses parents. Si son refus d'un aliment vous agace, pourquoi ne pas essayer d'autres façons de le préparer?

Collation pour tous

Les collations sont cruciales dans la vie des bambins qui, lorsqu'ils sont laissés à eux-mêmes dans le cadre d'expériences scientifiques, prennent environ cinq repas par jour[3].

Quand on a un seul enfant, il est assez facile de savoir s'il a faim entre les repas et d'évaluer s'il a besoin d'une collation. Quand on a deux enfants, il faut bien observer ce qui se passe. Un enfant peut avoir faim entre les repas et pas l'autre. Mais celui qui n'a pas faim peut quand même demander à manger la même chose que son frère ou sa sœur, car l'aliment a l'air intéressant.

Les parents peuvent savoir qui n'a pas besoin de collation et mange uniquement parce que l'autre mange, car cet enfant arrive au repas suivant et n'a pas faim. Souvent, l'enfant qui n'a pas vraiment faim va manger un peu et retourner jouer en oubliant ce qui est sur la table. Au repas suivant, il aura faim.

La réalité des garderies

Le grand nombre d'enfants qui passent la journée à la garderie oblige les administrateurs à mettre des règles pour que les enfants fonctionnent d'une façon simple et routinière. Le problème, c'est que les jeunes enfants ont des besoins alimentaires propres à chacun.

De l'extérieur, les enfants semblent se nourrir de manière chaotique, mais quand on analyse ce qu'ils mangent, c'est assez stable d'une journée à l'autre[4].

Il y a des garderies où les besoins individuels des enfants sont respectés. Mais les places en garderie sont tellement difficiles à trouver que souvent, les parents n'ont pas le luxe de choisir leur garderie. Souvent, ils envoient leur petit là où il y a une place. La politique alimentaire de l'établissement devient alors une préoccupation secondaire.

Il ne faut cependant pas hésiter à parler de la question avec les responsables de la garderie et leur demander que l'enfant soit respecté et alimenté à la demande ou du moins jamais forcé à terminer son assiette et toujours entendu quand il réclame plus à manger.

Les parents doivent se poser ces questions, car une nouvelle recherche américaine vient justement de trouver que les jeunes enfants gardés par d'autres personnes que leurs parents ont plus de risques de développer des problèmes de poids[5].

La recherche n'a pas pu déterminer pourquoi il en est ainsi, mais peut-être que la rigidité relative des services de garde, lorsqu'on les compare à la vie à la maison, y est pour quelque chose.

Un bambin peut finir par passer beaucoup de temps à la garderie. Il est donc important de s'assurer qu'il sera traité d'une façon qui lui permettra de consolider son apprentissage du respect de ses signaux de faim et de satiété. Il ne faudrait pas que la garderie soit l'endroit où il apprend à manger avec sa tête plutôt qu'avec son estomac.

Manger est une activité cruciale pour le petit enfant et tout peut avoir un impact psychologique déterminant à cet âge. Les parents devraient être en droit de demander aux éducateurs de leur enfant s'il est obligatoire que le petit suive une routine alimentaire qui pourrait ne pas le servir.

Imaginez un petit de 2 ans qui a faim et ne peut pas manger parce que ce n'est pas l'heure de la collation. Et qui se fait répondre qu'il n'avait qu'à manger plus au repas du midi. Sauf qu'il n'a pas mangé beaucoup à midi, justement, parce qu'il n'avait pas très faim à ce moment-là. Ou alors parce qu'il n'est pas fou des croquettes de poulet et c'était ce qu'il y avait au menu.

C'est durant ces années que l'enfant apprend à construire son estime de soi et à faire confiance aux autres. S'il se fait dire, aussi gentiment que ce soit, qu'il doit attendre l'heure pour manger, cela peut être perçu par le petit comme un message plutôt négatif. Quelque chose comme « contrairement à ta maman, on ne s'adapte pas à ta faim. »

Les garderies mettent beaucoup d'énergie pour construire l'estime personnelle des enfants grâce à toutes sortes d'activités éducatives. Mais répondre au « J'ai faim » d'un enfant, même à l'extérieur de l'horaire fixé, fait partie des gestes rassurants de base. Satisfaire la faim d'un petit, c'est fondamental comme moyen de le sécuriser.

Les horaires rigides posent aussi le problème inverse. Quand l'enfant est à la garderie, la collation est trop souvent « institutionnalisée », c'est devenu une « activité », déplore la nutritionniste Lyne Mongeau. Elle est là pour tous, ceux qui ont faim et ceux qui n'ont pas faim. Ainsi, on peut, sans le vouloir, inciter l'enfant à manger sans qu'il ait faim parce que le protocole prévoit une collation. En plus, dans la majorité des établissements, les collations sont servies en portions individuelles et non pas sur une table où les enfants peuvent se servir eux-mêmes quand ils ont faim.

Ceci n'est pas dramatique, car si l'enfant n'a pas vraiment faim au moment de la collation, mais mange quand même, il ajustera son apport alimentaire en conséquence au souper. Il mangera moins. Si le parent est attentif et ne pousse pas son enfant à manger, ceci ne causera aucun problème. Sauf que le souper en famille devient pas mal moins intéressant quand l'enfant mange toute sa ration alimentaire de la journée à l'extérieur. Et les parents contrôlent beaucoup moins la qualité de la nourriture offerte.

Les garderies ont donc du pain sur la planche. Aidées et mises sur la sellette par les parents, elles doivent arrêter de faire des recherches uniquement sur les moyens de rendre leur menu diététiquement correct et commencer à s'interroger sur les moyens de suivre individuellement les enfants afin que leur faim soit respectée.

Il est urgent de changer notre fusil d'épaule à cet égard si on ne veut pas éduquer des générations d'enfants qui savent mieux respecter les horaires de l'école que les cycles de leur propre estomac.

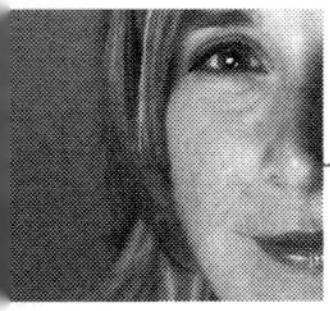

LE MOT DE

MARIE-CLAUDE

J'ai interviewé, dans le cadre de mon travail, une directrice de garderie qui était très fière d'avoir instauré chez elle une politique de menus sans dessert. À sa garderie, a-t-elle décidé, les enfants mangeraient uniquement du salé à midi. Ainsi, m'a-t-elle encore expliqué, il serait plus facile de respecter les exigences du *Guide alimentaire canadien*. Des laitages en collation, deux portions de légumes et une de protéines au lunch. Elle parlait des repas des enfants en chiffres. Et en privant les enfants de dessert, elle était convaincue de leur rendre un service à vie. Rapidement, en bavardant un peu avec elle, j'ai compris que c'était une dame qui avait passé une bonne partie de sa vie au régime à compter ses calories. Et motivée par la meilleure volonté du monde, elle était en train de transposer cette mentalité à sa garderie.

Ne jamais forcer l'enfant

Il y a des enfants qui sont naturellement très sensibles aux goûts, aux textures et aux odeurs. Ce comportement peut être positif ou négatif. Ils peuvent adorer les aliments ou peuvent être dérangés par le goût de certains au point d'en avoir des haut-le-cœur et même de vomir. Il est crucial de respecter les goûts de l'enfant et de savoir faire la différence entre ces aliments qu'il déteste vraiment et ceux qui ne sont pas ses préférés.

Il ne sert à rien de forcer votre enfant à manger un aliment qu'il n'aime pas. Les études démontrent clairement que mettre de la pression ne fonctionne pas. Quand on force un enfant à manger un certain aliment, il n'apprend pas à l'aimer, il l'associe à un sentiment désagréable. Il est même relativement fréquent que cette aversion s'exprime carrément par une nausée[6], réflexe archaïque contre les aliments impropres à la consommation.

Quand l'enfant ressent une forte envie de vomir lorsqu'un aliment est dans sa bouche, il est préférable de lui permettre de recracher poliment l'aliment que de le forcer à l'avaler. Bien sûr, un enfant qui a un haut-le-cœur en mangeant des morceaux de champignons risque d'exaspérer tout le monde, en commençant par ses parents, en retirant tous les morceaux de sa sauce à spaghetti. Les parents peuvent même trouver l'exercice exagéré et forcer l'enfant à tout manger. Mais le sentiment de nausée est très fort et peut, à lui seul, amener n'importe qui à détester un aliment pendant longtemps. L'expérience a été faite avec des patients en chimiothérapie à qui on faisait goûter de nouveaux aliments avant chaque séance de traitement. À tout coup, l'aliment nouveau était malheureusement pris en grippe par les patients qui y associaient leur nausée, même si c'était leur traitement et non pas la nourriture qui en était la cause[7-8]. Et qui n'a jamais développé une aversion plus ou moins temporaire envers un aliment, si celui-ci a été mangé avant un vomissement, peu importe qu'il en ait été la cause ou non?

Peut-être faut-il trouver de nouvelles façons d'apprêter ces aliments moyennement intéressants aux yeux de l'enfant, mais peut-être faut-il aussi voir s'il n'y a pas autre chose qui l'agace que son goût. Toutes sortes de petites choses périphériques peuvent agacer les enfants suffisamment pour qu'ils rejettent un aliment dont ils aiment pourtant bien le goût.

Certains, par exemple, n'aiment que les feuilles des artichauts, d'autres, que le cœur. Certains préféreront donc ne pas manger de ce légume s'ils croient qu'ils doivent tout finir, même la partie qu'ils aiment moins. Les pêches, autre exemple, peuvent poser problème si un enfant n'aime pas leur peau velue. Ou le maïs en épi, qui peut causer de petits ennuis digestifs chez les petits. Sans parler des enfants qui n'aiment que le cœur du camembert et pas la croûte ou qui mangent des oranges uniquement si la membrane blanche et amère en est entièrement retirée.

Si les parents sont agacés par les réactions négatives de leur enfant, ils doivent aussi voir s'ils proposent eux-mêmes un modèle d'exploration et d'ouverture. Si les parents, exigeants quant à la qualité des produits, sont toujours en train de rouspéter contre leur nourriture, ils envoient à l'enfant le message qu'il a le droit de critiquer ce qui est dans son assiette.

Les adultes pourront dire qu'il a raison de lever le nez sur un poisson trop cuit au restaurant ou sur un fruit pas mûr. Ils doivent cependant s'attendre à ce que l'enfant imite cette assurance et reprenne pour lui ce sentiment d'avoir le droit de dire qu'un plat ne convient pas.

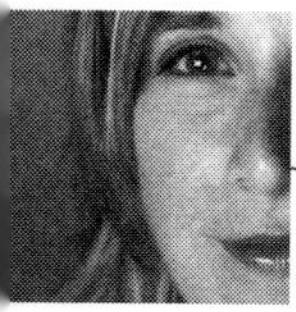

LE MOT DE

MARIE-CLAUDE

Ma fille devait avoir 5 ans environ quand elle a un jour refusé une part de gâteau d'anniversaire, à la fête d'une de ses amies, en expliquant qu'elle n'aimait pas les gâteaux « industriels ». Inutile de vous dire que je me suis sentie bien mal en entendant cela et que j'ai tenté *illico* de m'excuser auprès des parents. Car ce commentaire provenait en fait directement de mon propre répertoire. Ma fille n'a fait que répéter les commentaires que je fais devant les gâteaux préparés à partir de mélanges en boîte. Elle a dit tout haut ce qu'elle m'a déjà entendu dire mille fois. J'ai dû lui expliquer que même si elle avait totalement le droit de ne pas manger de ce gâteau qui ne l'intéressait pas, de telles remarques pouvaient être blessantes pour les gens qui, eux, aiment bien ce type de dessert. Ce que j'ai retenu de cet épisode, c'est de respecter ses caprices, car nous en avons tous, sa mère la première.

Si votre enfant est réellement difficile et que tous vos efforts pour lui trouver des aliments nouveaux qui lui plaisent ne marchent pas, il est peut-être nécessaire de lâcher prise et d'arrêter de faire toute une histoire avec les repas.

Certains enfants sont très sensibles aux goûts et ils doivent apprendre à les apprivoiser. Tout comme leurs parents, d'ailleurs. Les enfants doivent apprendre à signifier poliment, mais clairement, leur refus. Ils doivent savoir comment recracher à peu près élégamment – en se levant pour aller à la poubelle ou dans une serviette en papier – un aliment qui ne passe pas, pour ensuite continuer le repas.

EN RÉSUMÉ

- **Après 2 ou 3 ans, la croissance des enfants ralentit et ils ont moins faim. Ce n'est pas le temps de les forcer à manger même si on les croit capricieux à cause de leur *terrible two*.**
- **Pour pouvoir gérer un grand nombre d'enfants, les garderies fonctionnent avec des horaires de repas peu flexibles. Ceci n'est pas nécessairement adéquat pour les petits. Les parents ne doivent pas hésiter à exiger de la souplesse pour que l'enfant apprenne à respecter sa faim et sa satiété.**

- **Il ne faut pas pousser les enfants à manger des aliments qu'ils n'aiment pas. Il ne faut pas arrêter, non plus, de leur présenter ces aliments.**

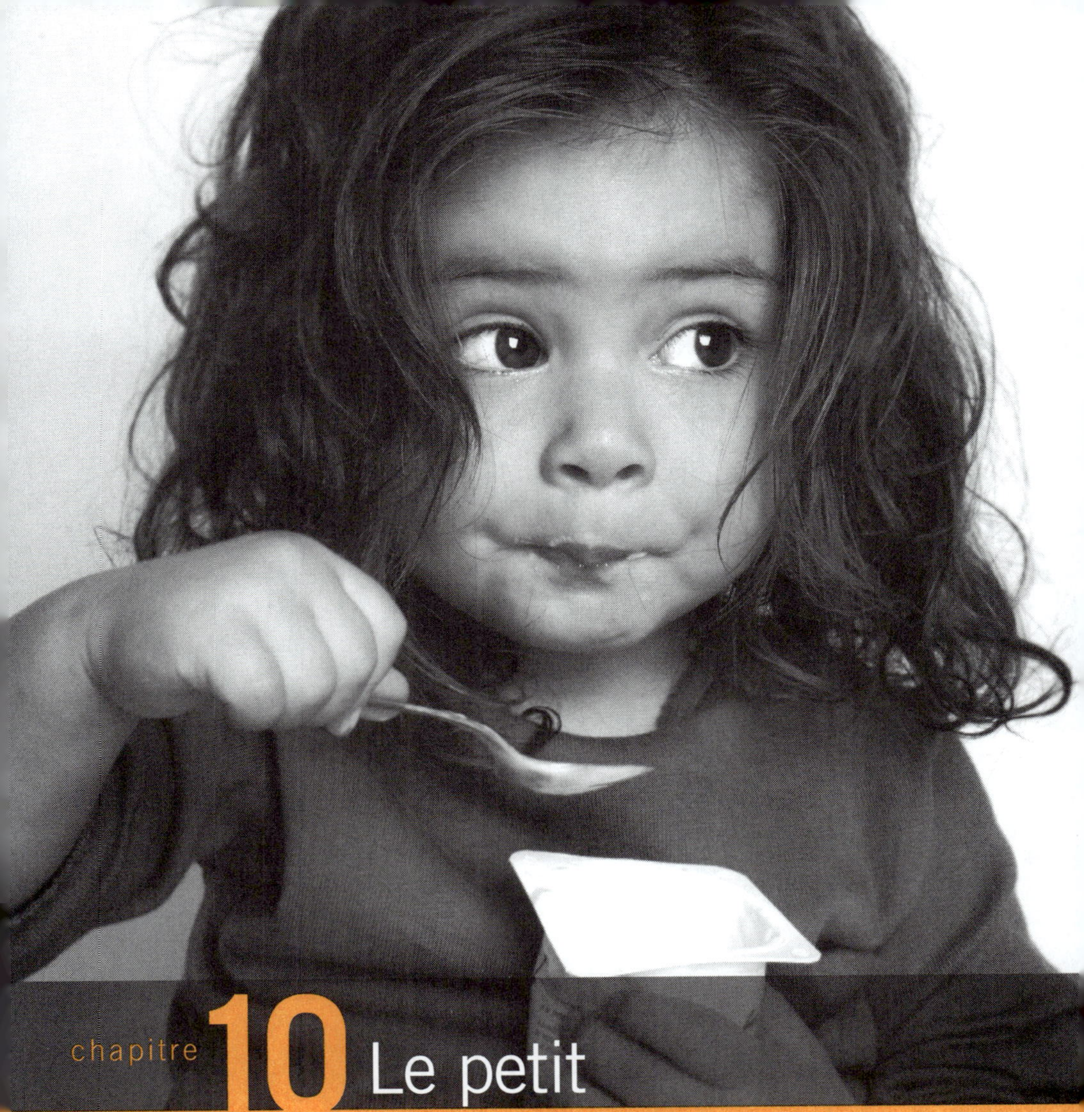

chapitre 10 Le petit **devient grand**

Les années passent. Votre bébé est maintenant un enfant. Il mange à table exactement les mêmes repas que vous. Il parle de ce qu'il aime et de ce qu'il aime moins. Il aide dans la cuisine. Il est même capable de se préparer de petites choses, avec votre aide, comme des œufs brouillés ou une petite salade. Il continue d'explorer et de découvrir de nouveaux aliments qui lui plaisent ou alors il consolide sa liste de valeurs sûres.

C'est le temps où on peut vraiment commencer à parler de nourriture avec lui. Mais pas uniquement de nutriments et du *Guide alimentaire* et de calories et de gras et de sel comme ce sera le cas à l'école et dans les publicités sociétales que l'enfant verra abondamment à la télé et dans Internet.

En fait, nous croyons qu'il faut parler le moins possible à l'enfant de ces données non pertinentes pour son âge. Il faut plutôt commencer à lui parler de saveurs, de produits, lui apprendre d'où vient la nourriture qu'il mange. Lui parler de saisons, de climats... Il faut lui apprendre la valeur de ce qu'il mange. Mais attention. Ceci ne veut pas dire qu'il faut éviter à tout prix de gaspiller car les enfants en Afrique ou ailleurs manquent de nourriture. Ceci n'a rien à voir avec sa faim et sa satiété. Et les enfants en Afrique ne seront pas affectés par sa décision de finir son assiette ou pas. Il y a toutes sortes de moyens d'aider les plus démunis. Finir son assiette à Montréal, Paris ou Bruxelles n'en est pas un.

Accepter les restes

Une des choses difficiles à accepter pour les parents qui ne sont pas habitués à laisser leur enfant ne pas terminer son assiette, c'est le gaspillage. Il y a toujours eu des parents plein de bon sens capables de dire à leur enfant que ce n'est pas grave de laisser des aliments dans l'assiette, qu'il n'est pas une poubelle. Mais la norme sociale, pendant des décennies, voire des siècles, et encore aujourd'hui dans bien des situations, est de dire aux enfants de terminer leur plat, de n'en rien laisser.

Est-ce un réflexe archaïque de l'humain incapable de gaspiller de la nourriture? Est-ce culturel et tout simplement conditionné par des siècles de pénuries et donc de gestion serrée de l'offre de nourriture? Est-ce un réflexe budgétaire des parents : « J'ai payé pour ça, on ne le jette pas »? Est-ce émotionnel : les parents n'ont pas envie qu'on ne dévore pas en entier le bon plat qu'ils ont cuisiné avec amour?

Il est vrai que le geste de laisser une partie de son plat ou même de le refuser peut être difficile à accepter pour les parents, surtout s'il s'agit d'un aliment rare, qui a coûté cher, qu'on est allé cueillir ou pêcher ou qu'on a cuisiné amoureusement. Mais les parents peuvent emballer le tout pour un repas futur. Forcer un enfant à manger plus que ce qu'il veut n'est acceptable dans aucun cas.

Il est normal alors pour les parents d'être déçus, voire fâchés ou frustrés. Il n'est pas interdit de le faire savoir à l'enfant, sans le culpabiliser, mais seulement si l'enfant a carrément dit non à ce qu'on lui a offert : « J'étais certain de te faire plaisir, j'y ai mis du temps, mais ce sera pour une autre fois », « Tu sais, une truite pêchée par grand-papa, c'est rare, tu peux y goûter, tu n'es pas obligé de l'avaler. »

L'idée, à ce moment-là, n'est pas d'obliger l'enfant à manger. Il s'agit plutôt de l'aider à comprendre la nourriture et les repas, de l'aider à mettre des points de repère sur les aliments. Ainsi, le jour où, ses papilles s'étant raffinées, il aura enfin faim pour le couscous de son père, il saura que non seulement c'est réellement bon (et non un plat qu'on mange pour faire plaisir), mais que c'est un plat long à préparer qui montre l'amour de son père pour sa famille. Le plat n'en sera donc que meilleur.

De plus, l'enfant qui a entendu ses parents s'extasier toute son enfance sur les poissons sauvages pêchés par son grand-père ou le très rare vacherin crémeux rapporté de la fromagerie par sa tante, aura hâte au jour où il aimera cela. Ces aliments auront alors pour lui un sens culturel et familial.

Le refus de l'enfant de manger un aliment doit donc, le plus souvent possible, être remis dans un contexte : « Ça n'arrive pas souvent dans l'année des tomates aussi bonnes... » On ne culpabilise pas l'enfant, mais on lui apprend à manger avec plaisir ce qu'on veut, comme parent, qu'il aime.

Mais s'il a mangé une partie de son assiette, et même parfois seulement trois ou quatre bouchées, il faut considérer qu'il a mangé sa portion du plat en question et ne pas en faire un plat, justement.

Assiette finie : rien à célébrer

Pour des parents, avoir un enfant qui aime manger est rassurant. Mais manger doit être un geste normal, voire banal. Les parents doivent être aux côtés de l'enfant pour l'encourager dans ses découvertes et le féliciter quand il accepte de goûter à un aliment qu'il a toujours refusé catégoriquement, par exemple.

Mais lorsque les parents encouragent un enfant à terminer son assiette ou son repas et le félicitent quand il le fait, ils peuvent créer un environnement où l'enfant ne se sent pas totalement libre, en réalité, de manger uniquement selon sa faim.

Ils l'encouragent, donc ils pensent ne lui fournir que du positif. Mais, en fait, ils l'encouragent à manger au-delà de son signal de satiété pour leur faire plaisir, ou faire plaisir à l'éducatrice ou à grand-maman. Quand les encouragements sont associés à une quantité mangée, ils vont à l'encontre de son autorégulation. Tout se fait gentiment, toujours avec plein de bonne volonté de la part des parents. Mais pourquoi?

Souvent, les parents agissent ainsi avec un enfant super mince qui n'a pas le moindre souci de poids. Ou tout simplement pour que l'enfant, peu importe sa silhouette, « mange plus de bonnes choses », quitte à restreindre ensuite les gâteries sous prétexte que c'est « engraissant ».

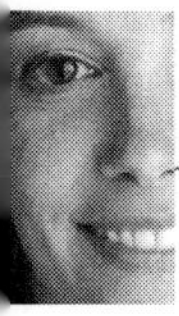

LE MOT DE
GUYLAINE

J'ai tellement de clientes qui me confient qu'étant jeunes, leurs parents les forçaient à terminer leurs assiettes, pour ensuite, quelques heures plus tard, passer des commentaires sur les quelques kilos qu'elles devaient perdre. Elles se souviennent encore de l'absurdité : « Pourquoi me forcer à manger si c'est pour me forcer ensuite à maigrir? »

Ce qui peut sembler sans conséquence pour un enfant mince peut en réalité avoir des répercussions à long terme. Pourquoi vouloir qu'il mange « bien »? Pour que les parents s'assurent qu'il mange assez? S'il est mince et qu'il mange peu, selon leurs repères, il est possible qu'en l'encourageant il finisse par manger plus et donc par oublier ses repères. Il n'est jamais impossible de revenir en arrière et de réapprendre à un enfant à manger selon ses signaux de faim et de satiété, mais pourquoi courir le risque?

Si votre enfant est de petit poids et de petite taille et que cela vous inquiète, la dernière chose à faire est de l'obliger à manger et même de l'encourager de façon ouverte. Tout comme les enfants obèses, les enfants maigres sont souvent l'objet d'interventions des parents. Ils ne les trouvent pas assez gros et grands à leur goût. Peu importe si l'enfant est maigrichon ou rond, les parents doivent se rappeler qu'ils n'ont pas le pouvoir de façonner l'enfant idéal.

Pourquoi croyez-vous que votre enfant ne mange pas assez? Mange-t-il réellement moins que les autres enfants de son âge? Grandit-il normalement? Sa croissance a-t-elle ralenti ou suit-elle sa courbe normale? Si votre enfant est petit et qu'il grandit normalement en restant dans sa courbe de croissance, il n'y a pas de raison de changer quoi que ce soit. En tout cas, une chose à ne pas faire, c'est dire à un enfant petit de taille qu'il doit manger plus de nourriture pour devenir plus grand!

Un enfant qui est en dessous du cinquième percentile et qui grandit dans cette courbe est normal. Si l'enfant monte ou descend dans sa courbe, c'est aussi normal en général si les fluctuations sont douces, étalées sur plusieurs mois. La croissance ne se fait pas de manière linéaire. Il est normal de voir un enfant prendre un peu de poids pour mieux grandir ensuite. Seules les variations abruptes dans les courbes de croissance sont celles qui méritent un appel chez le spécialiste. Un ralentissement soudain de la croissance n'est pas normal. Une perte de poids non plus.

Un manque d'appétit soudain peut aussi être source d'inquiétude. Car souvent les parents savent quand un enfant ne se sent pas bien en voyant son appétit diminuer sans raison apparente. C'est un point de repère important. Lorsque la santé revient après un rhume ou une gastro, l'appétit revient aussi et souvent l'enfant a une courte période de compensation où il mangera un peu plus pour reprendre le temps perdu.

Il est aussi possible que le pédiatre ait à se pencher sur le cas d'un enfant qui mange particulièrement peu et grandit peu.

Mais si l'enfant suit son rythme, il n'y a qu'une seule chose à retenir : tout comme on ne fait pas pousser les légumes en les tirant de terre, on ne fait pas grandir un enfant plus vite en lui faisant manger, comme disaient nos grands-mères, plus de croûtes, de soupe, de viande ou de légumes.

L'importance des repas

Manger aux heures des repas est un conditionnement pour l'enfant. À la naissance, un enfant mange au besoin. En grandissant, il est amené doucement vers une alimentation plus organisée. Cette capacité qu'ont les êtres humains à s'adapter aux situations nouvelles en fonction des exigences du milieu, car elles leur procurent de meilleures chances de survie, s'appelle l'apprentissage. Dès son très jeune âge, l'enfant est donc prêt à apprendre à manger en suivant le rythme arbitraire des repas[1].

Malheureusement, aujourd'hui, cette habitude de structurer l'alimentation au quotidien sous forme de repas perd sa place à la maison. Autant les repas et les collations sont fixes à l'école, autant à la maison, on glisse. De plus en plus d'enfants mangent devant la télé ou à la course à un comptoir avant de partir à un entraînement de hockey.

Pourtant, le repas à table est un moment clé dans la vie de la famille. Non seulement vous pouvez alors parler à votre enfant, savoir ce qui va et ce qui va moins bien, mais c'est l'endroit où se fait l'éducation alimentaire. C'est là qu'on parle de ce qu'on mange, c'est là qu'on apprend à goûter les aliments. C'est là qu'on a du plaisir à déguster les bonnes choses. Et c'est là que les parents voient leur enfant manger et peuvent ainsi savoir comment et ce qu'il mange.

Manger en famille améliore le développement mental de l'enfant puisqu'il apprend et communique durant le repas. Les liens familiaux sont aussi resserrés durant ce moment puisqu'on se parle, on se confie, on se raconte. Manger ensemble jouerait d'ailleurs un rôle préventif contre les troubles du comportement alimentaire chez les jeunes.

Une recherche a par exemple montré que faire passer le nombre hebdomadaire de repas familiaux de trois ou quatre à un ou deux fait doubler la prévalence de troubles du comportement alimentaire chez les jeunes filles.

Est-ce parce que les parents peuvent voir leur enfant manger et donc identifier rapidement un comportement inhabituel et donc voir s'il n'a pas un problème autre qui le pousse à plus ou moins manger?[2] Est-ce parce que la tenue régulière de repas familiaux est associée à d'autres facteurs préventifs d'ordre émotionnel? Est-ce parce que l'absence ou le nombre limité de repas familiaux est lié à des facteurs de risque, notamment le fait qu'un ou les deux parents aient eux-mêmes des troubles du comportement alimentaire diagnostiqués ou pas?

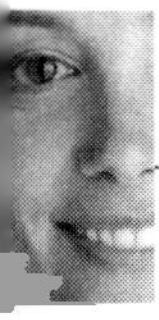

LE MOT DE

GUYLAINE

Une chose est certaine : accorder la priorité aux repas en famille qui ont lieu dans un climat agréable permet de protéger les adolescents des comportements malsains liés au contrôle du poids[3-4].

Cela dit, pour que ces bienfaits se fassent sentir, encore faut-il que manger à table soit bien un moment de détente, ce qui n'est pas toujours le cas. Une étude, menée par l'Institut de la statistique du Québec, signale que les deux tiers des familles où il y a des enfants de 9 à 13 ans prennent leurs repas ensemble. Or, dans 30 % des familles, ces repas sont des moments d'expression de désaccord – bref, on se chicane – et dans 50 % des cas, les repas se prennent en famille, mais devant la télé[1].

Une recherche canadienne récente vient en outre de faire la démonstration que manger devant la télé fait manger plus que lorsque la télé est éteinte. Regarder la télévision fait manger sans qu'on pense à ce qu'on se met dans la bouche[5]. Bien sûr, les enfants qui mangent plus devant la télé, sachant s'autoréguler, vont ajuster leur prise alimentaire en conséquence durant le restant de la journée ou le lendemain. Mais est-ce une bonne façon d'apprendre à manger à sa faim? Pas du tout. Et on peut aisément comprendre comment cela peut mener à la perte du signal de satiété à plus long terme.

Le repas doit donc être un réel moment où les parents s'occupent de leur enfant, lui parlent, l'amènent à s'ouvrir, à partager. L'attitude à table en dit long d'ailleurs sur le moral de l'enfant. Un petit qui n'a pas faim est-il malade? Celui qui ne tient pas en place, où meurt-il d'envie d'aller exactement? Veut-il aller ruminer devant son ordinateur, se cacher dans sa chambre, courir dehors jouer avec les copains? Pourquoi l'enfant mange-t-il peu? Pourquoi, au contraire, a-t-il l'air affamé?

À table, l'enfant parle de ce qu'il aime, de ce qu'il a mangé à midi à l'école. Il est ancré dans un rituel rassembleur où il a sa place réservée. La symbolique de la place à table est très forte pour créer un sentiment d'attachement et d'appartenance.

Évidemment, il n'est pas obligatoire de toujours faire des repas familiaux en toutes circonstances. Lorsque deux familles se réunissent, les enfants adorent pouvoir manger avec leurs copains à une table à part. Les repas s'éternisent alors un peu moins et ils peuvent faire leurs blagues, celles que les parents n'apprécieront pas nécessairement... Ils créent alors une autre forme de rituel, la leur.

Si vous avez de la difficulté à vous organiser pour qu'il y ait de vrais repas chez vous tous les jours, il existe des trucs pratiques pour le faire. Vous pouvez, par exemple, planifier les menus à l'avance, cuisiner le week-end, trouver des plats hypersimples et rapides à préparer, mettre des aliments à cuire, le matin en partant au travail, dans la cocotte à cuisson lente. Il y a moyen de trouver des solutions pratiques qui conviennent à tout le monde sans pour autant passer des heures interminables dans la cuisine pour préparer à manger.

Aussi, si vous vous enlevez le fardeau de préparer des repas « parfaits » d'un point de vue diététique, vous trouverez les choses plus simples. Se débarrasser de cette obligation de la perfection nutritionnelle ouvre aussi la porte à toutes sortes de découvertes gustatives. Couverts d'un généreux gratin, les panais deviendront peut-être plus attrayants pour les enfants, même chose pour les bleuets servis avec de la crème et du sirop d'érable.

Les pâtes et le riz, quand on se débarrasse de toute obsession des glucides, deviennent aussi une porte ouverte à l'invention. On y met tout ce qu'on trouve dans le frigo : des olives, du fromage râpé, du jambon coupé en morceaux et revenu dans de l'huile d'olive avec de l'oignon et des tomates, de la crème, des champignons. Un avocat mûr coupé en deux avec un peu de vinaigre balsamique ou de jus de citron et un peu de sel devient en quelques secondes une entrée ou un plat de résistance.

Certains s'inquiètent peut-être du prix à payer pour cuisiner ainsi, et pensent qu'il est meilleur marché d'avoir recours à des plats déjà prêts, style macaroni au fromage en boîte ou pâtes asiatiques de type ramen, « n'ajoutez que de l'eau ». En réalité, c'est prendre le temps de cuisiner qui permet de faire les meilleures économies. Les pâtes ou le riz apprêtés avec les restes, les légumineuses nourrissantes et bon marché, la création à partir des rabais de la semaine du supermarché...

Évidemment, si vous n'êtes pas du tout du genre à cuisiner, ce genre de transformation des habitudes de la maison doit se faire de façon très graduelle afin, d'abord, que vous soyez certain que vous en avez envie (il se peut que ce ne soit pas le cas) et, ensuite, que les changements soient faciles à faire et surviennent à petites doses. Sinon, le risque de découragement, tout à fait normal, est trop grand.

Ce qui est intéressant dans la découverte de la cuisine, c'est l'exploration gustative pour l'enfant, mais aussi pour les parents. On ne réalise pas parfois à quel point on reste souvent dans nos propres sentiers battus, ce qui confine aussi les enfants aux mêmes plats, semaine après semaine.

Nourrir une famille est un travail de tout instant. Il faut comprendre et accepter que cela prenne de la place dans une journée, surtout quand on a un enfant. Des adultes sans enfant peuvent réduire le temps passé à se nourrir au minimum si c'est leur choix, leur décision. Mais en famille, ce n'est pas possible. Un enfant a faim à plusieurs reprises durant la journée, les repas sont des moments importants de sa vie et manger est une activité importante dans la vie de la famille.

On ne peut pas fonctionner en évitant cette réalité. Il faut éviter les repas escamotés et prendre cette évidence à bras le corps et en tirer le maximum, donc du plaisir, et voir la préparation et les repas comme des temps d'arrêt obligatoires, mérités et salutaires dans ce qu'on fait d'autre dans la vie. Ce sont des moments de créativité pour les parents, d'accomplissement et d'accompagnement. Tant qu'on lutte contre ce principe, qu'on demeure négatif, on risquera de se sentir happé, débordé, coincé.

Si les questions budgétaires vous préoccupent, il est essentiel de rester quand même conscient des dangers d'obliger un enfant à terminer son assiette. Si vous n'avez pas envie de jeter de nourriture, il faut trouver d'autres solutions, comme garder les restes qui seront cuisinés différemment ou servis en collation, par exemple. Au restaurant, n'hésitez pas à demander qu'on emballe vos restes.

Si vous trouvez qu'une fois entamé, un aliment n'est plus récupérable, posez-vous la question : qu'est-ce qui est le plus important? Gaspiller quelques bouchées d'un aliment que je ne trouve plus présentable ou respecter la satiété de mon enfant? Et, au fait, est-ce vraiment si grave qu'il ait une drôle d'allure, cet aliment?

Collations et grignotage

Même s'il est important de croire votre enfant et de lui répondre lorsqu'il vous dit qu'il a faim, il est aussi important de structurer la journée afin que les repas y trouvent une place délimitée qui a un début et une fin. En limitant l'accès à la nourriture à certains moments de la journée, on signale ainsi à l'enfant que c'est une activité parmi d'autres. On a faim, on mange et on passe à autre chose.

Nous vous entendons cependant déjà vous demander : « Mais on fait quoi si l'enfant dit qu'il a faim à l'extérieur des repas? » Voilà une excellente question.

D'abord, il est normal que l'enfant veuille et ait besoin de collations pour le soutenir en milieu d'avant-midi et en milieu d'après-midi ou après toute activité exigeante.

Mais prendre une collation, ce n'est pas la même chose que grignoter. Prendre une collation, c'est manger quelque chose lorsqu'on a faim, pour éliminer cette sensation en attendant le prochain repas. C'est manger un yaourt, quelques tranches de jambon enroulées autour d'un bout de concombre, c'est manger une tartine, un cornet de crème glacée, un *cupcake* ou un morceau de pastèque.

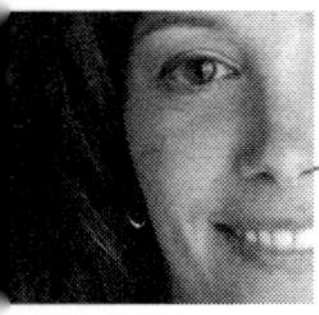

LE MOT DE

GUYLAINE

J'aime faire la nuance entre la collation et le grignotage. Grignoter, c'est autre chose que prendre une collation. Grignoter, c'est manger quelque chose sans y penser, sans que cela soit dicté par une sensation de faim, mais plutôt parce que l'idée de manger quelque chose nous plaît. La personne passe par la cuisine et aperçoit un plat de fraises prêtes à manger, elle en vole une ou deux. Elle va au cinéma et aime l'idée de manger du *pop corn* en regardant le film, elle grignote...

Le grignotage n'est pas nécessairement un problème pour un enfant, mais peut le devenir.

Qu'un enfant dise qu'il a faim avant d'aller au lit peut faire peur aux parents. En effet, bien des enfants grignotent par plaisir ou par ennui. Par plaisir, parce qu'ils savent que maman vient de rapporter des framboises du marché et qu'ils ont envie d'en manger tout de suite. Parce que papa vient de faire des biscuits qui sont encore tout chauds et moelleux. Parce que c'est amusant de faire éclater du *pop corn* sur un feu de cheminée ou de faire fondre des guimauves sur un feu de camp. Parce que c'est dimanche après-midi, qu'ils s'ennuient et que manger une part de gâteau, c'est agréable.

Les parents ont comme réflexe, parce qu'on leur a tellement toujours dit que c'était une mauvaise façon de s'alimenter, de condamner cette façon de manger. Mais il n'est pas nécessaire d'en faire un drame.

L'enfant qui réussit à s'autoréguler parfaitement bien ajustera son apport alimentaire plus tard et, comme c'est souvent le cas, au grand dam des parents, mangera moins au repas suivant.

Généralement, ce genre de comportement commence à un âge où il est aussi possible de discuter avec l'enfant. « Oui, ces biscuits ont l'air délicieux, mais ils seront là aussi tout à l'heure. Laissons-les refroidir un peu et allons jouer à quelque chose. » Ou alors : « Non, on ne mange pas de *pop corn*, parce que ce n'est pas nécessaire d'en manger chaque fois qu'on va au cinéma. Oui, c'est délicieux, mais pas aujourd'hui. La prochaine fois, on ne prendra pas de collation avant de partir et on prendra un *pop corn* à la place. »

L'aliment et l'acte de grignoter ne doivent pas être condamnés comme quelque chose de mal, mais plutôt comme quelque chose qui n'est pas ajusté aux circonstances du moment. « Tu adores le *pop corn*? Alors, achetons-en à l'épicerie, on en fera à la maison pour le goûter cette semaine. »

Les gestes de grignotage de l'enfant doivent amener les parents à se poser deux types de questions :

1. Pourquoi grignote-t-il au lieu de faire autre chose? Est-ce qu'il s'ennuie, est-ce qu'il est triste? Est-ce que la nourriture commence à jouer dans sa vie un rôle émotionnel ou calmant ou sécurisant?
2. Que grignote-t-il? Est-ce qu'il a l'impression que ce sont des aliments qui, s'il ne les mange pas tout de suite, disparaîtront pour longtemps, que ce soit des framboises ou des biscuits? A-t-il l'impression qu'il n'y en aura pas assez pour tout le monde et qu'il doit sauter sur l'occasion?

En vous posant vous-même ces questions, vous aurez des débuts de solutions. Parfois, les réponses seront simples, parfois elles seront plus complexes et floues.

Si votre enfant grignote pour se désennuyer, il suffira de prendre le temps de lui trouver une activité, quitte à organiser un jeu, à sortir à l'extérieur faire une activité avec lui, à appeler des copains pour l'aider à organiser un match de soccer ou de hockey dans la rue. Cela prendra probablement un engagement actif de votre part pour régler cette question de solitude ou d'ennui.

D'autres réponses seront plus complexes et floues. Si l'enfant se cache pour grignoter, par exemple, c'est une autre paire de manches. Il faut lui en parler, chercher à comprendre... Est-ce que ce sont les restrictions à d'autres moments de la journée qui l'amènent à se régaler de l'interdit? Cherche-t-il à calmer une souffrance émotionnelle?

Parfois, il suffit de simplement de poser des questions et de discuter avec l'enfant. Évidemment, cela doit être fait avec doigté et il est crucial de ne pas le coincer, de lui laisser des portes de sortie ou du moins des moyens de se confier sans perdre la face. D'autant plus qu'il a probablement de la difficulté lui-même à identifier ce qui ne va pas, sans parler de trouver les mots pour le dire. Il faut toujours garder en tête que les enfants sont d'excellents régulateurs de leur propre appétit. S'ils grignotent constamment à l'extérieur des repas, en cachette en plus, ce n'est pas sans raison.

Parfois, il faut aller chercher de l'aide professionnelle pour décortiquer les causes de ce comportement, surtout si l'enfant prend du poids à un rythme très rapide. Car l'enfant pourrait être pris dans un cercle vicieux. S'il mange parce qu'il se sent rejeté à l'école ou qu'il a de la difficulté avec sa place dans la famille, par exemple, il pourrait voir la raison de ses fringales incontrôlables aggravée par une prise de poids hors normes.

Il est absolument compréhensible que les parents, constatant ce type de comportement, veuillent aider leur enfant et lui parler de poids. Mais attention! C'est extrêmement délicat. Les cliniques d'amaigrissement sont remplies d'adultes qui ont entendu parler de nourriture et de problèmes de poids pour la première fois par des parents, bien intentionnés, qui voulaient d'abord et avant tout les aider. Il faut faire attention à la façon dont on intervient. Si l'enfant se sent encore plus mal parce qu'il se sent perçu comme un goinfre, il sera difficile d'avancer vers une solution. Il ne faut donc pas hésiter à demander de l'aide, peut-être même sans en parler à l'enfant dans un premier temps.

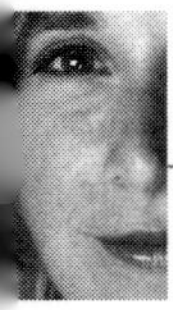

LE MOT DE

MARIE-CLAUDE

Souvent, l'enfant a faim avant d'aller se coucher ou tard le soir, si, à cause de circonstances exceptionnelles, il a dépassé son heure normale pour aller au lit. Généralement, cette faim exaspère les parents qui voudraient surtout que leur petit aille dormir au plus vite. En fait, le sommeil, nous apprennent de nouvelles recherches[6-7-8], joue un rôle crucial dans la régulation de la faim et lorsqu'on se couche trop tard, le corps fatigué envoie un signal qui ressemble à de la faim, comme si faute de pouvoir se reposer, il voulait nous enjoindre de lui envoyer du carburant au plus vite.

Une étude, faite au centre de recherche sur les troubles du sommeil de l'Hôpital général Sentara Norfolk de Virginie, a montré, en se basant sur 1 000 hommes et femmes, que les gens qui dormaient moins étaient plus gros[9].

Et une autre recherche, à laquelle a participé une équipe de l'Université Libre de Bruxelles, a montré que les hormones régulant la faim et la satiété sont bel et bien affectées par le sommeil.

Douze hommes jeunes, en bonne santé, sans surcharge pondérale, ont été soumis à des restrictions de sommeil (deux nuits de quatre heures au lit) et à des extensions de sommeil : deux nuits de dix heures au lit, tout en veillant à ce que l'activité physique et l'apport calorique soient similaires dans les deux conditions. Leurs taux de leptine (hormone produite par le tissu graisseux, inhibant l'appétit) et de ghréline (hormone sécrétée essentiellement par l'estomac, stimulant l'appétit), ont été mesurés et des questionnaires de faim et d'appétit leur ont été distribués[9].

Constat : après à peine deux nuits de restriction de sommeil, les universitaires notaient une diminution de 18 % de la leptine (l'hormone de la satiété) et une augmentation de 28 % de la ghréline, celle de la faim. D'ailleurs, les sujets ont noté une augmentation de 23 à 24 % de leur faim et de leur appétit, surtout pour des aliments riches en graisses et en sucres, où l'augmentation était de 33 à 45 %. Les chercheurs ont aussi remarqué que les variations hormonales suivaient les fluctuations d'appétit.

Les enfants ont besoin de sommeil pour bien grandir. Voilà une autre bonne raison de les mettre au lit tôt.

EN RÉSUMÉ

- **Il est normal que les enfants ne terminent pas leur assiette.**
- **Réutiliser les restes est une excellente façon d'avoir toujours des aliments prêts à manger.**
- **Les repas pris en famille représentent un moment privilégié. Ils permettent non seulement de nourrir votre enfant, mais aussi d'apprendre à le connaître, de l'écouter raconter sa journée et de lui transmettre vos valeurs côté alimentation.**
- **Les collations sont importantes pour les enfants et les nourrir quand ils disent qu'ils ont faim est essentiel pour les aider à réguler leurs apports alimentaires.**
- **Les enfants ont besoin de dormir et s'ils se couchent trop tard, ils auront plus tendance à vouloir grignoter avant d'aller au lit.**

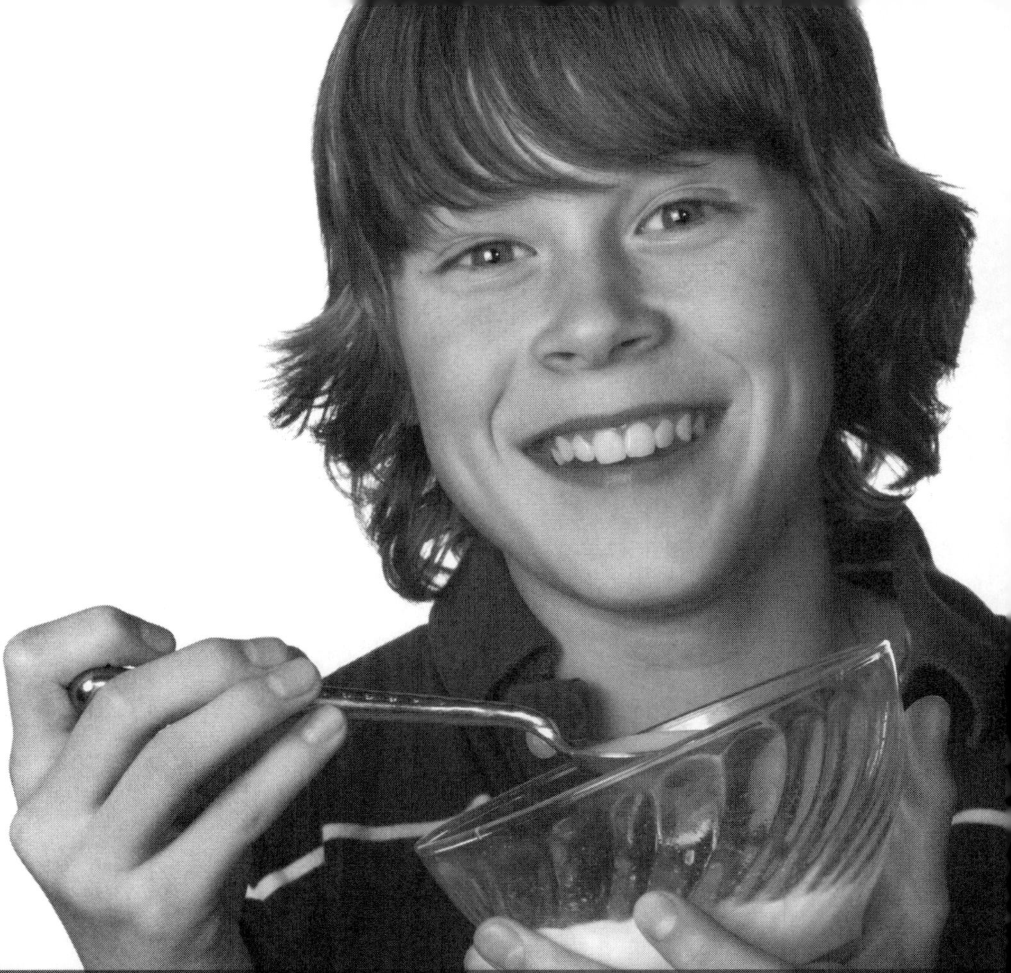

chapitre 11

Poutine et vitamines

L'adolescence n'a pas la réputation d'être une des périodes les plus faciles de la vie. Pour personne. Ni pour les ados, ni pour leurs parents.

Ça n'a pas à être une tragi-comédie qui ne finit plus, ni une tragédie tout court. Mais il serait irréaliste de dire qu'il suffit uniquement d'un peu de bonne volonté pour que cette transition entre l'enfance et l'âge adulte se fasse sans heurts ni grincements de dents.

Même ceux qui pensent avoir eu une adolescence facile réalisent souvent, des années plus tard, que ce fut plus difficile que les apparences ne le laissaient croire à l'époque.

D'autres, convaincus d'avoir eu l'adolescence la plus désastreuse qui soit, réalisent eux aussi parfois à l'âge adulte que, dans le fond, tout ne s'est pas si mal passé. Reste que pendant cette période, ils n'étaient pas exactement zen.

Bref, pardonnez-nous d'entrer en matière ainsi, de façon un peu grave, mais soyons réalistes. L'adolescence est une transition fabuleuse et excitante à toutes sortes d'égards, qui a ses aspects mignons, drôles et touchants. C'est aussi tout un virage à négocier durant lequel les enfants ont immensément besoin de leurs parents même si on pourrait penser le contraire vu la quantité d'insultes parfois proférées quotidiennement à l'endroit des adultes...

Que se passe-t-il donc durant l'adolescence pour que tout soit si compliqué?

Plusieurs parents appellent cette période « l'âge ingrat », une expression qui nous déplaît beaucoup. Pourquoi les ados seraient-ils « ingrats » ? Ce sont des adultes dans leur état le plus jeune et on vit dans une société qui valorise à fond la jeunesse. Alors, branchons-nous!

Certains diront, à cause de leur croissance saccadée, que les adolescents sont disproportionnés. Pourtant, les jeunes enfants le sont aussi : leur tête est immense par rapport à leur corps, leurs yeux également.

Les ados sont tout aussi mignons que les enfants qu'ils étaient et tout aussi beaux que les adultes qu'ils deviendront.

« Ingrat » veut aussi dire manque de gratitude et, en ce sens, ce terme est un peu juste, car il est vrai que l'adolescence est un âge où les jeunes passent pas mal plus de temps à remettre en question ce que leurs parents leur ont donné qu'à les en remercier.

Mais à l'adolescence, les enfants sortent de la période de leur vie où papa et maman avaient toujours raison. Ils réalisent, avec parfois une grande déception, que non, papa et maman ne savent pas tout et n'ont pas de réponse à tout ni de solution parfaite. Et c'est aussi souvent à ce moment-là que les adolescents prennent conscience des imperfections de la vie de leurs parents, leurs modèles. A-t-on envie d'être rempli de gratitude lors d'un tel choc?

Durant cette prise de conscience des imperfections de leurs parents, ils cherchent à se définir comme être humain à part entière. L'adolescent est à la recherche de son identité comme adulte. Il doit revisiter les valeurs qui lui ont été imposées et enseignées, la plupart du temps par leurs parents ou d'autres personnes influentes dans leur environnement. Ils doivent décider ce qui les définira le mieux.

Cette étape est difficile, car la relation enfant-parents se met à aller dans toutes les directions. L'enfant veut s'installer dans ce qu'il est, a besoin de l'appui des parents, mais les garde à distance, envoie des signaux contradictoires et vit, à travers tout cela, beaucoup d'insécurité.

En revanche, les parents, eux, doivent apprendre à lâcher prise et à remettre en question leur désir de contrôle, qu'il soit dicté par une volonté toute naturelle de protéger leur petit ou par refus du changement.

Bref, l'enfant apprend à être autonome sous la supervision des parents qui doivent être à la fois présents et retirés, sécurisants et respectueux, et tout cela en étant prêts à être bombardés de remises en question. La nutritionniste et psychothérapeute Josée Guérin, qui travaille en clinique avec ces ados, notamment, explique aux parents qu'ils peuvent trouver utile, pour cette étape, de se rappeler les travaux de Donald W. Winnicott[1], pédiatre et psychanalyste anglais, selon qui la mère idéale ne doit pas être parfaite mais « suffisamment bonne ». Les parents doivent se libérer de la pression de la perfection et ainsi libérer aussi leur enfant de cette pression étouffante.

Comme vous le voyez, ce n'est pas exactement simple. D'autant plus que l'adolescence des parents a peut-être été elle aussi plutôt *rock'n roll* et qu'ils en gardent toutes sortes de souvenirs marquants, voire traumatisants, qui referont surface et viendront cogner à l'entrée de la maison pendant que les portes claquent.

À l'adolescence, autonomie alimentaire, croissance physique normale et affirmation identitaire se rencontrent pour former une sorte de tourbillon, comme dans la mer quand des courants se rencontrent. Tous les aspects de la vie sont touchés et transformés par ces nouveaux tourbillons. Les études, les activités parascolaires, la vie sociale du jeune et, bien entendu, son alimentation.

Une croissance normale

D'abord, mettons les choses au clair : l'adolescence est une période de croissance. Durant une période de cinq ans, le poids de l'enfant doublera et, pendant quelques années, l'enfant grandira de 8 à 12 cm par année[2]. C'est énorme. Les apports nutritionnels augmenteront considérablement pour atteindre, voire dépasser, les apports conseillés aux adultes.

Les risques de déséquilibre alimentaire durant cette période sont donc très importants puisqu'on vit dans une société où manger beaucoup et prendre du poids sont des comportements regardés avec suspicion. Même si tout cela est absolument normal pour un ado, des doutes subsistent. Les parents regardent leur enfant évoluer et se demandent quand ça va finir, si cette croissance ne va pas déraper.

C'est un moment qui peut être très insécurisant pour les parents, qui voient disparaître leur petit enfant aux grands yeux et apparaître un nouvel être qui ressemble à un adulte. Si les parents ont eux-mêmes vécu difficilement cette transition, ils doivent faire attention à ne pas surprotéger leur enfant à cause de leurs mauvais souvenirs, dit Josée Guérin. C'est une période où l'expression « amour inconditionnel » prend tout son sens.

Mais les parents doivent se rappeler, même si cela peut sembler absolument évident, qu'à l'adolescence, l'enfant grandit et prend du poids. C'est normal, souhaitable, banal. Et pour cela, l'adolescent doit manger beaucoup. Ses besoins caloriques sont en augmentation. Il a faim.

Ces changements doivent absolument être perçus par les parents et l'ado comme un phénomène naturel. Un bébé prend du poids rapidement durant les mois qui suivent sa naissance et boit beaucoup pour grandir. Un adulte qui a atteint sa taille mange normalement à sa faim et ne bronche plus. L'ado, lui, mange, grandit et prend du poids. Et cette transition se fera à son propre rythme, peut-être plus rapide ou peut-être plus lent que celui de ses amis ou de ses frères et sœurs.

Ce qui n'est pas normal et devrait inquiéter les parents, c'est quand un ado en pleine période de croissance, donc entre 11 ans et 18 ans, commence à perdre du poids et ne mange pas plus qu'avant l'adolescence. Ce qui n'est pas normal, c'est aussi quand des jeunes filles suivent des régimes précisément à ce moment. Or, selon le National Eating Disorder Information Center canadien[3], à 14 ans, plus de la moitié des fillettes, soit 52 % d'entre elles, ont déjà tenté de suivre un régime. Au Québec, c'est 35 % des filles de 15-16 ans qui déclarent « faire quelque chose » pour perdre du poids[4].

Josée Guérin, qui se spécialise dans le traitement de désordres alimentaires, reçoit assez fréquemment des appels à l'aide de mamans dont la fille de 8 ans a déjà commencé à se restreindre. Plus les années passent, dit Mme Guérin, plus les jeunes filles qui atterrissent à sa clinique sont jeunes.

La perte de poids à l'adolescence ne devrait pas être perçue comme le signe d'une future femme ou d'un futur jeune homme qui se « prend en mains » et qui se discipline pour ne jamais être gros. Ce devrait être, explique le pédiatre

Jean Wilkins, spécialiste de l'anorexie à l'Hôpital Sainte-Justine, à Montréal, un indice pour les parents que quelque chose ne va pas dans la vie de leur ado.

L'autonomie alimentaire

L'adolescence est, normalement, une période où l'enfant acquiert une nouvelle autonomie. On le laisse seul à la maison. Il se fait à manger.

Il devient de plus en plus difficile pour les parents de suivre à la trace ce qu'il consomme, car il va de plus en plus souvent à l'extérieur pour ses repas, qu'il prend à l'école ou avec ses amis. Il est important pour les parents, à ce moment-là, de constater et d'accepter qu'ils ne pourront plus tout contrôler de la vie de leur enfant et qu'ils doivent créer un environnement propice à la transition vers un processus d'autonomie.

L'adolescence est donc aussi une période d'affirmation alimentaire. Certains enfants décident de brasser la cage dans ce domaine-là aussi de la vie et d'amener de nouveaux aliments à la maison. D'autres mettent leur poing sur la table en cherchant à imposer leurs goûts et leurs menus et commencent à exiger de leurs parents qu'on leur achète toujours les mêmes aliments précis. Ils revisitent le besoin d'autonomie de l'enfant de 2 ans qui dit non à tout. Si cette période s'est bien vécue, cette autre transition sera peut-être plus facile. À l'adolescence comme à 2 ans, l'alimentation est un terrain où l'enfant peut s'affirmer. C'est une des choses qu'il contrôle et que les parents ne peuvent plus diriger.

Les ados commencent aussi à entendre les messages provenant de l'extérieur sur l'alimentation. Ils entendent les écologistes parler de pollution, les végétariens parler de cruauté envers les animaux, les nutritionnistes parler d'une « saine alimentation » et de calories...

Bref, ils commencent à faire des choix alimentaires de plus en plus complexes qui ne sont pas uniquement liés à leurs besoins primaires. Et ils commencent à intellectualiser l'acte de manger. Par leurs choix, ils envoient des messages concernant qui ils sont : « Je ne mange plus de gras, car cela fait grossir », « Je me restreins de manger donc je suis forte, moi, je suis en contrôle ». Si cette intellectualisation et cette affirmation, qui peuvent parfois faire partie de la nécessaire rébellion et de la crise identitaire de l'adolescent, restent limitées – « Je deviens végétarien, car je veux protéger les animaux, je boycotte la malbouffe capitaliste, je deviens cachère pour renouer avec mes racines culturelles et religieuses » – et ne remettent pas en cause l'autorégulation naturelle de l'ado, on peut les entendre et les respecter. Mais les parents ne doivent pas perdre leur place non plus. C'est quand même encore eux les patrons de la cuisine. Et ils savent ce qu'ils font.

Tout comme ils peuvent faire des discours à leur ado commençant par « Tant que tu seras chez nous, les choses se feront comme ceci ou comme cela », au sujet de ses heures de sorties ou de son ménage, peu importe, ils peuvent s'affirmer de la même façon pour ce qui touche la cuisine et les repas. C'est particulièrement important si l'ado commence à montrer des signes de surintellectualisation de son alimentation, voire un début de trouble du comportement alimentaire. Les parents n'auront peut-être pas alors les mots et les gestes parfaits pour intervenir. Peu importe. Ils n'ont pas à être parfaits. Juste « suffisamment bons ».

Certains parents apprécieront la place que veulent prendre les ados dans la cuisine. Puisque les adolescents mangent beaucoup, ont des idées assez précises sur ce qu'ils aiment et veulent manger, il est normal que les parents leur disent tout simplement de s'organiser seuls.

Il est aussi normal que plusieurs parents réagissent à l'augmentation de leurs factures d'épicerie et regardent d'un œil nouveau les options moins coûteuses.

Cependant, on peut ainsi voir clairement comment la table est mise, c'est le cas de le dire, pour que la malbouffe et autres aliments industriels tout préparés, malheureusement souvent très salés, avec des goûts et des saveurs standardisés et contenant toutes sortes d'agents de conservation, normalement consommés de façon exceptionnelle ou ponctuelle et aléatoire, s'installent de façon permanente dans le quotidien de la famille.

Au risque de nous répéter, loin de nous l'idée de culpabiliser les parents qui, pris par leur vie de fous et leurs contraintes budgétaires et autres, achètent de la pizza ou des pogos congelés pour leur ado qui, en plus, adore cette nourriture. Mais n'y a-t-il pas moyen, sans devenir Martha Stewart et se mettre à cuisiner à temps plein, de faire les choses autrement?

L'adolescence est un âge où les enfants sont souvent très ouverts à essayer de nouveaux aliments. Ils ont besoin de beaucoup d'énergie et ils ont faim. Un bambin qui n'aime pas trop ce qu'on lui sert est tout à fait capable d'aller chercher son énergie dans le verre de lait qu'on lui offrira à la fin du repas, ou dans la collation qui suivra... L'ado affamé, lui, placé devant des plats qu'il ne connaît pas, va probablement voir s'il n'y a pas quelque chose là-dedans qui pourrait lui plaire.

C'est un moment idéal pour lui faire découvrir la cuisine d'autres cultures, de nouveaux légumes, de nouvelles recettes. Entre son appétit vorace et son désir de saisir toutes les occasions qui se présentent pour définir qui il est, l'ado explore.

Autant les parents doivent aider le tout-petit à apprendre à manger des aliments autres que le lait, autant ils doivent aider leur enfant, en général, incluant l'ado, à découvrir la nourriture à l'extérieur des sentiers battus.

Si votre enfant a toujours été un capricieux appréciant un éventail limité d'aliments, c'est le temps de lui en présenter de nouveaux, de mettre de la sauce sur les pâtes qu'il mange toutes nues depuis toujours, d'ajouter du saucisson dans son sempiternel *grilled-cheese*.

Les parents voient souvent l'adolescence comme le moment où ils pourront enfin commencer à lâcher prise dans la cuisine, car l'ado, affamé et autonome, veillera à ses besoins. En réalité, l'ado a besoin de ses parents pour l'accompagner, si possible, dans ses découvertes. Il faut que les parents soient là pour saisir chaque occasion, aussi rare soit-elle, de faire entrer de nouveaux plats ou de nouveaux aliments dans la maison, que ce soit un curry de poulet goûté chez un ami ou une nouvelle sorte de pizza *cool* faite par un gars *cool* à la télé...

Les parents sont comme des joueurs de hockey ou de soccer placés devant les buts, qui attendent qu'on leur fasse une passe. Ils ne doivent pas aller s'agglutiner avec les autres joueurs autour de la rondelle ou du ballon. Ils doivent se dégager, se positionner et attendre le bon moment pour marquer.

Et que dire de la fois où votre ado rentrera de son entraînement de hockey affamé, goûtera à votre fromage préféré qu'il dédaigne depuis toujours et découvrira qu'il aime bien ça, finalement!

C'est du travail pour les parents de devoir saisir ces occasions, mais s'ils abandonnent le jeu, l'ado fera quoi? Il se réfugiera dans les évidences, les valeurs sûres, les croyances de ses amis ou des vedettes qu'il admire avec leurs idées souvent farfelues...

Il est aussi crucial, dans ce processus d'apprentissage gustatif de l'adolescent, que les parents se dotent d'une bonne dose d'humilité et soient prêts à se mordre la langue et à accepter que ces mets, qu'ils croyaient à l'abri de l'appétit des enfants, disparaissent.

Ils doivent être prêts à voir l'ado réclamer sa part de pétoncles ou de homard, même s'ils trouvent que ça coûte cher et que cela les arrangeait bien, dans le fond, quand l'enfant, petit, refusait d'en manger.

Ils doivent être prêts à voir leur ado manger des plats qu'eux détestent. L'ado adore faire l'inverse de ses parents et engloutir une côte de bœuf devant ses parents végétariens ou acheter du tofu quand les parents, eux, ne jurent que par le pot-au-feu...

Les parents doivent aussi, comme nous l'avons dit plus tôt, laisser de côté leurs propres préoccupations au sujet de la nourriture et ne pas critiquer les choix de leur enfant.

Cet enfant, qui n'a pas du tout les mêmes besoins nutritionnels et pas nécessairement les mêmes goûts que ses parents ou, au contraire, qui apprend à aimer leurs délices, suit son chemin.

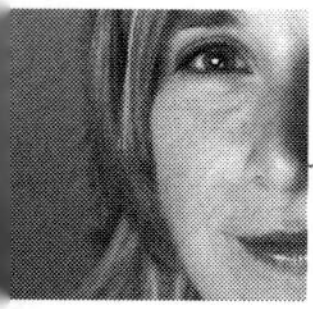

LE MOT DE

MARIE-CLAUDE

C'est seulement à l'adolescence que j'ai commencé à sortir des sentiers battus côté cuisine et à manger des plats indiens, marocains, japonais, libanais... Je me trouvais formidablement exotique et différente d'aimer les poivrons grillés au cumin ou le prosciutto au melon, deux plats encore inusités dans le Montréal de cette époque. Aujourd'hui, j'aime bien faire découvrir de nouveaux aliments à des ados. Et je réalise qu'ils apprécient cette façon de s'affirmer et de se distinguer. Les parents doivent accepter ça avec un grain de sel.

Un jour, un ado m'a même demandé, devant sa mère, ma recette de vinaigrette en disant qu'il n'aimait pas celle servie à la maison. Évidemment, et c'est fort compréhensible, cela a fait de la peine à sa maman. Mais les parents doivent se rappeler que l'important, en fin de compte, c'est que l'ado apprécie la salade!

Finie la santé

C'est peut-être un peu sensationnaliste comme intertitre, mais c'est vrai. Durant une entrevue au sujet des adolescents, le Dr Wilkins, de l'Hôpital Sainte-Justine, nous a expliqué que lorsqu'il parle à ses patientes adolescentes, il n'utilise plus les mots « poids santé ». Il leur parle de « poids naturel ».

Santé Canada parle maintenant de « poids normal » au lieu de « poids santé ». Le groupe Équilibre[5] dit que ce qu'il faut chercher à favoriser chez les ados, ce n'est pas un poids santé, mais plutôt une santé tant physique que psychique. Donc, « la santé à tout poids ».

Pourquoi ne pas dire « poids santé »? Parce que le mot « santé », dans notre société obsédée par la nutrition, est très souvent devenu un euphémisme pour minceur, allégé, pas gras, pas sucré.

Si nous vous parlons d'un repas santé, allez-vous penser que nous vous parlons d'un morceau de gâteau couvert de crème fouettée? Non. Vous penserez tout de suite à un repas fait de poisson poché, avec des légumes grillés et peut-être un gâteau, mais pas n'importe lequel! Un gâteau sans beurre, très peu sucré, avec des fruits...

Cette association entre santé et hypocalorique est absurde. Un fruit n'est pas plus santé qu'un verre de lait 3 % ou un bol de crème glacée. Mille autres variables entrent en ligne de compte. Pensez à tous ces empoisonnements alimentaires aux épinards et aux tomates!

Qu'est-ce qu'un aliment santé? Un aliment sans sucre, sans gras? Alors les croustilles au gras synthétique, sont-elles santé? Permettez-nous de trouver que les pommes de terre bio régionales frites dans de l'huile de bonne qualité sans OGM sont plus santé. Et qu'une mousse au chocolat à la crème faite maison est plus santé qu'une mousse allégée industrielle sucrée aux édulcorants artificiels.

Tout ce que nous cherchons à démontrer, c'est qu'avec les années, on a caché l'expression « faible en calories » derrière l'expression « santé », parce que socialement, c'était plus facilement acceptable de multiples façons, notamment parce que les gens qui fuient les calories ne tiennent pas du tout à l'avouer publiquement et parce que les organismes de santé publique craignaient probablement une mauvaise réaction à l'idée de couper les calories partout.

Ainsi, ils ne disent pas à leurs publics cibles, « On vous met au régime », ils disent plutôt, « On veille sur votre santé ». Avouez que le message passe mieux.

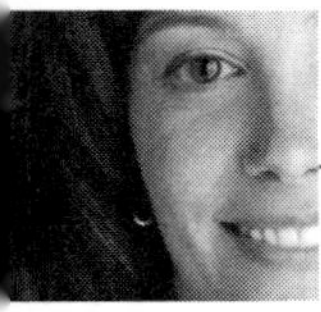

LE MOT DE

GUYLAINE

Un bel exemple de cette confusion entre le concept d'alimentation santé et d'amaigrissement est l'ensemble des lignes directrices de l'Organisation mondiale de la santé (OMS), qui disent que pour lutter contre l'obésité chez les enfants, on devrait leur faire manger plus de fruits et de légumes et écouter moins de télé. J'ai sursauté en lisant cela et j'ai même relu, incrédule. Si le but de l'OMS est d'améliorer la santé globale des enfants, ce n'est pas une mauvaise idée de faire une telle prescription. Mais comment peut-on penser que des enfants perdront du poids si on ne parle aucunement de l'importance de l'écoute des signaux de faim et de satiété, bref, des mécanismes qu'ils ont en eux pour bien doser leur apport alimentaire? Malheureusement, il n'existe pas suffisamment de recherches démontrant à quel point les enfants, quand il sont placés dans un environnement favorable, sont d'excellents autorégulateurs de leur appétit. Donc, on attend encore des preuves pour réorienter les politiques. Mais pendant ce temps, que se passe-t-il?

Dire à des gens de manger plus de fruits et de légumes pour leur santé, c'est une chose. Les aider à perdre du poids en est une autre. Or, mangés en trop grandes quantités pour leurs besoins, peu importent les aliments, peuvent faire prendre du poids aux enfants.

Si on veut protéger les enfants autant contre la folie des régimes, l'obsession de la minceur, la supposée perfection corporelle et la rectitude diététique qui pourrait les faire trop manger, vaut mieux se tenir aussi loin que possible du concept d'alimentation « santé », qui dérape dans tous les sens.

Aussi, le mot « naturel » inclut la notion d'inévitabilité des changements de leur corps qu'il faut inculquer aux ados même si, partout, on laisse entendre l'inverse. Il est crucial que l'adolescent comprenne, même si cela sera peut-être extrêmement douloureux, que le corps qu'il aura, adulte, quand la transformation sera terminée, sera le sien tel que la nature l'aura voulu. L'autre étape sera de l'aider à aimer ce corps ou du moins à l'accepter.

Les ados et la société en général aiment croire qu'il est possible de contrôler son poids de la même façon qu'on contrôle la longueur de ses cheveux.

Toutes les personnes obèses ayant passé leur vie à se battre contre leurs kilos vous le diront : le corps n'accepte pas facilement d'être dompté et amené là où il ne veut pas. Souvent, il se rebelle et fait exactement l'inverse de ce que l'on souhaite.

Ceux qui ont lu notre premier livre, *Mangez!*, savent comment le corps exprime ce refus. Il se bat pour ne pas perdre ses kilos. Il essaie de les emmagasiner, de les protéger. Le signal de satiété peu même devenir de plus en plus difficile à ressentir chez ceux qui le limitent trop, car le manque est trop intense chez ceux et celles qui l'affament. Il se débat.

La meilleure façon de négocier l'adolescence est de voir à ce que l'ado mange à sa faim. Évidemment, il faut l'aider à ne pas utiliser la nourriture pour se désennuyer, relaxer, lui tenir compagnie, etc. Mais il ne faut **surtout pas qu'il fasse de régime**. Il ne faut pas qu'il compte ses calories. Il ne faut pas qu'il amorce une vie de contrôle alimentaire. L'ado et ses parents doivent faire confiance à la nature.

Les comportements malsains

Malheureusement, les adolescents qui prennent mal ce virage de leur vie, côté alimentation, sont nombreux.

En fait, les comportements alimentaires malsains sont même encore plus répandus que ce qu'on entend. Surtout chez les femmes, qui sont aux prises avec ces problèmes depuis des décennies, mais de plus en plus chez les garçons.

En effet, une étude[5] sur les comportements alimentaires réalisée en avril 2008 aux États-Unis par une équipe de l'Université de Caroline du Nord à Chapel Hill, a démontré, en se basant sur un imposant échantillon de 4 000 femmes, que près des deux tiers des femmes avaient des comportements démontrant des désordres alimentaires, tandis que 10 % avaient des symptômes de désordre tels que l'anorexie et la boulimie.

L'étude démontre en outre que 75 % des femmes ont une relation malsaine avec les aliments, soit dans leur façon de penser, d'agir ou de les manger.

Cette étude est intéressante, car elle ne parle pas uniquement des pathologies, mais aussi des simples relations malsaines (restrictions, privations, excès, peur des calories, préoccupations excessives pour certains nutriments comme les fibres, les oméga-3, etc.) qu'ont les individus avec les aliments. On le voit bien en observant les gens autour de nous que les relations compliquées avec la nourriture sont répandues. Mais c'est peu souvent mesuré scientifiquement.

En outre, entre la voisine déjà au régime à 14 ans et la camarade de classe anorexique, il y a beaucoup de comportements alimentaires graves qui passent inaperçus, qui ne sont jamais traités.

Les personnes souffrant d'anorexie et les obèses sont vite identifiés par leurs parents et la société. Mais qu'arrive-t-il avec les « pas tout à fait » anorexiques? Et les boulimiques qui se sont vomir quotidiennement?

C'est parfois difficile, mais les parents doivent être vigilants, car les troubles du comportement alimentaire sont parfois très bien cachés par l'enfant ou par le refus des adultes d'admettre que quelque chose cloche. En fait, les troubles sont même masqués par l'attitude de toute une société qui a accepté de normaliser des comportements obsessifs par rapport à la nourriture.

Alors, la personne souffrant de boulimie mangera publiquement, maintiendra souvent un poids qui ne tirera aucune sonnette d'alarme et personne ne réalisera qu'elle se fait vomir en cachette et que quelque chose ne va pas dans son regard lorsqu'elle est à table. Ou alors, la fillette en état de restriction parlera ouvertement de calories et de régimes et de son entraînement au gym avec ses tantes, ses voisines, et tout sera considéré comme on ne peut plus normal.

Ainsi, des années peuvent passer sans que rien soit fait et que le comportement problématique perdure, laissant des traces et des blessures que l'ado devenu adulte devra affronter.

Mais si les parents, la mère ou le père, sont eux-mêmes pris dans leurs relations troubles avec la nourriture depuis toujours, comment pourront-ils déterminer que cette situation n'est pas normale?

Selon l'étude citée précédemment, 31 % des femmes interviewées, soit près du tiers, ont eu recours à un moment de leur vie à des méthodes purgatives comme le vomissement volontaire ou l'utilisation de laxatifs, de diurétiques, de produits naturels et d'autres pilules pour maigrir. Et la moitié de ces femmes ont dit aux chercheurs que ces comportements étaient quotidiens. C'est énorme. Mais si vous êtes une femme, êtes-vous réellement surprise?

Le drame avec les troubles alimentaires, c'est qu'ils ne se règlent pas nécessairement à l'âge adulte. Selon cette même recherche, les relations troubles avec l'alimentation continuent dans la vingtaine, la trentaine, la quarantaine... Souvent s'y ajoutent de la dépression, de l'anxiété, des troubles de personnalité, etc.

La prévalence des pathologies graves diminue, mais est-ce dire que tout le monde est serein devant un *sundae* au chocolat? Pas du tout.

La négociation du virage de l'adolescence est d'autant plus compliquée qu'il y a des probabilités assez importantes que les parents chargés d'aider leur ado à conserver l'autorégulation de l'enfance, et donc une attitude normale et saine vis-à-vis de la nourriture, soient eux-mêmes pris dans le nœud gordien des relations compliquées avec la nourriture.

Il ne faut pas nécessairement être anorexique ou boulimique pour avoir des relations compliquées avec la nourriture. Être continuellement au régime, être obsédé par les calories, voir les aliments comme des ennemis, ne pas être capable de s'empêcher de manger certaines choses, dans certaines circonstances, et s'en priver pour ensuite craquer et en manger trop et se sentir coupable... Tout ça, ce n'est pas une façon très *relax* de voir la vie et l'alimentation.

Est-ce la vie que vous souhaitez pour votre ado ou, au contraire, aimeriez-vous que votre enfant soit la personne toujours capable de manger de tout qui ne grossit jamais, celle que vous avez toujours rêvé d'être?

Cette personne hyperlibre, votre enfant peut l'être si vous respectez sa faim et sa satiété dès son jeune âge et si vous l'aidez à continuer d'agir ainsi à l'adolescence en bannissant complètement le sujet des régimes de la maison, de votre vocabulaire, de vos conversations en sa présence, bref, si vous lui permettez de grandir à l'abri de cette obsession pour « l'alimentation santé », nouvel euphémisme pour désigner notre préoccupation excessive pour la mesure des calories.

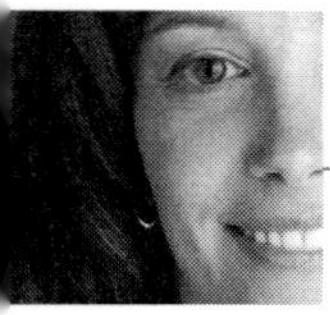

LE MOT DE

GUYLAINE

Les parents vont peut-être être surpris de notre position très proliberté alimentaire pour leur ado. D'ailleurs, lorsque je vois les réactions de mes clients, en clinique, quand je leur dis qu'ils doivent oublier les lignes directrices traditionnelles anti-calories pour perdre du poids, j'ai parfois l'impression de les choquer, presque, moralement.

À l'époque de nos parents, le blasphème était gravissime. Aujourd'hui, pour faire un geste aussi moralement répréhensible, provoquant autant de culpabilité, il faut jeter un sac en plastique à la poubelle ou ne pas manger supposément « santé ». Manger des légumes et des grains entiers parce que c'est délicieux et parce que ça nous aide à nous sentir bien, c'est une chose. Mais ressentir une profonde culpabilité déstabilisante, qui va nous chercher dans notre estime de soi, parce qu'on n'a pas suivi des préceptes alimentaires, c'est le signe qu'on ne prend plus nos décisions à partir de nos propres réflexions, mais qu'on est bien rendu dans le domaine du dogme, certains diront même de la religion.

Votre exemple

L'enfant est comme une éponge. Il vous regarde et absorbe vos valeurs, vos comportements, vos habitudes. Même si, à l'adolescence, il semble rejeter en bloc tout ce qui vient de vous, il en garde une bonne partie, notamment l'image de l'adulte que vous lui avez montrée en exemple toute votre vie.

Si les régimes amaigrissants, la pesée quotidienne, le calcul des calories, les régimes affichés sur le babillard font partie de la vie de famille, comment l'enfant pourra-t-il imaginer une vie où tout cela est inexistant, voire farfelu?

Aussi, si vous avez passé votre temps à ne pas aimer votre corps, d'où les régimes multiples et compagnie, comment pensez-vous que la petite ou le grand ado se sentira le jour où il verra son corps commencer à devenir comme celui de la personne qui lui a transmis son bagage génétique et qui ne se trouve vraiment pas canon?

Quand l'anormalité devient trop normale

Un autre fait troublant en Occident actuellement, et en Amérique du Nord en particulier, est que certains comportements malsains sont vus comme étant complètement normaux, voire admirables.

Par exemple, certains régimes conseillent aux gens le boycottage complet des glucides, pourtant piliers de cultures alimentaires tout à fait fonctionnelles depuis toujours. Éliminer le riz, le pain, les pâtes? Voilà une idée farfelue devenue largement acceptée comme non seulement normale, mais saine. À une autre époque, le gras était le grand coupable qu'on voulait enlever partout, même s'il est lui aussi fondamental dans notre alimentation.

En Amérique du Nord, aujourd'hui, l'idée d'aller au resto, de s'asseoir, de commander une entrée, un plat, un dessert, et oh mon Dieu! un verre de vin, est perçu dans certains milieux comme décadente, un concept à réserver uniquement aux grandes occasions.

Pourtant, manger à table, à midi, autre chose qu'un sandwich ou une salade, n'a rien d'exceptionnel. Manger une barre-repas régime dans une voiture entre deux rendez-vous, voilà qui est absurde, comme ne pas prendre le temps de sortir du bureau pour s'asseoir à une table et manger quelque chose avec un couteau et une fourchette.

Si vous voulez que votre ado réalise que la façon normale de manger, c'est à table, et non pas avaler un pogo debout sur son *skate* ou un yaourt 0 % sucré à l'aspartame avec une salade au jus de citron qui l'amènera à se précipiter sur la première barre de chocolat venue, encore faudra-t-il lui parler de l'anormalité de ce qu'il voit partout et, surtout, lui montrer, en préparant un repas qu'il aimera et se mangera assis, que c'est ainsi qu'on mange de façon réellement santé.

Le poids et le bonheur

D'autres données compilées durant l'enquête de l'Université de Caroline du Nord sont aussi déconcertantes. En effet, on y apprend que plus des deux tiers des femmes essaient de perdre du poids. Cette donnée exclut les femmes qui ont carrément un trouble alimentaire. Si elles comptent pour 10 % des répondantes, il ne reste plus beaucoup de femmes qui sont satisfaites de leur poids.

De plus, la moitié des femmes qui veulent perdre du poids ont déjà un poids santé et presque 40 % des femmes avouent que leur poids ou ce qu'elles mangent peut nuire à leur bonheur.

Votre adolescent vit dans un univers où minceur et bonheur vont de pair. De nombreux programmes scolaires et même publicitaires – on pense aux campagnes des savons Dove – ont été mis en place pour contrer cette perception. Mais la tâche est ardue et il est fort probable que bien des parents d'ados bataillent eux-mêmes avec cette pression.

Si vous avez personnellement souffert de cette situation, il est fort probable que vous vouliez épargner cette douleur à votre enfant. Mais comment? On l'a dit, en évitant absolument et totalement les régimes et toute pression pour maigrir ou compter les calories. En aimant votre enfant inconditionnellement, évidemment. Mais aussi, en faisant vous-même la paix avec votre corps et la nourriture, car c'est cette sérénité que vous voulez lui transmettre, qui est non seulement gage d'une vie plus agréable, mais aussi d'un poids normal.

La société, source de tous nos troubles alimentaires?

On étudie beaucoup les facteurs sociaux pouvant nous aider à comprendre et expliquer pourquoi les troubles alimentaires se manifestent.

Il suffit de sortir de la maison ou d'ouvrir le journal pour trouver une réponse simple et évidente : publicité, images de mode, photos de vedettes... Partout, la minceur prime. Il est devenu normal d'être préoccupé par son poids et son image corporelle. Les adolescents, particulièrement fragiles à cause de leur perméabilité aux pressions du groupe (l'ado veut être *in*), sont touchés plus que quiconque. Les études socioculturelles[6-7] démontrent que la pression sociale est une des causes majeures des problèmes d'image corporelle et des troubles alimentaires[6].

Évidemment, il n'y a pas que cela qui joue lorsqu'une adolescente devient carrément anorexique ou qu'un ado se met à prendre des stéroïdes pour être musclé et passe 12 heures par jour au gym. On peut se douter qu'il y a d'autres facteurs psychologiques, voire psychiatriques, en jeu. Mais lorsque des mannequins anorexiques meurent[8], difficile de dire que la pression du monde de la mode n'y est pas pour quelque chose.

Traditionnellement, les femmes sont plus souvent que les hommes évaluées selon leur apparence physique. Il est donc normal que, malgré des décennies de féminisme et d'importance accordée à leur identité morale plutôt que physique, elles continuent d'y accorder elles-mêmes une certaine importance.

En 1992, une recherche[9] a démontré que les articles et les publicités pour les régimes ou portant sur la minceur étaient dix fois plus présents dans la littérature destinée aux femmes qu'aux hommes. Ceci correspondait à l'époque à une prévalence dix fois plus élevée des troubles alimentaires chez les filles que chez les garçons.

Aujourd'hui, plus de quinze ans après, il y a fort à parier que ce pourcentage a changé puisque, on le voit clairement en feuilletant les magazines et en regardant la télé ou Internet, les garçons sont de plus en plus visés eux aussi par les articles et les publicités liés à l'image corporelle. Les gars, bronzés, épilés, montrant leurs abdos musclés dans les annonces de ceci ou cela sont devenus omniprésents. Les garçons sont en train de devenir aussi visés et touchés par les obsessions alimentaires et corporelles que les filles. Fannie Dagenais, directrice du groupe ÉquiLibre, qui pilote Bien dans sa tête, bien dans sa peau[10], un programme d'éducation sur l'image corporelle et l'estime de soi destiné aux étudiants du secondaire, nous a dit qu'elle était approchée par des gars au sujet de l'utilisation des stéroïdes dans les gyms.

C'est un problème encore relativement nouveau, mais qui se répand et qui, comme c'est le cas pour l'obsession de la minceur, est alimenté et presque cautionné par notre préoccupation collective excessive pour la « santé », la « forme » et notre lutte tous azimuts contre l'embonpoint et l'obésité.

EN RÉSUMÉ

- **Les adolescents mangent beaucoup, car ils sont en pleine croissance.**
- **Il n'est pas normal qu'un ado soit au régime.**
- **L'appétit des adolescents peut les encourager à découvrir de nouvelles cuisines, de nouveaux aliments qu'ils n'aimaient pas avant.**
- **Les adolescents sont très vulnérables aux pressions des modes.**
- **Souvent, les troubles du comportement alimentaire ou alors les problèmes liés à l'image corporelle commencent à l'adolescence et sont cachés par l'acceptation par la société de comportements problématiques comme les restrictions alimentaires rigoureuses et l'exercice compulsif.**

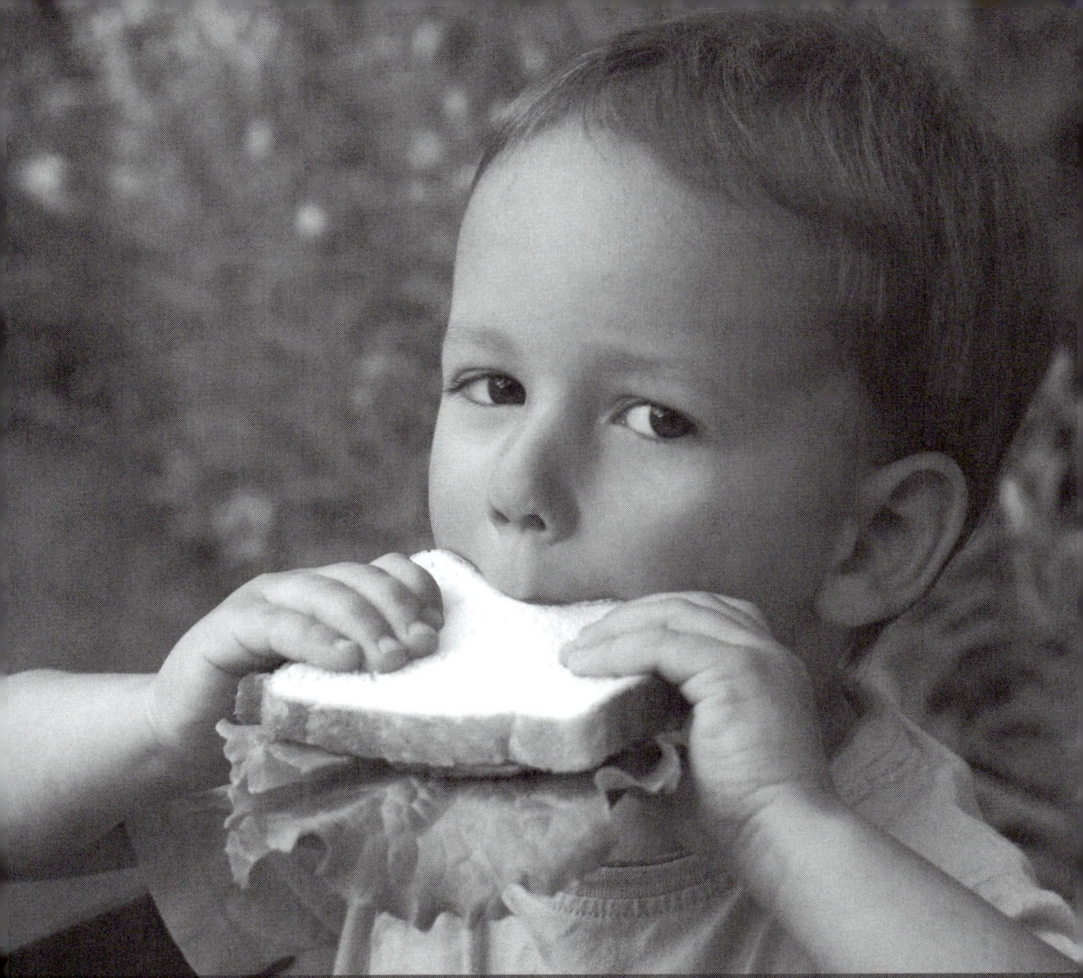

chapitre 12

Mon enfant est un ...

Pour tous les parents qui comprennent très bien les principes énoncés dans ce livre, mais qui ont de la difficulté à voir comment mettre tout cela en pratique, sachez que rien n'est très compliqué.

Chaque enfant a sa propre dynamique, mais voici comment fonctionner de façon générale :

1. Servir la nourriture à votre enfant en ayant une attitude accueillante; les enfants aiment manger.
2. Quand il ne veut pas manger d'un aliment, respectez-le, essayez de mettre plusieurs choix d'aliments devant lui pour qu'il en aime au moins un, mais n'arrêtez pas de lui proposer, semaine après semaine, les aliments rejetés.
3. Quand il vous dit qu'il n'a plus faim, respectez-le.
4. S'il a faim quelques heures après le repas, vous pouvez lui présenter de nouveau ce qu'il n'a pas pris au repas si vous jugez qu'il n'a vraiment pas mangé suffisamment. Vous pouvez aussi lui donner une collation.
5. Ne limitez jamais les quantités.
6. C'est vous qui choisissez la qualité de ce que votre enfant mange et donc ce que vous lui présentez. Il choisit la quantité.

Certains parents s'inquiètent parce que leur enfant ne mange pas assez de légumes, d'autres parce qu'il grignote tout le temps. Certains ne comprennent pas pourquoi l'enfant semble avoir peur de la nouveauté, tandis que d'autres se demandent pourquoi leur petit mange tant au repas. Regardons quelques profils typiques un à un.

Le difficile ou capricieux

Plusieurs parents croient que c'est la nature qui décide si leur petit sera un mangeur universel ou au contraire un enfant plutôt difficile qui repoussera la moindre bouchée nouvelle de son assiette avec une moue révélatrice.

En fait, les travaux de la nutritionniste Ellyn Satter semblent plutôt indiquer que les enfants ne naissent pas difficiles ou capricieux[1]. Ce sont plutôt les enfants qui n'ont pas acquis les compétences, pour reprendre un terme fort populaire dans le milieu de l'éducation, pour apprendre à faire face à la nouveauté dans leur assiette qui évoluent ainsi et deviennent angoissés en présence de nouveaux aliments. Ils ne savent pas quoi faire, par quel bout les prendre. Ils ont peur de ne pas aimer et ils ne savent pas comment s'en sortir, alors ils adoptent toujours la même solution : « non ».

Ce « non » mène souvent à l'exaspération des parents, qui ne voient plus comment ils pourront ouvrir l'esprit de leur petit. Dans de telles circonstances, il devient difficile de présenter à l'enfant de nouveaux aliments dans une atmosphère propice à la découverte et à l'appréciation. Résultat : la situation piétine et tout le monde finit par être frustré. Le petit qui ne veut pas de nouveauté et les parents, convaincus que leur enfant va manger des pâtes sans sauce pour le restant de sa vie.

Pour comprendre l'enfant difficile, il est bon d'essayer de comprendre les adultes difficiles, donc d'anciens enfants difficiles qui ne sont jamais venus à bout de leurs réticences.

Lorsqu'on parle à ces adultes en clinique, on réalise qu'ils ont souvent été forcés durant leur enfance à manger des aliments qu'ils n'aimaient pas ou alors qu'ils ont tout simplement été privés de la chance d'essayer de nouveaux aliments.

Il est aussi possible, pour certains, que le problème soit apparu à l'âge adulte, surtout si ces gens se sont imposé des restrictions alimentaires très rigides, qui se sont accumulées et ont fini par avoir raison de leur envie d'explorer. Parfois, chez les adultes, « être difficile » est en fait un camouflage pour « être obsédé par les calories ». Pour eux, il devient plus facile de se convaincre que quelque chose n'a pas bon goût que de s'avouer à eux-mêmes qu'en fait, ils sont incapables d'en manger sans culpabilité ou avec modération.

Quoi qu'il en soit, on constate que l'adulte difficile n'a pas une relation harmonieuse avec la nourriture. Il n'a pas de souplesse par rapport aux repas. Il peut facilement être pris de court quand il n'a pas le contrôle sur ses menus. Au-delà des préoccupations diététiques qui font que les parents s'inquiètent pour leur enfant difficile – « Il ne mange pas toutes ses vitamines, il n'a pas assez de fibres » –, il faut aussi penser au problème dans un angle plus large, donc aussi social et culturel. Votre but, comme parent, n'est-il pas d'éduquer un enfant capable de découvrir et de s'adapter et de manger en toute liberté sans prise de tête constante au sujet des aliments? Pour ce faire, il faut donc que l'enfant apprenne à découvrir et ne soit pas forcé de découvrir.

En premier lieu, pour aider un enfant à apprécier de nouveaux aliments, il faut oublier les pressions sociales et autres raisons intellectuelles qui entourent le choix des aliments. Il faut que les parents s'enlèvent de l'idée qu'ils vont faire aimer la courge à leur fils parce que la nutritionniste à la télé a dit que c'était plein de bonnes vitamines. Il leur faut oublier leur plan de faire manger à leur petit de 3 ans toute la liste des aliments anti-cancer. Ce n'est pas nécessaire.

L'enfant doit apprendre doucement à varier son menu. Le but ultime est qu'il comprenne qu'il y a de bonnes choses ailleurs que dans son petit cercle restreint d'aliments préférés. Il ne doit pas être poussé à le faire.

En second lieu, il est important que les parents apprennent à leur enfant difficile à se comporter correctement à table. Ils doivent lui apprendre qu'il a le droit de refuser de la nourriture, mais poliment. Il est correct de dire « Non merci, je n'aime pas ça ». Pas de crier « Ouach! » en lançant son assiette, même si cela fait rire les frères et sœurs.

En dernier lieu, il est important que l'enfant comprenne très rapidement qu'il n'a pas le droit de rejeter des aliments sans les avoir goûtés. Il doit aussi savoir que s'il n'aime pas l'aliment, il peut le recracher poliment, qu'il n'a pas à l'avaler, surtout pas si l'aliment le révulse au point de causer un haut-le-cœur. Mais il doit aussi être clair dans sa tête qu'il doit essayer. Savoir qu'il a une porte de sortie est très important, toutefois, sinon il n'osera pas se lancer.

Les parents doivent donc être prêts à ce que l'enfant refuse de manger tel ou tel aliment parmi ceux servis au repas. S'ils commencent, cependant, à préparer des plats sur mesure pour l'enfant difficile, ils ne lui donneront jamais de raison d'essayer la nouveauté. En d'autres mots, l'enfant doit être rassuré et convaincu qu'il y aura toujours des valeurs sûres qui lui plairont au repas, mais il doit aussi naviguer dans un contexte où il pourra comprendre qu'il sera limité par ses choix précautionneux.

Quoi qu'il en soit, les parents ne doivent pas créer une atmosphère où l'enfant se sent ridicule de ne pas aimer quelque chose. Souvent, on voit dans une même famille un enfant loué pour son attitude très ouverte envers les nouveaux aliments, tandis que le petit difficile est plutôt montré du doigt. Il faut aider le petit difficile à surmonter ses craintes en le prenant par la main, comme on le ferait pour un autre type de crainte.

Les parents doivent créer un équilibre entre la nécessité d'imposer des limites claires aux caprices du petit et le besoin de le rassurer sur le fait qu'il sera toujours nourri avec des aliments qu'il aime, quoi qu'il advienne.

Les parents peuvent faire comprendre au petit que s'il refuse d'essayer de nouveaux aliments, il risque de finir par s'ennuyer à manger toujours la même chose. Mais ils peuvent aussi amener l'enfant vers du nouveau, au moyen des valeurs sûres. « Tu aimes les pâtes? Pourquoi ne change-t-on pas de forme aujourd'hui? Des tubes au lieu des spaghettis... » Qui sait, la prochaine fois, peut-être voudra-t-il essayer ses pâtes avec du pesto plutôt que simplement avec du beurre...

Il est très important de parler avec l'enfant des plats qu'il aime vraiment afin de bien connaître son répertoire d'aliments. Souvent, pris dans le brouhaha quotidien, les parents oublient que l'enfant aime bien ceci ou cela, parce qu'ils en préparent moins souvent, et finissent par avoir l'impression que leur petit n'aime que deux ou trois plats alors qu'en fait, il en aime plus que ça.

Les parents d'un petit capricieux doivent chercher à ratisser le plus large possible, surtout si les options sont peu nombreuses. Écrire sur papier la liste des choses que votre enfant aime vous rassurera peut-être vous aussi sur le fait que, dans le fond, il aime plus de choses que ce que vous pensiez et que la situation n'a rien de dramatique.

Pour être sûr de ne rien oublier, vous pouvez passer les groupes alimentaires un à un. Aime-t-il les produits laitiers? Lesquels? Aime-t-il les protéines, viandes et compagnie? Lesquelles, apprêtées comment? Les fruits, les légumes et ainsi de suite...

Ah oui, et n'oubliez pas : la patience est cruciale, car il faut représenter souvent le même aliment à l'enfant, quitte à changer la façon dont il est apprêté, pour lui donner la chance encore et encore de le découvrir. Lui présenter ne veut pas dire l'obliger à en manger. Le petit va commencer par le regarder, le sentir, le toucher, le prendre dans ses mains et y goûter encore et encore. Il est essentiel que ces expériences soient faites dans le calme et la sérénité, sans attente particulière.

Le but est de garder l'esprit de votre enfant ouvert. Il ne faut pas qu'il voie l'expérimentation comme un plongeon douloureux dans un torrent glacé, mais juste comme une trempette d'orteil dont il se sortira indemne si son appréciation de cette nouvelle saveur est négative.

Marche à suivre avec l'enfant difficile ou capricieux

- *Si le simple fait d'avoir des aliments nouveaux devant lui déclenche une crise chez votre enfant, armez-vous de patience.*
- *Choisissez un aliment, offrez-en lui et ne dites rien. S'il pique une colère, expliquez-lui que l'aliment est là, mais qu'il n'est pas obligé d'y toucher, juste le regarder suffit. Et répétez l'opération. Parfois, il faut répéter l'opération jusqu'à 20 fois avant qu'un enfant cesse de considérer un aliment comme nouveau.*

- *Si votre enfant joue avec ses aliments plus qu'il ne les mange, il est en exploration, alors continuez de lui présenter les aliments. Quand vous le sentez devenir plus à l'aise à la vue de l'aliment, proposez-lui de faire l'expérience de le mettre dans sa bouche, puis de le recracher. Habituellement, les enfants aiment tout mettre dans leur bouche. Ils ont souvent arrêté leur exploration parce qu'ils ont été obligés d'avaler un aliment qu'ils auraient mieux aimé recracher. S'il est clair qu'il n'a pas à ingurgiter ce qu'il a dans la bouche, personne n'aura l'impression que l'exercice est un échec. Donc, on peut recommencer une autre fois, le lendemain, peu importe. On essaie et on réessaie jusqu'à ce que l'enfant apprécie l'aliment. Faire cet exercice le rassure aussi pour l'avenir : lorsqu'un autre aliment sera présenté, il pourra explorer de nouveau sans être inquiet.*

Le cachottier

Vous faites le ménage dans le salon et vous trouvez entre les coussins du canapé des sacs de croustilles vides. Vous demandez à votre douce moitié si c'est elle ou lui qui a placé l'objet en question à cet endroit un peu incongru. Avec surprise, vous réalisez que c'est votre enfant qui l'a fait. Comment réagir?

Il est important de ne pas paniquer, mais le constat est quand même difficile : votre enfant a un problème qui doit lui faire mal à l'âme. S'il mange en cachette, c'est qu'il a des envies terribles de manger certains aliments et ne se sent pas le droit de le faire, soit parce qu'on lui a effectivement interdit formellement de manger des *chips* alors qu'il adore ça, soit parce qu'il ne veut pas être vu en train d'en manger. Généralement, si l'enfant en est rendu à se cacher de honte, c'est parce que le problème a atteint une certaine gravité qui nécessitera probablement de l'aide professionnelle, non pas nécessairement du côté nutritionnel, mais en premier lieu pour renforcer son image de lui-même et sa confiance en lui.

Malheureusement, ce sentiment d'interdit, conscient ou inconscient, provient probablement de la famille. Parfois, c'est un parent croyant bien faire qui a interdit tel ou tel aliment ou alors qui contrôle les quantités. Avez-vous l'impression que si vous ne le surveillez pas, il va toujours trop manger?

Si on veut que l'enfant qui cache de la nourriture cesse de le faire, il doit d'abord et avant tout être remis en confiance et convaincu qu'il peut manger tout ce qu'il veut en public, qu'on ne le jugera pas. La liberté doit être totale.

Recommencez à contrôler et la cachotterie recommencera. Et ce que vous cherchez à éviter aura lieu : l'enfant mangera excessivement.

Un enfant constamment restreint, qui vit dans une famille où la restriction fait partie du quotidien pour tous, les parents en premier, peut finir par avoir peur de manger devant ses parents. Il a l'impression de faire quelque chose de mal. Mais comme il ne peut pas s'empêcher de manger, parce qu'il a faim, il le fait quand même.

Lui redonner la possibilité de manger à sa faim les aliments qu'il aime est la seule façon de vous sortir de cette impasse.

Marche à suivre avec le cachottier

- *Commencez par lui donner son aliment préféré, celui qu'il mange en cachette, au début du repas, en même temps que le reste. Comme ça, il n'y a pas de risque qu'il dépasse son signal de satiété pour en manger au dessert, après les légumes...*

- *Si l'enfant mange uniquement du chocolat pour souper le premier jour, ne lui faites pas la morale. Continuez à lui présenter, à chaque repas, l'aliment en question. Toujours en début de repas. Doucement, vous allez remarquer qu'il va manger de moins en moins l'aliment en question et de plus en plus du repas. Dans le fond, votre enfant aime bien la nourriture que vous lui proposez. Mais il aime aussi les aliments interdits. Alors pour vous faire plaisir, il mange son repas et ensuite il se fait plaisir avec l'interdit, loin des regards réprobateurs.*
- *Si ce n'est pas vous qui avez interdit l'aliment en question et que le sentiment d'interdiction (extérieur) ou de honte (intérieur) vient d'ailleurs, il faut absolument trouver ce qui pousse votre enfant à agir ainsi. L'interroger à cet égard n'est pas nécessairement la meilleure solution. Vous devriez commencer par chercher par vous-même ce qui se passe, et observer votre enfant dans sa relation avec les aliments. Si ce sont les croustilles qu'il aime, allez au supermarché et achetez-lui-en et montrez-lui que ce n'est pas un aliment tabou dans la famille et qu'il n'a pas à se cacher pour en manger.*
- *L'interroger directement sur ses cachotteries pourrait exacerber le problème. Soyez subtil. N'oubliez pas que l'enfant n'est pas heureux et se sent probablement très mal et inconfortable de devoir se cacher. Il souffre de son comportement.*
- *Aidez-le à avoir accès aux aliments qu'il aime. Et ne vous inquiétez pas pour la qualité de son alimentation. C'est son bien-être émotionnel qui est en jeu au point où vous en êtes. Et il vous faut désamorcer un problème qui peut l'amener à prendre du poids et le mener ainsi vers la stigmatisation sociale. Et tout ça, ce n'est pas bon pour sa*

santé. Lui redonner accès à toutes sortes d'aliments, peut-être certains riches en gras et en sucre et pauvres en vitamines, n'est pas si grave dans ce contexte. Oui, cette façon de faire peut sembler complètement iconoclaste et contraire à bien des idées reçues, mais il est préférable que votre enfant soupe ouvertement avec vous uniquement de chocolat, que de le voir empiler du chocolat en cachette par-dessus un souper de légumes, de viande et de fruits.

L'enfant qui n'a pas de fond

Un enfant peut ne pas avoir de fond parce qu'il est privé et qu'il a peur de manquer de nourriture.

Il se peut aussi qu'il mange beaucoup simplement parce qu'il a besoin de manger de cette manière. Si c'est le cas de votre enfant, vous n'y pouvez rien et essayer de faire quelque chose risque de créer un problème là où il n'y en avait pas.

Il peut manger sans fond aussi parce qu'il veut combler un vide émotif. Nous reviendrons sur le sujet dans le chapitre 14.

Dans cette section, nous nous penchons sur l'enfant qui n'a pas de fond parce qu'il a un sentiment de privation. Il a peur de manquer de nourriture, un sentiment qui se développe souvent parce qu'on essaie effectivement de le restreindre. Pourquoi? Si son poids inquiète ses parents, ceux-ci essaient peut-être, pensant bien faire, de contrôler son apport alimentaire. Croyant régler un problème, ils en créent un autre.

Que faire?

Vous avez toujours l'impression que vous devez arrêter votre enfant, car sinon, il mange sans savoir quand arrêter.

Vous lui donnez des biscuits, mais après un nombre précis, vous lui dites : « Voilà, c'est tout, c'est suffisant ». Vous estimez qu'il n'est pas normal de se nourrir uniquement de ce type d'aliment et vous vous dites que s'il mange moins de biscuits, il mangera plus de viande, de légumes et autres. Est-ce une bonne stratégie?

Il est vrai qu'à court terme, si l'enfant ne mange que deux biscuits, par exemple, en collation, il aura plus rapidement faim pour le souper et mangera peut-être plus du plat principal, salé, et que vous croyez meilleur, qui lui sera servi. Cependant, qu'arrivera-t-il à long terme?

L'enfant qui est continuellement surveillé finit par accorder un statut spécial aux aliments qui lui sont refusés ou accordés en quantités limitées. Pourquoi, se demande-il, puis-je manger du poulet à volonté, mais pas de la crème glacée?

Il en conclut que les aliments surveillés sont spéciaux, particuliers. Il renforce ainsi la hiérarchie des aliments, qui était peut-être déjà là s'il est un amateur de sucré qui aime plus les biscuits que le poulet. Mais en agissant ainsi, les parents tapent sur ce clou.

Les biscuits se singularisent, ressortent du lot, ont droit à une attention particulière. C'est ce que les études sur l'apprentissage appellent une récompense négative : la récompense est donnée et ensuite enlevée. Priver d'une partie de la récompense augmente l'intérêt pour cette récompense.

Cette relation entre les gestes et les réactions a été abondamment étudiée[2]. La récompense est un bon moyen d'éduquer un enfant, mais dans ce cas-ci, le but recherché n'est pas atteint. L'enfant n'apprend pas qu'il doit arrêter après deux biscuits. Il apprend qu'il doit faire ce qu'il faut pour avoir au moins deux biscuits, et pourquoi pas plus?

Votre objectif est de restreindre la consommation que fait votre enfant d'aliments pauvres en nutriments et riches en énergie. Cet objectif est compréhensible et votre raisonnement peut sembler tout à fait logique. Et lorsque vous regardez votre enfant développer son appréciation et son attirance pour les aliments limités, vous vous dites que vos craintes sont confirmées et que vous faites ce qu'il faut.

Sauf qu'en réalité, vous faites interférence à sa capacité de gérer lui-même les quantités de nourriture qu'il mange. Car c'est l'enfant qui sait combien de nourriture il lui faut.

Des recherches ont démontré, par exemple, que les enfants âgés de 3 à 5 ans, quand ils sont laissés libres de manger quand ils le désirent, mangent environ quatre à cinq fois par jour[3]. Leur apport alimentaire peut varier de 40 % d'un repas à l'autre, mais de seulement 10 % d'une journée à l'autre. En d'autres mots, même laissés à eux-mêmes, ils mangent pratiquement la même quantité de calories jour après jour. Ils sont donc tout à fait capables de bien gérer leur apport alimentaire. Alors, s'ils mangent entre les repas, cela ne va pas les mener nécessairement à manger trop pour leurs besoins et à prendre du poids.

Une autre étude[4] va exactement dans le même sens. Pour mesurer la capacité des enfants à s'autoréguler, donc à savoir instinctivement comment manger juste assez, on a fait manger des repas constitués de deux plats à un groupe d'enfants.

Parfois, le premier plat était riche, parfois il était pauvre en énergie. L'enfant devait en consommer une portion fixe. Le second plat était, lui, choisi par l'enfant à partir d'un menu. Et il pouvait en manger à volonté. Résultats : les enfants mangeaient plus dans la seconde partie du repas quand la première était peu énergétique. Bref, ils ajustaient leur consommation lors du second plat afin de compenser les variations en énergie du premier.

Votre objectif comme parent est de laisser aller et de consolider cette capacité de votre enfant à s'autoréguler, qui est d'ailleurs exactement celle que respectent les « minces naturels » – ces gens qui mangent ce qu'ils veulent et ne grossissent jamais – pour rester minces.

Ce n'est pas votre responsabilité de contrôler les quantités. Même pour les biscuits et la crème glacée.

Marche à suivre avec l'enfant qui n'a pas de fond

- *Comment fait-on manger à l'enfant ce que les parents veulent qu'il mange – ou pensent qui serait bon pour lui – sans pour autant lui imposer des restrictions? Respectez ses goûts. Si le plat principal du repas est une viande qui lui plaît peu, il est probable que les biscuits du dessert deviennent encore plus attirants.*
- *Faire correspondre l'horaire des repas et des collations avec les besoins de votre enfant. Exemple : si l'enfant arrive de l'école, après le service de garde, vers 17 h 30, soit, disons, environ 45 minutes avant le repas, il est normal qu'il ait beaucoup faim et qu'il ait envie de quelque chose de nourrissant et que vous, vous ayez envie de le laisser manger un peu, en le contrôlant. Vous pouvez lui offrir alors des concombres avec un peu de sel ou toute autre collation*

légère qui ne lui coupera pas l'appétit et le calmera temporairement, mais s'il a faim pour souper, cela ne sera peut-être pas bien accepté. Cette faim 45 minutes avant le repas est un moment typique où l'adulte se croit obligé de limiter lui-même la quantité de nourriture que prend l'enfant. « Non, ne te fais pas deux rôties, tu n'auras plus faim au souper... » Le problème, c'est que l'enfant a faim sur-le-champ. Devez-vous donc devancer le repas, vous organiser pour qu'au moins une entrée soit prête? Devez-vous voir s'il ne devrait pas avoir une meilleure collation de 16 h, plus nourrissante, qui lui permet de ne pas mourir de faim à 17 h 15?

– *Autre exemple : l'enfant a faim avant de se coucher. Il est rendu tard et la fatigue et le délai depuis le souper font qu'il a faim. C'est normal. Offrez-lui un verre de lait et des biscuits, autant qu'il en veut, sans pour autant en faire grand cas ni souligner le tout comme quelque chose de spécial. (En fait, votre but est de banaliser ces aliments, n'est-ce pas, afin que l'attrait du spécial et de l'interdit ne les concerne pas.) Ne vous inquiétez pas. Faites confiance à votre enfant. S'il prend trois ou quatre biscuits, le lendemain, ne vous étonnez pas s'il prend, le lendemain, un petit-déjeuner moins copieux que d'habitude et ne l'obligez pas à terminer son assiette. Il sait ce qu'il fait.*

Il n'y a pas de mal à prendre une collation avant de se coucher si l'ajustement en apport alimentaire se fait naturellement le lendemain. Et l'enfant fera très aisément cet ajustement s'il est laissé libre.

Cela dit, si ces collations copieuses vous agacent, posez-vous d'autres questions. Et si, en fait, l'enfant pouvait se coucher tout simplement plus tôt? Vous aimez bien traîner tard durant le week-end? C'est votre choix. Mais la faim liée à la fatigue doit être prise en compte lorsque vous prenez vos décisions concernant l'horaire familial. Si cette faim vous dérange, vous savez quoi faire : mettre l'enfant au lit plus tôt, pas le restreindre.

Il est possible qu'au début, si vous avez toujours limité et structuré l'apport alimentaire de votre enfant, il amorcera sa vie de liberté en mangeant beaucoup. Mordez-vous la langue. Ne dites rien. Et soyez patient. Doucement, il va s'habituer à la banalité de ce qui était autrefois interdit et comprendre aussi comment gérer sa faim. Et il pourra autoréguler son alimentation.

L'enfant affamé quand il arrive à table

Certains enfants ont faim entre les repas, d'autres moins.

Il est normal, vu tout ce qu'on dit depuis toujours sur le fameux grignotage néfaste entre les repas, que vous voyiez d'un mauvais œil le désir de votre enfant de manger avant que ce ne soit l'heure du lunch ou du souper. Certains parents obligent leur enfant à attendre jusqu'au repas avant de manger, surtout s'il a pris une collation qui aurait dû, croient-ils, être adéquate. Souvent, cet enfant arrive à table affamé et se rue sur la nourriture et dévore littéralement tout le contenu de son assiette.

Certains parents apprécient ce phénomène et sont bien contents d'avoir un petit loup à table. L'enfant mange avec appétit. Souvent, il n'est pas trop capricieux. Mais l'enfant affamé doit-il être laissé affamé?

À ce point-ci du livre, vous aurez probablement compris qu'amener un enfant au bout de sa faim n'est pas une bonne idée.

Chez les adultes, on voit aisément comment être affamé peut nuire : quand ils ont finalement accès à de la nourriture, les êtres affamés mangent tout ce qui leur passe sous la main et peuvent dépasser largement leur signal de satiété. Leur faim leur a enlevé leur mesure, autant psychologique – ils veulent à tout prix apaiser cette sensation franchement désagréable – que physiologique. En effet, même si le corps affamé envoie son signal de satiété, il est beaucoup plus difficile de l'écouter[5].

Chez les enfants, ce phénomène n'est pas aussi fort puisqu'ils restent beaucoup plus proches que les adultes, naturellement, de leur capacité d'autorégulation. Reste que ce n'est pas une bonne idée de faire vivre à un enfant des moments de faim non calmée qui l'amènent, ensuite, à manger comme un petit ogre à table.

Peut-être, en fait, que votre enfant a besoin de manger plus souvent que vous ne le croyez.

Marche à suivre avec l'enfant affamé quand il arrive à table

- *Offrez à votre enfant de manger une collation de plus avant le repas et surveillez le résultat. A-t-il encore une faim de loup en arrivant au repas ou diminue-t-il son apport naturellement? Il est fréquent que les adultes ne voient pas les enfants avoir faim. Et ce phénomène fréquent est amplifié par les fameux préceptes du diététiquement correct diabolisant le grignotage entre les repas et encourageant les collations faibles en calories. Souvent, les écoles ont des règles inutilement strictes à cet égard et ne tolèrent, en collation, pratiquement que les fruits et les crudités. Pas de gâteau, pas de biscuits, pas de chocolat... Combinez à cela les craintes au sujet des allergies – aucune noix – et les enfants se retrouvent à grignoter trois bouts de carottes et un bâtonnet de faux fromage en guise de collation. Pas étonnant qu'ils arrivent à table l'estomac dans les talons.*

- *Soyez vigilant, car il est surprenant de constater comment certains enfants, surtout s'ils sont habitués à se faire dire non, n'exprimeront pas nécessairement leur faim. Ils sont souvent très dociles et attendent d'avoir des aliments devant eux avant de manger. C'est donc à vous de voir l'humeur, l'énergie, l'attitude de votre petit ogre affamé et de lui proposer une collation pour voir s'il n'aimerait pas qu'on lui offre une tartine au retour de l'école, même s'il a eu une collation au service de garde. Voyez le résultat. Souvent, l'enfant qui a faim a aussi l'humeur et le manque d'énergie qui viennent avec cette sensation désagréable si elle est poussée trop loin. S'il a uniquement envie de s'écraser devant la télé, peut-être, justement, a-t-il besoin d'un petit peu de nourriture qui lui donnera l'énergie d'aller jouer dehors? Quand on met le doigt sur ce qui pause problème, il se résorbe généralement assez rapidement.*

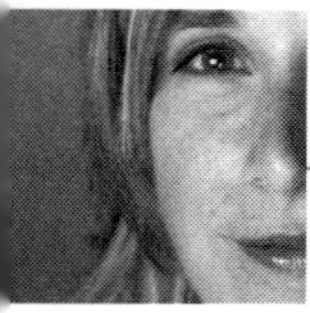

LE MOT DE

MARIE-CLAUDE

Quand j'étais petite, mes parents m'ont un jour inscrite à des cours de ballet contemporain que j'adorais. J'ai suivi les cours pendant un temps et puis j'ai demandé d'abandonner. La nouvelle est arrivée comme une surprise pour tous. Même pour moi. Personne ne comprenait pourquoi ces cours qui me plaisaient plus que tout devaient soudainement prendre fin.

Aujourd'hui, quand je repense à cet épisode, tout ce qui me revient à l'esprit, c'est à quel point j'avais faim pendant les cours. Je me sentais faible, sans énergie, écrasée. Je ne me rappelle plus exactement la séquence de mes matinées, mais de toute évidence, mon petit-déjeuner du matin ne me permettait pas de passer à travers ces cours en avant-midi. En ai-je parlé à mes parents? Non. M'écoutaient-ils quand je leur demandais de m'acheter une tablette de chocolat aux distributrices qu'on croisait en chemin en s'y rendant? Pas du tout. Bref, mes cours de danse n'ont pas duré à cause d'un vaste malentendu.

L'enfant qui mange tout le temps

Les enfants sont comme les adultes : il y en a qui, a-t-on l'impression, mangent tout le temps, mais qui, en réalité, s'autorégulent parfaitement et n'ont donc aucun problème de surpoids. Et il y en a qui mangent tout le temps et qui mangent trop, souvent parce que la nourriture joue dans leur vie un rôle autre que celui de les alimenter en carburant physiologique. Même pour les enfants, la nourriture joue parfois un rôle émotionnel. Et puis, il y a des enfants qui mangent tout le temps parce qu'en fait, ils ne mangent jamais assez.

Un enfant qui mange tout le temps peut donc tomber dans n'importe laquelle de ces catégories.

Il n'est cependant pas normal qu'un enfant veuille manger sans arrêt, à part les bébés allaités.

Un enfant qui mange tout le temps a besoin d'un peu de structure dans son alimentation, peu importe sa courbe de croissance pondérale. En société, on mange aux repas, avec des collations entre les repas. On s'assoit pour manger. On attend les autres. La vie n'est pas un cocktail dînatoire ni dansant.

Évidemment, si les parents sont eux-mêmes toujours en train de grignoter à gauche et à droite entre les repas, on voit facilement où l'enfant a pris l'idée de se comporter ainsi. Une première étape est donc de s'observer soi-même et de mettre peut-être un peu d'ordre là-dedans...

Ensuite, il faut établir un horaire de repas et de collations. Si toute la famille mange de façon décousue à gauche et à droite, difficile de s'attendre à ce que fiston prenne uniquement trois repas par jour. D'autant plus que le concept de l'arrêt pour le repas ou pour la collation n'est pas inné. C'est culturel. C'est conditionné par la société et la famille. Il faut l'apprendre par la répétition, le conditionnement.

Pour y arriver dans le calme et l'harmonie et faire fonctionner le conditionnement, on peut opter pour un système de récompense. C'est le plus efficace. Mais attention, c'est le repas entier qui devient une récompense, pas uniquement le dessert! Donc, le repas doit être perçu par l'enfant comme un moment positif dans sa journée, où ses parents s'occupent de lui, lui parlent, s'intéressent à lui, le félicitent pour ce qu'il a fait durant la journée et le remercient de s'asseoir avec eux.

Les parents doivent se rappeler que s'asseoir à table pour manger n'est pas un réflexe, mais bien une coutume qui s'apprend. Ils doivent donner à leur enfant de bonnes raisons de vouloir être là et ne pas lui donner des raisons de fuir. Tant qu'il y trouvera plaisir, sécurité, réconfort, encouragements, il voudra répéter l'expérience[6].

Marche à suivre avec l'enfant qui mange tout le temps

- *Décidez d'un horaire de repas pour la famille. Engagez-vous à le suivre.*
- *Statuez que l'enfant n'aura pas libre accès au frigo et au garde-manger le reste du temps. Entendez-vous avec lui et avec l'autre parent, les gardiennes ou tout autre adulte, le cas échéant, pour que ce soit respecté.*
- *Ce n'est pas une mauvaise idée, si la décision est nouvelle et marque une rupture avec les anciennes habitudes de la maisonnée, d'expliquer à l'enfant qu'il sera nourri s'il a faim, mais qu'il doit exprimer cette faim aux parents. Il faut lui faire comprendre le nouveau système et le rassurer en même temps.*
- *Prenez les repas en famille à table. L'enfant choisit ensuite ce qu'il veut parmi les aliments du menu – pas de plats spéciaux pour lui – et il mange les quantités qu'il veut. Évidemment, il vous faudra maintenir une certaine discipline entre les repas. L'enfant pourra prendre des collations et réclamer à manger s'il a faim à l'extérieur de l'horaire. Mais il faut vérifier s'il a faim ou s'il veut grignoter.*

Test grignotage

Si vous craignez que les requêtes de nourriture de votre enfant soient plus du grignotage qu'autre chose, faites deux tests.

1. Votre enfant vient vous voir en affirmant qu'il a faim. Mais comme il a pris une collation peu de temps auparavant et aussi un repas plus tôt, vous avez des doutes, vous ne croyez pas nécessairement à cette faim. Vous pensez qu'il veut grignoter, car il s'ennuie, par exemple.

   Alors, au lieu de lui donner à manger tout de suite, rassurez-le simplement : « Je vais te donner quelque chose tout à l'heure, mais en attendant, allons faire cette activité que tu adores. » Vous verrez à sa réaction s'il a une faim d'ennui ou de stress ou toute autre fausse faim ou si sa faim est bien réelle.

   S'il vous reparle de sa faim, 10 minutes plus tard, en disant que c'est pire, vous saurez que c'est vrai. S'il n'est pas totalement enthousiaste à l'idée d'aller faire son activité préférée, c'est peut-être parce qu'il a réellement besoin de manger. Si la faim n'était pas vraie, elle sera vite oubliée.

2. Vous avez peur qu'il vous joue des tours et qu'il ne mange pas assez au repas pour pouvoir avoir ses aliments préférés après. Quand il dit qu'il a faim, offrez-lui les restes du souper. S'il a vraiment faim, il en mangera, sinon il fera autre chose. Un enfant qui a faim va se contenter de ce qui lui est offert, pourvu que ce ne soit pas des aliments pour lesquels il éprouve une aversion.

Et ne lui en voulez pas si, quand il veut des collations, l'enfant préfère les biscuits aux carottes : les enfants ont une tendance naturelle pour les aliments plus riches en énergie. Et lorsqu'ils sont mis en présence d'aliments plus ou moins riches, ils manifestent plus d'intérêt pour les aliments plus riches que ceux qui le sont moins[7], c'est on ne peut plus normal. Comme ils sont d'excellents régulateurs, ils s'adaptent et ajustent leurs quantités de nourriture aux repas suivants.

EN RÉSUMÉ

- **L'enfant mange souvent par imitation, s'il voit un parent ne pas aimer un aliment, il va le rejeter lui aussi.**
- **Ne vous découragez pas et présentez souvent un aliment même si l'enfant réagit négativement. Un jour, il va le manger.**
- **L'enfant mange en écoutant ses signaux de faim et de satiété, il faut simplement lui faire confiance, autant quand il est difficile, capricieux ou qu'il mange tout le temps.**

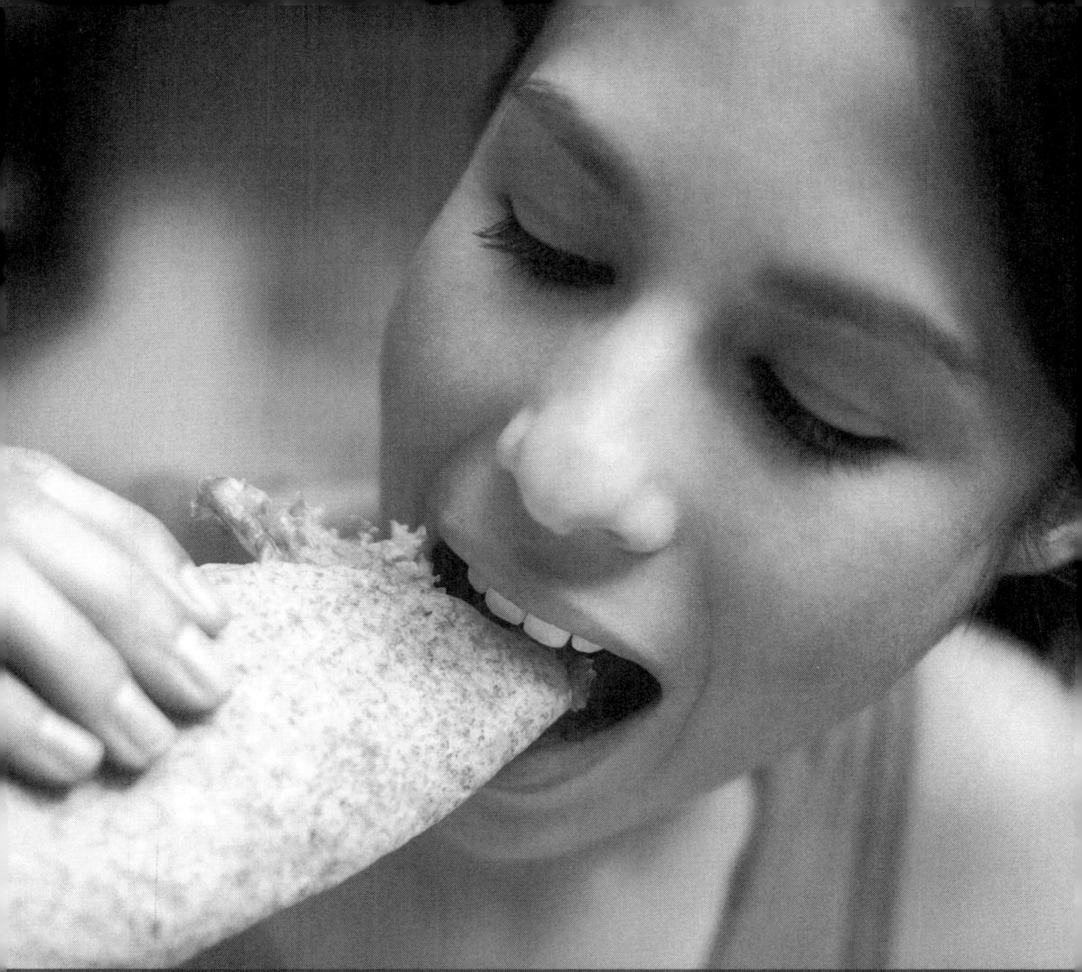

chapitre 13 Mon enfant est un...

ado plus ou moins bien dans sa peau

Un ado plus ou moins bien dans sa peau

L'adolescence n'a pas à être un moment pénible de la vie, mais ce l'est souvent et bien des gens qui souffrent, adultes, de problèmes de poids, diront que c'est là que tout a commencé. L'enfant a mal accepté de voir son corps changer. Au lieu d'attendre que la nature arrange les choses, il a entrepris de transformer ce corps en le mettant, le plus souvent, au régime. Et ainsi se sont amorcées des relations troubles avec l'alimentation qui se sont peut-être réglées beaucoup plus tard, ou pas. Les troubles alimentaires constituent d'ailleurs la troisième maladie chronique la plus commune chez les jeunes adolescents actuellement[1].

L'anorexie

Lorsqu'on parle de troubles alimentaires à l'adolescence, les gens pensent très souvent à l'anorexie mentale, une maladie psychiatrique saisissante qui pousse des jeunes filles – puisque cette maladie touche 10 fois plus de filles que de gars, qui sont, eux, touchés par d'autres maux – à vouloir maigrir à tout prix.

L'anorexie est une maladie dont on a tous entendu parler et qui évoque des images très claires d'adolescentes décharnées. Pour les parents et les proches de ces petites, cette maladie, dont semblent parfois être atteintes des vedettes d'Hollywood tellement elles sont maigres, n'a absolument rien de *glamour* ni de chic. La minceur devient pour eux un véritable cauchemar.

D'un point de vue strictement statistique, l'anorexie touche entre 1 % et 2 %[2] des filles au Québec, c'est d'ailleurs la même statistique dans tous les pays occidentaux. Généralement, l'anorexie s'installe entre 12 et 20 ans, mais peut débuter plus tôt ou s'installer plus tard.

La boulimie

L'anorexie n'est pas le seul trouble du comportement alimentaire. Il y a aussi, notamment, la boulimie, une maladie vers laquelle basculent bien des anorexiques lorsqu'elles perdent le contrôle de leur contrôle.

Plus capables de ne plus manger, mais incapables de manger normalement, elles essaient alors de reprendre le contrôle de leurs apports par d'autres moyens : elles se font vomir, prennent des laxatifs pour se vider les intestins, des diurétiques pour « éliminer » ce qu'elles ingurgitent.

La boulimie découle souvent de l'anorexie et est une forme peut-être moins extrême de restrictions, mais néanmoins réelle, car un corps traumatisé par la privation prend des années à s'en remettre et, surtout, à renvoyer le signal de satiété. C'est compréhensible. Il a été extrêmement privé. Il se protège et veut recevoir le plus possible de ce dont il a besoin, mais il met l'ancienne anorexique ou toute personne ayant suivi des régimes amaigrissants draconiens devant un problème terrifiant : elle n'arrive plus à savoir quand arrêter de manger, quand elle en a eu suffisamment.

L'ancienne anorexique a aussi probablement des difficultés émotives qui n'ont pas nécessairement été réglées lorsqu'elle décide volontairement de recommencer à manger, un constat encore plus facile à faire chez celles qui perdent tout simplement le contrôle de leur contrôle.

Anciennes anorexiques ou pas, les adolescentes boulimiques, souvent fragiles émotionnellement, ne parviennent pas à gérer leur apport alimentaire adéquatement et utilisent des béquilles qui leur permettent de faire cohabiter à la fois hantise du poids et insatiabilité.

Les boulimiques mangent donc des quantités énormes de nourriture pour s'en débarrasser ensuite en se faisant vomir ou en prenant des diurétiques et des laxatifs. D'autres font du sport de façon compulsive pour « brûler » les calories.

L'adolescente boulimique n'est pas nécessairement maigre ou rondelette, comme on le croit parfois. La boulimique a souvent un poids qui fluctue, mais souvent un poids qui se promène dans les valeurs normales. La maladie des boulimiques, en d'autres mots, peut facilement passer inaperçue.

En fait, certains aspects des comportements des boulimiques sont maintenant tout à fait acceptés socialement. On fait des blagues sur la fille qui mangera un paquet complet de biscuits pour panser une peine d'amour. Et personne ne sourcillera si une jeune fille part courir pendant deux heures pour faire fondre son repas. On la trouvera bien en forme et on la félicitera sans savoir qu'à la prochaine occasion, elle ira peut-être se mettre la tête dans la cuvette des toilettes pour vider son estomac.

Lorsque l'ado a les mêmes comportements excessifs avec la nourriture et mange des quantités maladives d'aliments sans pour autant chercher ensuite à s'en libérer, on ne parle plus de boulimie, mais d'hyperphagie.

La dysmorphophobie musculaire

C'est un nom très compliqué pour parler de l'obsession des gars pour leurs muscles, un problème de plus en plus répandu chez les ados et les jeunes hommes adultes.

On en parle peu, car c'est nouveau, mais aussi parce que c'est presque accepté socialement. Les gars qui adoptent des attitudes compulsives en ce qui a trait au sport, surtout à la musculation, sont d'abord vus comme des gars normaux, voire très disciplinés, qui font preuve de beaucoup de volonté, qui travaillent fort.

Bref, personne ne voit que derrière les journées passées à lever des poids, à courir, à ramer, à grimper sur des machines, se cache surtout la recherche d'un corps nouveau, car ces jeunes gars détestent celui qu'ils ont...

En plus de leurs efforts infinis au gym, ils comptent leurs calories pour faire diminuer leur adiposité, afin que leurs abdos soient bien visibles, que leurs bras soient définis... Là encore, personne ne voit rien de ce qui se passe vraiment. C'est normal, de nos jours, de « faire attention ».

Contrairement aux anorexiques, ils ne se laissent pas fondre, donc ils continuent de manger, mais tout est surveillé, calculé pour permettre l'optimisation de leurs efforts de musculation. Plusieurs se mettent à prendre des suppléments, des substituts de repas pour maximiser leurs apports nutritionnels en protéines, notamment. Certains vont même jusqu'à consommer des stéroïdes.

Les diagnostiqués et les autres

Il est absolument important de se rappeler que ces troubles du comportement alimentaire peuvent survenir à toutes sortes de degrés. La proportion d'adolescentes qui deviendront anorexiques est faible (1 % à 2 %) et celles de boulimiques qui iront jusqu'à se faire vomir régulièrement est elle aussi relativement peu élevée : cela va de 1 % à 4,6 %[2]. Cependant, comme les boulimiques ne sont pas toujours diagnostiquées et comme leur maladie peut relativement passer inaperçue, les chiffres réels sont peut-être plus importants. En outre, les garçons qui transformeront leur vie entière en vaste séance de musculation, effaçant toute autre forme de vie sociale tout en se bourrant de médicaments dangereux, ne sont pas légion.

Ce qu'il y a en nombre de plus en plus élevé, ce sont les ados qui ont des versions douces de ces troubles du comportement alimentaire et qui ont des relations troubles avec leur corps et leur alimentation, sans que cela soit assez grave pour être diagnostiqué de façon médicale et formelle.

Si on regarde certaines statistiques du programme Bien dans sa tête, bien dans sa peau du groupe ÉquiLibre, on constate que 60 % à 71 % des filles et des garçons de 13 à 16 ans sont insatisfaits de leur poids, bien que 85 % d'entre eux présentent un poids normal ou inférieur à la normale. De plus, 55 % des filles de 8 à 10 ans sont insatisfaites de leur taille et entre 20 % et 42 % des filles de 9 ans tentent de perdre du poids. Tous ces chiffres sont révélateurs[3].

Même si elle n'est pas maigre au point d'avoir besoin d'être hospitalisée, même si elle a encore ses règles – ou dit les avoir – l'adolescente obsédée par son poids n'a pas moins besoin d'aide. Au fait, savez-vous qui elle est?

Exemples de détails qu'on peut remarquer chez une jeune fille présentant un trouble du comportement alimentaire

Elle parle toujours de nourriture, de calories, cuisine pour les autres, leur fait des gâteaux, des biscuits, des trucs sucrés et riches, mais ne les mange jamais en public et gagne quand même du poids, pour soudainement le perdre et le regagner, sans qu'on comprenne trop ce qu'elle mange et quand elle mange. Elle choisit les plats minceurs, dit détester les frites, mais pige dans l'assiette du voisin pour en dévorer nerveusement. Elle se sert de minuscules portions, mais en reprend plusieurs fois. Elle se lance sur la nourriture en arrivant à la maison ou alors elle a toujours mangé chez une amie quand arrive le temps de prendre un repas en famille. Elle décide qu'elle est végétarienne, elle veut contrôler la liste d'épicerie de toute la maisonnée. Elle se plaint du lait 1 %, préfère le 0 %. Elle cherche les versions allégées de tout ce qui est possible...

Parfois, après le repas, elle enfile plusieurs grands verres d'eau et part à la salle de bains, dont elle ressort les yeux bouffis.

Elle se touche constamment les poignets, les os du bassin, l'angle de la mâchoire, près du cou, pour vérifier si elle sent bien ses os.

Elle se pèse tous les jours. Plusieurs fois par jour. Elle se regarde dans tous les miroirs, mais aussi les fenêtres, les surfaces en métal, tout ce qui lui renvoie une image d'elle-même.

Aide pour découvrir ces ados qui souffrent

Pour les parents, le premier défi est de dépister les troubles du comportement alimentaire de l'ado. Tant de gens sont au régime, tant de gens se préoccupent de leur poids et de leur alimentation, tant de gens valorisent la nutrition et la quête d'une alimentation diététiquement parfaite que dépister les comportements problématiques à travers tout cela n'est pas nécessairement évident.

Selon le Dr Jean Wilkins, de l'Hôpital Sainte-Justine, pour l'anorexie, il faut commencer à s'inquiéter quand les quatre « A » sont réunis : Anorexie – donc une conduite alimentaire restrictive –, Adolescence, Amaigrissement et Aménorrhée (suspension des règles).

Si ces quatre facteurs sont là en même temps, la jeune ado a besoin d'aide spécialisée comme on en offre dans certains centres hospitaliers, où une évaluation médicale de la jeune fille sera faite afin de s'assurer que sa perte de poids et sa sous-alimentation ne sont pas en train de causer une détresse physiologique grave nécessitant une hospitalisation.

L'anorexie peut avoir l'air d'une forme de coquetterie corporelle qui passera d'elle-même quand l'enfant reviendra à ses sens. Ce ne l'est pas du tout. Pas plus que la boulimie. Ce sont des problèmes graves qui empireront et traîneront s'ils ne sont pas traités.

Certaines petites ados souffrant de troubles très légers auront peut-être besoin uniquement d'un peu de renforcement positif de la part de leurs parents ou de leur petit copain pour les remettre sur la voie des comportements alimentaires normaux.

Mais ne rêvez pas en couleur. Beaucoup auront besoin de pas mal plus que ça. Surtout qu'elles vivent dans une société où les obsessions alimentaires foisonnent et où peu d'adultes ont eux-mêmes le recul nécessaire et la sérénité alimentaire adéquate pour les ramener à des comportements normaux.

Le défi est cependant de mesurer l'étendue des problèmes et même de voir qu'il y a un problème quand la jeune n'affiche pas un comportement anorexique apparent ou une obésité flagrante.

C'est alors les comportements alimentaires qu'il faut observer pour voir à quel point manger est perçu comme une menace, une guerre au quotidien, et à quel point l'image corporelle est acceptée. Se regarder dans le miroir est-il une souffrance à gérer, les appels à l'aide et au renforcement sont-ils évidents, subtils?

L'ado qui n'aime pas son corps demande qu'on lui dise qu'elle est belle. Mais est-ce demandé clairement? Pas tout le temps. Quoi répondre? Oui, oui et oui. Sans condition.

Quelques questions à se poser

Souvent, les parents ont de la difficulté à séparer le bon grain de l'ivraie parmi les comportements alimentaires de leur jeune fille.

Est-elle réellement préoccupée par la présence de gras trans cancérigènes dans son alimentation ou est-ce une façon cachée de dépister et de surveiller les calories? Veut-elle vraiment participer à la préparation des repas ou est-ce une façon de contrôler le menu? Veut-elle vraiment devenir la responsable familiale des courses au supermarché ou est-ce une façon d'acheter de la nourriture en cachette qu'elle vomira ensuite ou alors de s'assurer que le lait sera sans gras et la confiture ultra-allégée? Pourquoi a-t-elle préparé tous ces gâteaux et tous ces biscuits? Pour faire plaisir à ses frères et ses sœurs ou parce que c'est une façon de manger par procuration? Est-elle réellement végétarienne et inquiète du sort des animaux et de l'environnement ou est-ce une excuse cachée pour ne pas manger les repas familiaux?

Les troubles alimentaires se cachent derrière toutes sortes de comportements, que ce soit chez des collectionneurs extrêmes de livres de recettes ou chez l'ado si autonome qui cuisine si bien...

Les parents ont-ils aussi besoin d'aide?

Le dépistage est d'autant plus difficile pour les parents que cela les oblige souvent à se poser des questions sur eux-mêmes. Les troubles du comportement alimentaire ont, dans la vaste majorité des cas, des causes liées à l'environnement familial.

Cette question est difficile, car lorsque les parents réalisent que leur enfant souffre d'un trouble du comportement alimentaire, ils se sentent extrêmement coupables, en plus d'être très inquiets. Ils sont souvent démolis par la nouvelle, surtout si le trouble devient grave, comme c'est le cas pour les jeunes filles souffrant d'anorexie mentale qui doivent être hospitalisées. La dernière chose à faire est de dire aux parents que tout cela est de leur faute.

Mais peut-être souffrent-ils eux-mêmes, en silence, de troubles du comportement alimentaire qui n'ont jamais été soignés? Peut-être sont-ils absolument désemparés, car leurs efforts, en toute bonne foi, pour épargner leur souffrance à leur petite ont dérapé et n'ont pas donné les résultats escomptés? On pense ici à la maman qui a souffert d'embonpoint toute sa vie et qui, ne voulant pas que cela arrive à sa fille, l'a mise au régime très jeune, sans savoir que cela allait mener à des troubles graves, que ce soit l'anorexie ou l'hyperphagie.

Peut-être que le père ne savait tout simplement pas à quel point sa fille serait affectée par ses commentaires sur son poids. Après tout, ce n'était que des blagues. Et peut-être que la mère ne savait pas à quel point sa fille la prendrait au mot lorsqu'elle parlait du sort jeté aux femmes de la famille à 15 ans et à cause duquel elles étaient condamnées à être rondes toute leur vie...

Peut-être aussi que les parents sont tout simplement démolis à l'idée de voir leur enfant si souffrant et ne sont pas prêts du tout à fouiller dans leur vie parce qu'il se sentent trop fragiles.

Reste que le rôle de la famille est souvent crucial.

Ceci ne veut pas dire que les jeunes souffrant de troubles du comportement alimentaire proviennent tous de familles dysfonctionnelles aux multiples bobos.

Bien des jeunes ados souffrant de troubles du comportement alimentaire proviennent de familles non pas parfaites – parce cela n'existe pas de toute façon –, mais absolument fonctionnelles, dont les autres membres n'ont pas ce type de problème. Ces familles peuvent même être formées de gens très performants en société. L'anorexique typique est souvent une perfectionniste provenant d'un milieu où les attentes à son endroit sont élevées. Il y en a dans le milieu de la mode, le cliché, mais aussi dans les familles de médecins ou d'avocats autant que dans les milieux sportifs, artistiques, etc.

En fait, jusqu'à ce qu'elle dérape dans l'anorexie mentale comme telle, la petite fille en état de restriction correspond presque à un modèle à suivre comme on en trouve dans les meilleures écoles. Elle n'a pas trop de gras, elle est déterminée, ne se « laisse pas aller ». C'est peut-être le modèle que sa famille lui a transmis. La famille où tout le monde a du succès, où tout le monde est mince...

Lorsqu'on pense à la transmission culturelle ou familiale des troubles du comportement alimentaire, on pense souvent à la maman souffrant d'embonpoint dont la fille affiche très tôt le même problème pour cause de fringales incontrôlables. On les imagine en train de manger un contenant de crème glacée et de boire un litre de boisson gazeuse, écrasées devant la télé, saoulées aux calories par le sort génétique qu'on leur a jeté.

Cette image ne correspond pas à la réalité. Certaines anorexiques et certaines boulimiques ont des mères obsédées par leur poids, qui ne sont pas considérées médicalement comme telles, mais qui vivent en état constant de restriction. Et cette obsession de la minceur, une fois transmise à la fille, peut autant produire une anorexique qu'une petite fille qui aura des problèmes de surpoids toute sa vie, prise dans un enfer de « régimes yo-yo ».

En fait, les troubles du comportement alimentaire sont souvent transmis « culturellement » par la famille, par des parents qui auraient eux-mêmes besoin d'être aidés pour s'en défaire. Et non seulement seraient-ils ainsi mieux, eux-mêmes, mais ils seraient aussi mieux outillés pour bloquer cette transmission intergénérationnelle.

Il y a des familles où tout le monde surveille son poids et où on a toujours surveillé son poids, où les femmes sont donc ultra-minces, et où on s'étonne soudainement parce qu'une petite devient boulimique.

Mais comme l'anorexie, la boulimie et la dysmorphophobie musculaire, rappelons-le, sont des formes extrêmes ou qui ont dérapé de comportements restrictifs ou excessifs tout à fait acceptés en société, surtout s'ils sont le fait de gens autrement fonctionnels dans le reste de leur vie. Peut-on s'attendre à ce que ces parents se considèrent comme autre chose que plutôt normaux?

Ne pas être capable de manger sans penser au poids et aux calories est considéré comme anormal uniquement quand cela devient une obsession extrême qui interfère dans les études, par exemple, ou alors dans la socialisation ou carrément du côté de la santé. Les ados ayant un trouble du comportement alimentaire peuvent donc tout à fait avoir des parents souffrant de problèmes semblables non diagnostiqués et pas assez sévères, dans leur cas, pour que quiconque ait tiré une sonnette d'alarme.

La chercheuse britannique Suzie Orbach, auteure de *Fat Is a Feminist Issue*, a collaboré avec la compagnie de savon Dove pour mettre sur pied des programmes d'intervention afin d'aider les mères à aider leurs filles à se mettre à l'abri des pressions sociales pouvant déformer leur perception de leur corps et leur image d'elles-mêmes[4].

Un des éléments cruciaux du programme est aussi de faire comprendre aux mères que si elles ne s'aiment pas elles-mêmes et proposent donc une image négative d'elles-mêmes à leurs filles, celles-ci vont avoir de la difficulté à s'accepter. Qui, en effet, veut voir son corps se transformer en corps de femme adulte si le seul qu'on a pu observer dans sa vie, celui de sa mère, nous a toujours été montré comme laid par sa propriétaire? Et c'est sans parler des comportements alimentaires de la mère en question...

Mais ceci n'est qu'un début de réflexion sur les troubles alimentaires des ados, un ensemble de comportements complexes, variés, qui trouvent leur source dans une multitude de facteurs, mais qui ont tous comme point commun qu'ils nécessitent qu'on aille chercher de l'aide professionnelle pour les soigner.

Car souffrir d'un trouble alimentaire est extrêmement douloureux.

Quelques idées pour prévenir les troubles du comportement alimentaire

- Ne jamais laisser entendre à un ado qu'il ou elle devrait surveiller son alimentation.
- Ne jamais laisser entendre à un ado que son corps ne convient pas.
- Encourager le plus possible l'ado à manger avec la famille.
- Parler avec l'ado des normes sociales sur la minceur ou les muscles. Expliquer que les photos des magazines sont presque toujours modifiées, que les images ne sont pas réalistes.

Quelques faits éloquents tirés du site Web de l'ANEB[1]

- Au Québec, 75 000 filles et femmes souffrent d'anorexie mentale et de boulimie.
- Selon le American Psychiatric Association Work Group on Eating Disorders, 8 % des femmes souffrent soit d'anorexie mentale, soit de boulimie.
- Les troubles alimentaires occupent maintenant le troisième rang des maladies chroniques les plus communes chez les adolescentes.
- Chez les athlètes féminines, le taux de prévalence des troubles alimentaires se situe entre 15 % et 62 %.
- Voir seulement trois minutes d'images de mannequins très minces augmente les sentiments de dépression, de honte, de culpabilité, d'insécurité, de stress et d'insatisfaction.
- Plus les femmes consultent des revues de mode, plus leur alimentation s'en voit influencée.

- 71 % des adolescentes désirent être plus minces alors que seulement une faible proportion d'entre elles ont réellement un poids supérieur à leur poids santé.
- Entre 80 % et 90 % des femmes n'aiment pas leur corps ou sont insatisfaites de leur poids.
- 45 % des hommes sont insatisfaits de leur masse musculaire.
- Les régimes amaigrissants sont les piliers d'une industrie anti-kilos qui génère des revenus de 50 milliards de dollars par année.
- Le comportement menant le plus souvent à un trouble alimentaire est de faire un premier régime.
- 52 % des filles font leur premier régime amaigrissant avant l'âge de 14 ans.
- Les jeunes filles ont plus peur d'un surplus de poids que du cancer, d'une guerre nucléaire ou que de la perte de leurs parents.
- Plus de la moitié des femmes âgées de 18 à 25 ans préféreraient se faire renverser par une voiture que de présenter un surpoids, tandis que les deux tiers préféreraient être méchantes ou stupides.

EN RÉSUMÉ

- **Les troubles du comportement alimentaire sont complexes et plus fréquents qu'on le croit ou que ce que l'on veut voir.**
- **Souffrir d'un trouble du comportement alimentaire est très douloureux.**
- **Plus le trouble du comportement dure longtemps, plus il laisse des marques. Il est donc important de voir à ce que l'ado puisse le régler.**

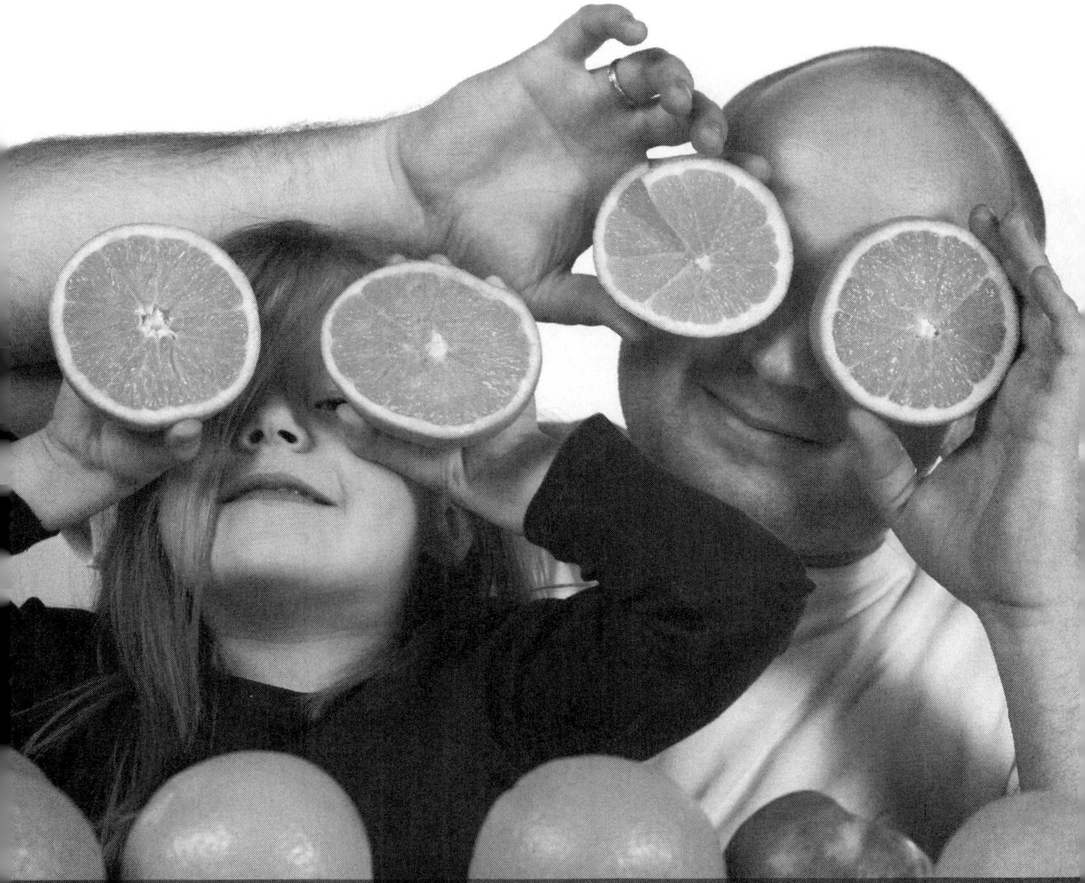

chapitre 14

Un peu de psychologie

Nourrir son enfant est un acte on ne peut plus naturel et fondamental. C'est le premier soin qu'on lui donne. Lorsque les parents donnent à manger à leur enfant, il s'établit un moment de contact et d'intimité dans lequel se développe tout un éventail de perceptions, notamment sur l'importance que l'enfant revêt aux yeux de ses parents et la confiance qu'il accorde à son entourage. Les aliments, pour l'enfant en bas âge, remplissent donc plusieurs fonctions.

Les parents, pour leur part, envoient très inconsciemment toutes sortes de messages à leur enfant en lui prodiguant ce soin. Le petit les enregistre. Les meilleurs et aussi les autres.

On a tous des souvenirs de notre enfance en lien avec les aliments et les revendications alimentaires du moment : « Ils ne voulaient jamais acheter de Nutella! », «Il fallait toujours rester longtemps à table ». Souvent, ces commentaires anecdotiques sont pleins de sourires et d'affection. Car la plupart du temps, l'acte de nourrir un enfant est d'abord et avant tout perçu comme quelque chose de positif par le petit. L'enfant grandit alors non seulement en étant nourri, mais aussi en ayant la certitude d'être important et aimé.

Cependant, ce n'est pas le cas de tout le monde. Comme le montrent les témoignages présentés en introduction, plusieurs anciens enfants gardent de mauvais souvenirs de la place qu'occupait la nourriture dans leurs liens avec leur parent : « Ma mère était tout le temps au régime et mettait toute la famille au régime aussi. », « Mon père nous regardait avec de gros yeux quand on reprenait du dessert. », « Ma mère ne m'écoutait jamais quand je lui disais que j'avais faim. J'ai grandi en ayant faim. »

Et c'est sans oublier, évidemment, les commentaires sur l'image corporelle : « Si tu manges comme ça, tu vas devenir grosse comme tante Ursule. », « Fais attention à ce que tu manges. Dans la famille, on a de grosses cuisses. »

Peu importe ce que disent les parents et pourquoi ils le disent, l'important est l'impact de ces paroles. Et malheureusement, les gestes motivés par les meilleures intentions peuvent être mal reçus.

Certains ados et adultes développeront à partir de leur histoire alimentaire une relation complexe et malsaine avec la nourriture et leur corps. Certains s'y enfonceront cependant plus profondément que leurs amis ou cousins.

Pourquoi? On ne le sait pas vraiment. Les théories et les hypothèses sur les facteurs émotionnels et psychologiques qui font qu'un enfant finit par utiliser la nourriture comme béquille émotionnelle ou sociale sont multiples et diverses. Et il y a certainement autant de recherches pour comprendre et expliquer le développement des comportements boulimiques et anorexiques. Si on comprenait mieux pourquoi les gens qui ont du surpoids mangent au-delà de leur satiété, si on était capable de parfaitement décortiquer tous ces mécanismes, on aurait notre réponse à la croissance pondérale des sociétés occidentales.

Si le sujet vous intéresse, les livres sur la question sont nombreux, tout comme les biographies, les documentaires et les témoignages de gens ayant souffert de troubles alimentaires[1-2-3-4].

Ce chapitre n'est pas un condensé de tout ce qui s'est dit et écrit là-dessus. Il y a trop de littérature scientifique à ce sujet.

Nous avons cependant choisi de vous amener vers quelques pistes de réflexion qui nous semblent pertinentes car elles touchent la toute petite enfance et tournent autour d'un cadre d'analyse mieux connu sous le nom de « théorie de l'attachement[5-6]. Selon celle-ci, la façon dont tout bébé s'attache à ses parents – et l'alimentation joue un grand rôle dans le développement de ce lien – est une des pierres angulaires dans la construction de sa personnalité. Et le type d'attachement que tout enfant développe avec ses parents a donc des répercussions sur la relation que l'individu entretient avec la nourriture et son corps durant toute sa vie.

L'attachement

La théorie de l'attachement a été mise au point par les psychologues John Bowlby et Mary Ainsworth[5-6] dans les années 1990. Cette approche a révolutionné la façon de comprendre l'enfant et son attachement à ses parents ainsi que sa façon de gérer et de vivre ruptures et pertes.

L'idée derrière cette approche pour comprendre les humains est que la voie empruntée par l'enfant afin de s'attacher à ses parents dès le tout début de sa vie influencera à long terme sa vision des autres et de lui-même. Elle déterminera sa perception de ceux qui prennent soin de lui, souvent ses parents (ont-ils répondu à mes besoins?) et de lui-même (est-ce qu'on m'aime, est-ce que je mérite d'être aimé?) Et, évidemment, la perception qu'on a de soi, l'estime de soi, joue un rôle clé dans le développement d'une relation trouble avec son corps et les aliments.

Par exemple, si on veut tenter de comprendre ce qui se passe dans la tête d'un ado qui développe une mauvaise relation avec son corps ou les aliments, on peut essayer de voir comment il s'est attaché à ceux qui prenaient soin de lui enfant. Et comment il a peut-être difficilement ou négativement consolidé les sentiments de protection et de sécurité nécessaires au développement de relations satisfaisantes avec les autres, mais aussi avec lui-même et donc avec son propre corps.

Les chercheurs ont tracé les profils de quatre individus typiques qui se développeront toute leur vie selon les voies tracées par leur type d'attachement à leurs parents. Il y a le sécurisé, le préoccupé, l'évitant et le craintif.

Généralement, chaque individu correspond à un type d'attachement et sa façon de vivre s'inscrira dans ce cadre pas mal toute sa vie, mais ce n'est pas coulé dans le béton. Un enfant « sécurisé » en bas âge, mais qui vit ensuite un traumatisme, peut devenir « évitant ». Et un adulte « préoccupé » qui trouve un conjoint « sécurisant » peut devenir « sécurisé » s'il a la chance de vivre des expériences positives de manière prolongée ou répétitive. La thérapie peut aussi permettre de changer un profil d'attachement.

Il peut être surprenant de constater à quel point l'attachement est important, notamment dans le développement de la relation d'un individu avec l'alimentation et son corps, mais c'est en réalité fort logique : la première chose qu'un parent fait lorsque son enfant vient au monde est de le nourrir. Et c'est beaucoup dans le cadre de cette activité alimentaire que toute la relation parent-enfant se développe. Toutes sortes de facteurs entrent alors en ligne de compte : la façon dont le bébé est nourri, comment le parent réagit à ses demandes, ses mouvements, sa manière de regarder l'enfant. Tous ces éléments contribueront à déterminer la perception qu'a l'enfant de lui-même à travers le regard et les gestes de ses parents.

Les parents doivent donc se rappeler que ce n'est pas uniquement ce qu'ils donnent à manger à l'enfant qui est crucial pour son développement, mais comment ils lui donnent à manger. Tout le contexte affectif de l'alimentation.

Comment savoir si notre façon inconsciente de fournir les soins nécessaires aux enfants est optimale pour lui?

La description des différents profils typiques vous permettra de savoir de façon générale où vous vous situez vous-même. Commencez par essayer de comprendre votre type d'attachement et cela vous aidera à comprendre votre enfant.

Quel est votre profil parmi les suivants?

Le modèle sécurisant [7]

Les enfants qui ont des parents sécurisants représentent de 50 % à 55 % de la population générale. Ces enfants ont une image positive d'eux et des autres. Ils parlent de leur enfance avec des parents disponibles, sensibles à leurs besoins. Ils sont à l'aise avec l'intimité et ont l'impression de mériter l'amour de l'autre. Ils ont aussi le sentiment de contrôle sur leur destinée et voient les situations interpersonnelles positivement. Ils sont capables de dépendre de l'autre au besoin et de s'engager de façon interdépendante.

Ce sont eux qui sont le moins susceptibles de développer des troubles du comportement alimentaire.

Un adolescent sécurisé est celui qui accepte le mieux son corps. Il est capable de verbaliser ses émotions, donc n'est pas à risque de manger pour calmer des sentiments négatifs. Il est aussi capable d'avoir une perception réaliste de son corps. Si un surplus de poids survient, il est capable de le reconnaître sans exagérer la situation et prendra des moyens sains pour retrouver son poids.

Quand les parents ne sont pas toujours aussi disponibles, il en découle trois autres types d'attachement avec des variabilités dans les réactions.

Le modèle préoccupé[7]

Les parents préoccupés répondent aux besoins de leur enfant, mais pas de façon constante. Ils peuvent être centrés sur eux-mêmes. Les enfants qui ont de tels parents représentent environ 20 % de la population. Ils ont souvent une image négative d'eux-mêmes, donc possiblement de leur taille et de leur image corporelle en général. Ils ont l'impression qu'ils ne méritent pas d'être aimés. Comme ils ont une image positive des autres – plusieurs ont l'impression que tout le monde est plus mince qu'eux – et négative d'eux-mêmes, ils recherchent l'approbation d'autrui. Ils demandent à être rassurés sur leur poids, leur apparence, et la moindre équivoque dans la réponse causera une panique intérieure... Ces personnes doutent constamment d'elles-mêmes. Elles entretiennent des attentes de soutien et d'amour exagérées. Elles tombent rapidement amoureuses. Cependant, malgré l'amour ressenti, elles restent méfiantes ou interprètent les manifestations de l'affection de l'autre comme fausses. Elles ont peur du rejet.

Le modèle craintif[7]

Les enfants craintifs représentent entre 10 % et 15 % de la population. Ils ont une image négative d'eux et des autres. Ils désirent le contact intime, mais craignent l'abandon et la proximité. Ils se perçoivent comme pas aimables. Ils anticipent le rejet des autres qu'ils voient comme n'étant pas dignes de confiance. Les adultes « craintifs » parlent d'une enfance avec des parents non disponibles, marquée d'expériences de rejets, d'abandons et de traumatismes, comme des abus, de la violence. Ils ont peur que les autres les fassent souffrir, donc la proximité leur est difficile à supporter. Ils sont solitaires, timides et introvertis. Ils manquent d'affirmation, se confient très peu. Ils peuvent paraître hostiles, voire agressifs. Ils peuvent aussi devenir violents s'ils se sentent menacés d'abandon ou à cause de l'accumulation de frustrations. Ils ont souvent des problèmes de consommation d'alcool, de drogues ou de... nourriture.

Dans la relation avec la nourriture, les personnes préoccupées ou craintives se fient aux autres pour se prouver leur valeur. Elles sont donc très vulnérables aux normes sociales touchant la minceur et le poids. Elles sont prêtes à tout pour voir dans les yeux des autres qu'elles ont de la valeur. L'apparence physique prend beaucoup de place et les régimes sont souvent vus comme le chemin pour arriver enfin à la réalisation de leur rêve d'être acceptées.

Le modèle évitant[7]

Ces enfants évitants sont détachés et ont des parents froids, qui n'acceptent pas l'expression de la vulnérabilité et qui valorisent l'autosuffisance. De tels parents représentent environ 15 % de la population générale. Les enfants ont une image positive d'eux et négative des autres. Ils font une description idéalisée des relations avec leurs parents. Les enfants de tels parents, une fois adultes, cherchent à éviter les rapports intimes. Ils sont incapables de dépendre des autres et ont peur de montrer leur vulnérabilité. Ils se fient compulsivement sur eux-mêmes et considèrent avoir une bonne valeur personnelle.

Ils nient de manière défensive l'importance des relations intimes pour se protéger des blessures potentielles provenant des autres. Ils recherchent des relations intimes « distantes ». Ils se dévoilent peu et sont incapables d'utiliser le réconfort des autres en situation de stress. Ils valorisent l'indépendance.

Puisque le désir de plaire les touche, ils sont sensibles aux normes sociales de beauté et recherchent donc la minceur. Mais ils refusent l'aide extérieure et peuvent se perdre pendant des années dans les mêmes efforts vains pour atteindre leur poids rêvé, convaincus qu'ils sont les seuls à savoir comment atteindre l'objectif.

Peut-on prévoir des comportements alimentaires à partir des profils types? Dans certains cas, oui. Par exemple, puisque plusieurs études[7-8-9] démontrent un lien entre l'irrégularité et l'imprévisibilité de la disponibilité des parents et la boulimie chez l'enfant, on peut en déduire que le comportement boulimique se retrouve plus souvent chez les individus non sécurisés durant leur processus d'attachement, plus particulièrement les préoccupés ou les craintifs.

Aussi, une jeune femme de type « préoccupé », voire « évitant », peut voir la minceur comme une façon d'être acceptée socialement et la clé vers un monde de bonheur et de succès puisque c'est effectivement ce qui est mis de l'avant dans notre société. Les troubles du comportement alimentaire deviennent donc une façon extrême d'atteindre cet objectif. Et la quête de la minceur devient une sorte de toile de Pénélope, donc une tâche qui se fait et se défait, toujours à recommencer, et permet aux jeunes femmes qui en souffrent d'éviter de régler les autres problèmes de leur vie, comme l'établissement impossible de relations intimes stables.

Le trouble du comportement alimentaire devient alors autosuffisant puisque la nourriture est souvent à la fois le problème et le baume qu'on met dessus : « Je mange donc je me déteste et je me déteste donc je mange, donc je vomis, donc je me déteste, donc je mange, etc. »

L'estime de soi

Estime de soi et alimentation vont de pair. Les enfants « sécurisés », convaincus par leurs parents qu'ils méritent d'être aimés comme ils sont, n'auront pas tendance à se priver pour modifier leur corps dans le but de pouvoir enfin être aimés.

En revanche, les enfants « insécurisés » pourront utiliser l'alimentation comme levier pour se transformer. Le comportement alimentaire n'est donc alors qu'un symptôme d'autres problèmes. Comme la restriction permanente, les régimes, les efforts pour maigrir ou développer des muscles et autres types de comportements « transformateurs » sont souvent acceptés socialement, la souffrance qu'ils cachent est donc inaccessible, ignorée. Et bien des personnes passent leur vie à essayer de maigrir sans vraiment comprendre qu'en fait, elles cherchent autre chose : amour, approbation, sécurité...

Comme ce lien entre les troubles alimentaires et l'estime de soi est clair[10], les parents doivent être particulièrement vigilants à cet égard. Il ne faut pas sous-estimer l'importance du rôle des pairs et de la famille en général dans le processus de construction de l'estime de soi, mais aussi dans son altération.

Tous ceux qui travaillent avec les personnes atteintes de troubles du comportement alimentaire avec qui nous avons parlé nous l'ont répété : le moindre commentaire, le moindre mot peut faire beaucoup plus mal qu'on le pense. Une remarque sur le poids, une réaction sur la taille d'une portion de gâteau, un mot de désapprobation et voilà un ado hyperfragile émotionnellement en train de se mettre au régime ou de se faire vomir ou de se ruer au congélateur pour y dévorer un litre de crème glacée.

C'est un lieu commun, mais on ne saurait répéter assez à quel point il est important de chercher à solidifier l'estime et la confiance des enfants en leur disant, mais aussi en leur montrant comme on est fier d'eux, comme on les aime, comme on les trouve beaux et formidables, même si, à l'adolescence notamment, ils ont l'air de tout faire pour nous décourager de louer leurs qualités.

Aussi, il ne faut pas oublier à quel point il est important de renforcer, particulièrement chez les jeunes femmes, l'appréciation de l'apparence physique. Malgré des années de féminisme et de transformations sociales cherchant précisément à détacher l'évaluation des personnes de sexe féminin de leurs caractéristiques physiques, l'apparence continue de jouer un rôle important dans notre société. Alors, même si les parents sont absolument convaincus que le bon message à envoyer à leur fille lorsqu'elle demande si tel chandail ou telle coupe de cheveux lui va bien est de dire : « L'important, c'est que tu sois intelligente et gentille et sympathique », ce n'est pas nécessairement la bonne réponse.

« Oui ma chérie, tu es magnifique. » Apprenez cette réponse, apprenez-la par cœur et apprenez à la répéter, pour vous-même devant le miroir autant que pour votre enfant, et vous aurez déjà un bon bout de fait.

En outre, la transition de l'enfant vers son corps de femme doit être négociée avec beaucoup de tact. Ce ne sont pas toutes les filles qui ont hâte de porter un soutien-gorge. Quand l'anorexie commence très jeune, il s'agit souvent d'une tentative désespérée de la petite fille de bloquer sa transformation en femme, explique la psychanalyste Denise Boucher. Pas étonnant, donc, que la petite ne réagisse pas quand on lui dit que sa maigreur risque de bloquer son cycle menstruel. Elle n'en veut pas, de toute façon. Mais pour bien des jeunes filles, tout ça est très inconscient. Elle ne veut pas avoir de taille et de hanches non plus. Et pas de seins, évidemment. Elle veut que son corps soit encore tout droit, comme celui d'un garçon ou d'une fillette. Elle ne veut pas que ses jambes soient autrement que des bâtons non plus. Ces petites souffrant d'anorexie ne sont pas encore touchées par l'hypersexualisation des jeunes. Elles veulent au contraire rester dans l'enfance, ajoute le Dr Jean Wilkins, de l'Hôpital Sainte-Justine. La question que le parent doit donc se poser est : « Pourquoi elle ne veut pas grandir, qu'est-ce qui la motive? », dit Denise Boucher.

Mais ce visage de l'anorexie ne dure pas toujours. Autant, au début, tout ça est très asexuel, autant, en évoluant, surtout si l'anorexie bascule vers la boulimie et d'autres formes de troubles du comportement alimentaire du même type, la petite fille commence à se faire à l'idée qu'elle devient une femme et commence à jouer le jeu. Sa recherche de la minceur passe donc graduellement de la quête d'un corps d'enfant perdu à la recherche de la désirabilité.

Les jeunes femmes qui ne s'aiment pas et qui répondent aux sondeurs qu'elles aimeraient perdre du poids même si ce n'est pas nécessaire pour leur santé ne sont plus de jeunes ados qui rêvent de rester des enfants. Ce sont de jeunes femmes qui cherchent l'amour. Ou du moins l'acceptation à travers les relations amoureuses.

Plusieurs recherches mettent d'ailleurs l'accent sur le lien entre les troubles du comportement alimentaire et cette volonté d'être désirable – de vouloir être mince comme les mannequins et autres modèles de désirabilité mis de l'avant dans notre société – pour ainsi aller chercher validation et valorisation auprès de partenaires intimes[7].

Et les parents?

La boulimie, l'anorexie mentale, par laquelle une fille (ce sont en vaste majorité des filles qui en souffrent) décide de se faire maigrir obsessionnellement, l'hyperphagie, sont des sujets compliqués, douloureux, symptômes d'une immense souffrance chez ceux et celles qui sont atteints par ces problèmes.

Pour les parents, le premier défi est de constater le problème, d'admettre qu'il existe, d'accepter de le voir, indique la psychanalyste Denise Boucher. Et puis, les questions commencent.

Qu'y a-t-il dans l'inconscient de ces jeunes filles qui les mène à ça? Et qu'y a-t-il dans l'inconscient de toutes celles qui frôlent la maladie sans y plonger complètement, flirtant plutôt avec la boulimie, parfois l'hyperphagie? Pourquoi est-ce que le rejet du corps est si fort chez certaines? Et qu'est-ce que ce vide que les ados atteints de boulimie ou d'hyperphagie essaient de remplir? Et pourquoi certains décident de se « vider » ensuite les entrailles et pas d'autres?

Mais surtout, dans certains cas, les parents atterrés se posent toutes sortes de questions sur ce qu'ils ont fait. Ils se demandent, par exemple, comment ils ont transmis à leur enfant leurs vieux problèmes. Ils se demandent où ils ont échoué, ce qu'ils peuvent faire maintenant et comment ils vont réussir à surmonter, eux-mêmes, les épreuves que leur imposent les problèmes de leur enfant.

Pour les parents, ce sont des questionnements et des découvertes qui sont troublants et douloureux. Et cette souffrance doit elle aussi être exprimée. On conseille d'ailleurs aux parents de se confier dans ces circonstances, de trouver les moyens d'être écoutés.

Souvent, quand un jeune a des troubles du comportement alimentaire identifiés – il ne faut pas oublier tous ces jeunes qui souffrent en silence –, c'est lui qui a droit aux soins. Après tout, l'aide consiste en grande partie, justement, à le rendre plus indépendant. Le psychiatre Gérard Apfeldorfer parle « d'autonomisation ». On l'aide à se détacher, entre autres choses, de l'environnement où ses troubles ont pris forme.

Les parents, eux, ne sont pas pris en charge. Et dans leur coin, ils se sentiront coupables et auront peur d'être perçus comme la source du problème de leur enfant et non pas comme d'autres personnes qui ont besoin d'aide. Une aide nécessaire parce que leur enfant est malade. Et peut-être, dans certains cas, une aide nécessaire parce qu'ils ont eux-mêmes des troubles du comportement alimentaire.

Les parents doivent cependant se rappeler que la culpabilité n'est pas constructive. Les parents sont responsables de leur enfant, mais ils ne sont pas parfaits. Il n'ont qu'à être « suffisamment bons ». Les parents font de leur mieux, selon où ils sont rendus dans leur vie. Sortir de la culpabilité, aller chercher de l'aide, tout cela est tout à fait adéquat dans des situations de telle souffrance. Se ronger les sangs de culpabilité n'aide personne. Françoise Dolto, psychanalyste et pédiatre, recommande[12] même aux parents qui souffrent d'aller chercher eux aussi de l'aide en thérapie.

Les parents devraient-ils alors être inclus dans la thérapie de leur enfant? Doit-on approcher les troubles alimentaires comme des troubles nécessairement familiaux?

Les avis diffèrent là-dessus. L'âge de l'enfant a évidemment une grande importance. Parle-t-on d'un enfant de 8 ans qui « surmange » en cachette parce qu'il vit dans la restriction à cause de ses parents obsédés par les régimes ou d'une ado boulimique qui remplit par la nourriture le vide laissé par la perte de sa famille à la suite de la séparation de ses parents et qui rejette ensuite ce qu'elle est en se vidant les entrailles?

Chez le petit enfant, les parents sont nécessaires, car ils sont liés à son éducation. L'enfant a besoin d'eux pour grandir, le travail se fait donc avec les parents. Chez l'ado, les besoins sont différents. Il est en processus de séparation, c'est pourquoi le travail se fait avec l'ado uniquement.

« Il est important que l'adolescent sache que le professionnel est là pour lui. C'est facile pour un ado de s'imaginer qu'il pourrait y avoir de la connivence entre le professionnel et ses parents contre lui. Il est donc important de protéger la relation entre l'ado et le professionnel », explique Denise Boucher, qui travaille notamment avec des adolescents victimes de troubles du comportement alimentaire. L'ado doit même être rassuré et convaincu que le professionnel ne parlera pas aux parents sans qu'il soit présent.

EN RÉSUMÉ

- **Pour que votre enfant mange bien, il faut que manger soit perçu comme une activité positive, qui apporte énergie et amour.**
- **Pour éviter les problèmes liés à l'alimentation, il faut souvent se poser des questions qui touchent beaucoup plus à la psychologie et aux émotions qu'à la science de la nutrition.**

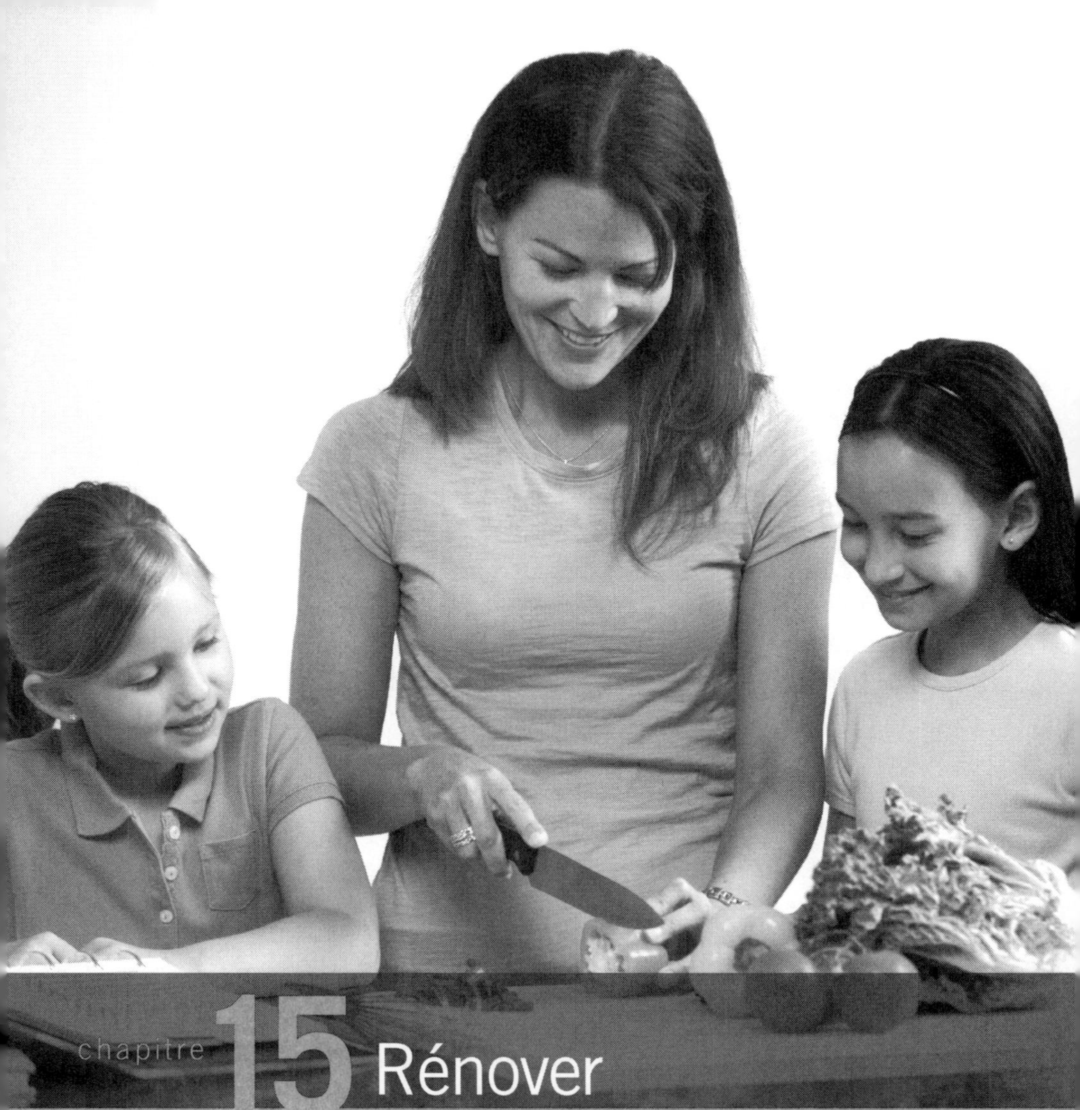

chapitre 15

Rénover sa cuisine

Les livres sur l'alimentation des enfants proposent souvent des recettes de plats nourrissants, conçus pour leur plaire, mais néanmoins remplis de bonnes choses nutritives répondant à toutes sortes d'attentes pour le moins importantes : *sundae* au fromage cottage, gâteau d'anniversaire sans œuf et sans chocolat, crème de tofu aux fruits frais ou à la citrouille, crème de tofu et beurre d'arachide, salade amusante (on lui donne un nom comme ça en espérant que le petit ne remarque pas qu'il mange du chou et des pois chiches).

Ces recommandations sont remplies de bonne volonté et parfois les recettes sont effectivement intéressantes. Mais trop souvent, elles partent du principe que, pour faire aimer les « bons aliments », il faut un surplus d'imagination, car les enfants ne les aiment pas spontanément. Et en même temps, on semble aussi avoir parfois l'impression que les recettes pour enfants se doivent d'être diététiquement correctes, donc remplies de germe de blé, de tofu, de fromage écrémé et compagnie.

Nous n'adhérons pas à ces principes. D'abord, nous ne croyons pas qu'il y ait de bons et de mauvais aliments, donc il n'y a pas de raison de nourrir les enfants dans cette optique en leur préparant des menus où la rectitude diététique l'emporte sur la culture, le goût, les saisons et le simple plaisir. Ensuite, nous ne croyons pas qu'il y ait des raisons de préparer des plats spéciaux pour les enfants, à part quand ils sont tout petits et qu'ils ne mangent que des purées, et encore. L'alimentation familiale devrait être la même pour tous, enfants et parents. Il ne devrait pas, au quotidien, y avoir de hiérarchie alimentaire.

Il est normal que dans certaines circonstances les parents s'offrent des mets que l'enfant n'appréciera pas nécessairement, des plats très épicés, par exemple, ou alors des aliments qui nécessitent un certain apprentissage pour les savourer, comme les huîtres, les fromages très corsés ou les anchois... Et encore. Certains enfants adorent les huîtres, d'autres dévorent les escargots à l'ail et ne jurent que par le homard.

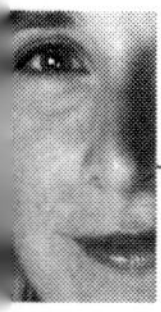

LE MOT DE

MARIE-CLAUDE

J'ouvre un jour le frigo pour préparer un lunch pour moi et mon fils de 8 ans en congé scolaire et j'aperçois une endive. Je me dis donc que je vais m'en faire une salade pour accompagner le reste du repas. Je constate bien qu'il n'y en a qu'une seule, mais je me dis que fiston trouvera ça trop amer et donc que ça sera suffisant pour moi avec les autres plats. Sauf que fiston, qui veut m'aider à préparer le repas, me demande s'il peut couper l'endive. En cuisine, c'est ce qu'il préfère : couper. Donc j'acquiesce, et fasciné par cette salade qu'il vient de couper en tranches, il continue la préparation du plat. Un peu d'huile d'olive, du vinaigre, du sel... Évidemment, il demande à goûter. Vous devinez comment ça s'est terminé. Il a mangé toute la petite salade d'endive, m'en laissant à peine une ou deux bouchées. Bref, je m'étais absolument trompée au sujet de sa capacité d'apprécier les endives. J'avais tenu pour acquis que leur amertume lui déplairait, mais ce n'était pas le cas.

Il n'y a rien de mal pour les parents à vouloir se réserver des petits plats parfois. Et il est normal, si deux familles mangent ensemble, par exemple, qu'on fasse deux menus. Un plus élaboré pour les parents et un autre plus simple pour les enfants. Souvent, les petits apprécient mieux leur menu, de toute façon, surtout si on leur demande de choisir eux-mêmes ce qu'ils mangeront. Mais il serait triste que les enfants meurent d'envie d'un plat et que les parents leur interdisent d'en manger pour le garder pour eux.

Si les parents veulent que leur enfant apprenne à apprécier autre chose que de la malbouffe, il faut que lui aussi ait la chance de goûter à des mets fins qui, s'ils plaisent aux adultes, pourraient grandement lui plaire aussi.

L'autre aspect agaçant de ces recettes « pour enfants », c'est qu'elles traitent souvent les aliments comme des obstacles à contourner. L'objet de la recette est presque d'user de ruse pour convaincre l'enfant de manger du poisson ou des betteraves ou un autre aliment qu'on essaie de faufiler entre ses papilles.

Il y a pourtant des règles de base, sans faire d'acrobaties particulières, qui permettent de faire apprécier très simplement les aliments aux jeunes.

La fraîcheur

Si votre enfant a de la difficulté à apprécier un fruit ou un légume, n'essayez pas de le convaincre en lui faisant manger la version surgelée ou hors saison. Les oranges achetées en juin sont parfois bonnes, mais souvent sèches. Les pêches achetées en janvier sont rarement juteuses. Une pomme McIntosh de septembre, cueillie lors d'une sortie dans les vergers en famille ou avec l'école, ne goûte pas du tout la même chose que celle qu'on achète en sac au supermarché en mars. Les fraises régionales trouvées en pleine saison, donc en juin, sont infiniment plus sucrées et parfumées que les fraises de février, qui ont eu bien des kilomètres à franchir avant d'arriver à votre supermarché. Le maïs en épi de la fin de l'été n'a rien à voir avec la version en conserve...

Peu importe ce que vous offrez à votre enfant, vous devez vous rappeler qu'il sait distinguer le bon du moins bon. Combien d'adultes vous diront qu'ils ont été traumatisés dans leur enfance par du poisson plus ou moins frais servi le vendredi pour faire pénitence! Rien à voir avec ce que vous ferez goûter à votre enfant si vous l'amenez au bord de la mer, là où il y a des pêcheurs.

Et trouvez-vous que les ananas en conserve goûtent la même chose que les frais?

Nous sommes convaincues que vous avez vous-même une anecdote concernant un aliment que vous avez commencé à apprécier uniquement le jour où vous avez goûté à sa version optimale côté fraîcheur.

La notion de fraîcheur et de contexte culturel, pour les aliments, doit être acquise par l'enfant. Il faut par exemple lui expliquer que le sirop d'érable servi dans les *diners* américains est souvent artificiel, car ils sont loin des érables et que cela ne fait pas partie des aliments régionaux traditionnels. De la même façon, on peut apprendre à l'enfant à profiter des mangues ou de tout autre fruit tropical si on l'emmène en voyage dans le Sud, mais lui expliquer que chez lui, en plein mois de juillet, ce sont les framboises qui triomphent.

Évidemment, il ne faut pas être rigide ni dogmatique, mais un enfant peut, à un certain âge, commencer à comprendre ces nuances et surtout comprendre qu'il a plus de chances d'apprécier un aliment s'il est mangé au bon moment, dans le bon contexte.

De la même façon, on peut aussi lui apprendre à gérer la modération pour certains aliments. On lui explique par exemple que « Oui, on peut manger une poutine dans un casse-croûte quand on est sur la route à la campagne. Surtout que dans certaines régions, il y a d'excellentes fromageries. Mais en ville, comme il y a plus de variétés de cuisines offertes, on essaie autre chose. De la cuisine chinoise, ça te dit? »

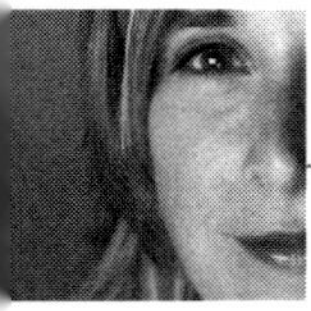

LE MOT DE

MARIE-CLAUDE

Quand j'étais petite, je n'aimais pas les olives. Ou du moins, je n'aimais pas ce qu'on me présentait comme des olives : les olives vertes en pot, farcies d'un petit morceau de poivron rouge ou alors les olives noires et douces, en conserve, très fades, à la texture molasse. Un jour, ma meilleure amie est partie habiter près de Marseille et mes parents ont accepté de me laisser partir la retrouver pour de courtes vacances. Je devais avoir 12 ou 13 ans. Et là, par hasard, j'ai goûté à des olives. Quelle révélation! Ce n'est pas que les olives étaient meilleures, c'est qu'elles étaient à mille lieues de ce qu'on vendait à Montréal à l'époque. Craquantes sous la dent, savoureuses, remplies de parfums de romarin et de thym. Je cherche encore aujourd'hui, quand je mange des olives, le plaisir que j'ai eu cette fois-là à découvrir cet aliment.

Les personnalités multiples des aliments

Avez-vous déjà mangé des artichauts vapeur? Des artichauts grillés? Des artichauts italiens dans l'huile? Des artichauts en conserve? Toujours le même légume et, pourtant, combien de goûts différents!

Vous n'êtes pas fous d'artichauts? Alors parlons de carottes. Salade de carottes râpées, carottes vapeur, carottes rôties au four avec du beurre, soupe de carottes...

Pour amener sa famille à aimer une variété d'aliments, il faut être prêt à faire preuve d'imagination pour trouver la bonne façon de les apprêter. Le même enfant pourra adorer la salade de carottes râpées à la vinaigrette et détester les carottes bouillies. Est-ce que l'un est mieux que l'autre? Pas du tout. C'est simplement une question de goût.

Poulet en croquettes, poulet grillé, poulet mijoté façon *cacciatore* ou coq au vin... Autant de façons différentes de préparer la même volaille, qui aura un goût et une texture très différents d'un plat à l'autre. Agneau grillé, agneau braisé...

Parfois, même la coupe de la viande y sera pour quelque chose. Certains enfants adorent gruger les cuisses de poulet, d'autres préfèrent les blancs, où ils sont certains de ne rencontrer aucun gras, aucun tendon.

Aujourd'hui, on a tendance à bien faire cuire la viande par peur des bactéries. Mais si c'est nécessaire pour la viande déjà hachée, est-ce nécessaire pour le steak? Pas vraiment. Votre enfant préférera peut-être la viande saignante à la viande bien cuite, ou l'inverse. Les parents amateurs de viande bien rôtie auront peut-être de la difficulté à croire que leur enfant la préfère très rose et, vice-versa, les amateurs de steak bleu seront peut-être choqués par leur petit amateur de viande « semelle de botte ». Mais, là comme ailleurs, les parents doivent faire preuve de respect à l'égard de l'enfant. C'est son goût, pas le leur.

Faites cuisiner votre petit

Il n'y a pas d'études démontrant de façon catégorique que les programmes scolaires encourageant les enfants à faire pousser fruits et légumes et à cuisiner leurs propres aliments les aident à revenir vers des courbes de croissance pondérale normales. Ce qui est prouvé[1], en revanche, c'est comment les potagers scolaires et les cours de cuisine aident les enfants à manger ce qu'ils préparent même s'il s'agit d'aliments qu'ils refusent de manger à la maison.

Un des programmes les plus célèbres est celui lancé en 1994 par Alice Waters, celle à qui l'on attribue l'invention de la cuisine californienne dans les années 70. Ce programme, appelé Edible Schoolyard – la cour d'école comestible – a été mis sur pied dans une école secondaire publique de Berkeley. On s'en sert souvent comme référence, car ce programme existe depuis assez longtemps pour qu'on ait pu en évaluer les résultats sur quelques années. C'est ce qu'a fait le psychologue Michael Murphy, qui a constaté que non seulement un tel programme aide les enfants à manger des aliments plus variés, mais qu'en plus, leur relation avec l'école devient plus positive. Ils ont même de meilleures notes.

Apprendre à un enfant d'où proviennent les aliments et comment ils sont préparés a un impact sur son attitude par rapport à la nourriture.

À la maison, on peut contribuer à son appréciation d'une vaste panoplie d'aliments en l'emmenant dans la cuisine, mais aussi en l'emmenant à la ferme, en lui faisant visiter des potagers ou même en faisant pousser quelques légumes sur le balcon ou dans le jardin. Un plant de tomates, un plant de concombre, un plant de fraises... Voilà des plantes faciles à acheter que l'enfant regardera évoluer avec fascination.

On peut aussi amener l'enfant au marché, lui demander d'aider à choisir quelle viande, quels légumes il veut manger, pas uniquement la sorte de biscuits ou de crème glacée. On peut l'inclure dans les discussions avec le boucher, arrêter sur la route à la campagne quand on voit des « œufs frais » à vendre. L'enfant aime aller voir les poules, comprendre que ce ne sont pas des histoires dans les livres ou à la télé, mais que c'est la réalité cette histoire de poules qui pondent des œufs. Et lorsqu'on les mange très frais, ils font des œufs brouillés plus moelleux, plus crémeux que les œufs du supermarché.

À la maison, il est aussi intéressant d'emmener l'enfant dans la cuisine pour qu'il aide à préparer le repas. Laver la salade et faire tourner l'essoreuse, préparer une vinaigrette, couper des légumes – les parents doivent évidemment évaluer le danger de coupure! –, éplucher des carottes, aider à la mesure des ingrédients d'un gâteau ou de biscuits, rouler une pâte à tarte... Couper des biscuits avec des emporte-pièces est une des activités préférées des tout-petits, tout comme la décoration des sablés une fois refroidis, avec du glaçage coloré.

Pourquoi couper les calories?

Un enfant mange moins qu'un adulte, mais a des besoins caloriques très importants pour sa taille, souligne la nutritionniste Lyne Mongeau. À toujours réduire les calories, il y a un risque que l'enfant n'aille pas chercher toute l'énergie nécessaire par la nourriture. Faites-lui confiance, il va arrêter quand il n'aura plus faim.

Souvent, l'enfant est victime des préoccupations alimentaires de ses parents. Pour limiter leurs propres apports en calories, les parents choisissent d'apprêter les aliments de façon maigre ou de choisir carrément des aliments peu riches. Yaourt sans matière grasse, poisson poché, salade avec vinaigrette allégée... Doit-on s'étonner que l'enfant n'apprécie pas particulièrement ces plats?

Un cas classique est celui du lait. Les enfants ont besoin de boire du lait riche, donc entier, durant leur petite enfance, et peuvent continuer à en boire s'ils le veulent, en grandissant. Souvent, les parents attendent la première occasion pour convertir leur enfant au 1 % ou même au 0 %. Or l'enfant n'a pas besoin de surveiller les calories de cette façon. Ses parents préfèrent peut-être boire du lait allégé, mais l'enfant n'a pas besoin d'avoir accès à la version moins riche. Les parents doivent garder cela en tête si l'enfant se met à bouder le lait.

De la même façon, un enfant n'a pas à manger son brocoli vapeur ou à surveiller la quantité de beurre qu'il dépose sur ses haricots bien chauds. Si, pour lui faire apprécier les tomates, il faut les servir avec de l'huile d'olive et du sel, pourquoi devrait-il s'en priver? Même chose pour n'importe quel légume gratiné. Et pourquoi est-ce que l'enfant n'entrerait pas dans le merveilleux monde des fruits de mer et du poisson en mangeant des *fish'n'chips* ou des calmars frits à la grecque?

Même chose pour les fruits et le sucre. Est-ce bien d'ajouter du sucre sur les fraises? Certains parents croient que ce serait une hérésie. On leur a tellement dit que le sucre était mal, ils sont tellement inquiets au sujet de leur propre consommation de calories, qu'ils ne peuvent plus concevoir d'ajouter du sucre ou du miel sur des fruits.

Mais peut-être que l'enfant, lui, aimerait un peu de sirop d'érable et de crème fraîche sur ces fraises surettes ou ces bleuets pas très sucrés, qui deviendront par le fait même les éléments centraux d'un dessert riche et exquis.

Plusieurs parents craignent qu'en faisant ainsi, leur enfant développe un goût exagéré pour le sucré. Est-ce nécessaire de s'en faire? Les papilles gustatives de l'enfant ne sont pas aussi subtiles que celles des adultes et l'enfant a instinctivement, naturellement, la dent sucrée. Peut-il apprécier les fraises sans sucre? Peut-être, si les fraises sont sucrées naturellement et délicieuses. Mais si elles sont un peu acides, l'enfant aura peut-être une réticence que le sirop saura calmer. Les parents doivent toujours garder en tête le but de l'éducation alimentaire de leur enfant : est-ce de lui faire apprécier les fraises afin qu'elles entrent dans son répertoire alimentaire ou est-ce de limiter son apport en calories? Et est-ce mieux que l'enfant mange des fraises, peu importe comment, ou qu'il n'en mange pas et qu'à la place, il aille chercher sa satisfaction sensorielle spécifique pour un peu de sucré dans un biscuit ou un tube de yaourt hypersucré?

Le jour où l'on est prêt à faire disparaître de la cuisine la grille d'analyse « faible en calories », on réalise qu'il y a mille façons de préparer les aliments et mille façons de les faire apprécier à l'enfant. Soudainement, les panais se font griller au four avec du beurre et du sel, le chou-fleur devient gratiné, les plats réconfortants de l'enfance – pâtés chinois, pains de viande, tourtières et compagnie – font leur retour. Et tous les aliments supposément membres du terrible club de la malbouffe peuvent faire leur apparition au menu de la maison : hamburgers, croquettes de poulet, pizzas...

Et la bouffe santé là-dedans?

Il y a actuellement un grand malentendu au sujet du mot « santé » en alimentation. Depuis une décennie ou deux, ce mot est devenu une sorte de synonyme de « faible en calories » utilisé à tort et à travers.

En fait, chez les professionnels qui aident les patients atteints de troubles alimentaires, on a même cessé d'utiliser les termes « poids santé » ou « aliments santé » tellement le mot a été détourné pour être associé non seulement à la minceur et à la pauvreté calorique, mais aussi à une sorte d'obligation morale. Comme si manger minceur était une coquetterie, tandis que manger santé était une responsabilité sociale.

Qu'est-ce qui constitue un aliment santé, de toute façon? Un verre de lait 1 % servi à une fillette de 2 ans n'est pas un aliment santé. Il n'est pas assez riche pour elle. Un gros morceau de steak rouge? Ce n'est pas un aliment « pas santé ». C'est plein de fer! Une salade au jus de citron, est-ce santé? N'est-ce pas plutôt un peu pauvre? Et ce morceau de thon gigantesque, il est bien maigre et plein d'oméga-3, mais ne contient-il pas un peu trop de mercure?

Une alimentation santé est, d'abord et avant tout, une alimentation variée qui convient à aux besoins en énergie d'un individu.

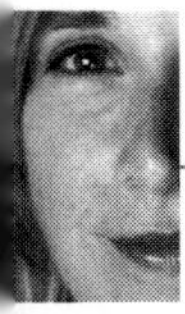

LE MOT DE

MARIE-CLAUDE

Ma définition personnelle d'une alimentation santé inclut toutes sortes d'autres éléments. J'aime bien les produits régionaux, les aliments naturels, l'artisanal. Selon moi, lorsqu'on pense santé, il faut non seulement éviter les produits chimiques et les ingrédients artificiels, il faut aussi penser à l'environnement. Mais c'est ma définition personnelle. Il n'y a pas de règle absolue sur ce qui est santé. Et, surtout, il n'y a pas de lien entre la santé et la pauvreté calorique d'un aliment. Une mousse maison aux fraises faite de fruits, d'œufs, de sucre et de crème fraîche est certainement plus santé qu'un dessert fruité du commerce dont la liste d'ingrédients ressemble à une recette d'insecticide, sucré artificiellement et monté aux émulsifiants afin de rester faible en calories.

Si vous désirez manger simplement des aliments que vous aimez sans vous prendre la tête avec toutes sortes de préoccupations d'ordres social et planétaire, c'est votre choix. Si vous voulez être plus militants et avoir des préoccupations diverses qui se traduisent par une attitude anti-agents de conservation, anti-colorants artificiels, anti-OGM et anti-aliments industriels, c'est aussi tout à fait correct. On peut aussi être contre les chaînes de restauration rapide pour des raisons politiques, environnementales, sociales et compagnie. Correct.

Mais il est important de différencier ces aspects de toute position anti-malbouffe ou de la question du poids et des calories. Ces deux débats sont distincts et c'est une erreur de les mélanger.

Un ado qui mange un hamburger parce qu'il a faim – et rien n'est plus normal qu'un ado qui a faim – ne commet pas un crime diététique. Après tout, qu'est-ce qu'un hamburger? Du pain, de la viande, de la moutarde... S'il va dans une chaîne que vous trouvez détestable et que vous voulez lui expliquer pourquoi il ne devrait plus y aller, alors on parle d'autre chose. Et c'est de politique, d'histoire de la gastronomie, d'économie sociale, de culture alimentaire, d'environnement qu'il faut discuter avec votre enfant pour lui expliquer pourquoi vous optez pour un boycottage de ce type de lieu. La discussion n'a pas à inclure les calories. Car s'il est informé et un peu baveux – et rien n'est plus normal pour un ado – il vous dira que les andouillettes, le ragoût de pattes et la lasagne en contiennent aussi pas mal, des calories!

Le débat sur la qualité de la nourriture, donc, n'est pas celui des calories. On a tendance à mélanger les deux, mais les questions sont différentes. La quête d'une alimentation « naturelle », anti-produits chimiques, biologique et compagnie n'a pas à se préoccuper de calories.

En ce sens, le travail effectué par le mouvement Slow Food, né en Italie, est fascinant et fort efficace. Le but de ce mouvement est de ramener la vraie nourriture dans nos assiettes, des aliments naturels, provenant de terroirs régionaux ayant leur propre culture gastronomique. Ce que ce mouvement a d'intéressant est qu'il se fiche des calories. La nourriture mise en valeur est celle qui vient de la terre. Elle n'a pas tous les additifs chimiques de la nourriture industrielle et ces aliments ont de véritables saveurs, chacune unique, contrairement aux parfums artificiels autant déclinés dans les boissons fruitées que les gommes à mâcher ou les savons à plancher.

Les lunchs

Un dernier mot, finalement, sur les boîtes à lunch. Nous avons une bonne nouvelle : le casse-tête est terminé. Ou du moins, une bonne partie de vos inquiétudes et de vos interrogations.

D'abord, si vous partez avec une attitude diététiquement *relax* par rapport à la préparation des boîtes, vous allez constater que préparer un lunch n'est pas si difficile. Le restant du souper. Des fruits, oui, mais aussi des biscuits pour dessert ou un morceau du gâteau aux bananes et au chocolat que vous avez préparé – ou acheté – la veille.

Un sandwich? Oubliez la nouvelle recette de sandwich à la luzerne, au tofu, aux pois chiches si ce ne sont pas des aliments que vous avez l'habitude de cuisiner et qui ne vous plaisent pas particulièrement et mettez un peu de bon jambon et de beurre dans un bon pain avec quelques tranches de concombre et vous serez surpris de la réaction du petit. Le beurre a sa place dans un sandwich, tout comme les pains qui plaisent aux enfants et donc qui n'ont pas à être secs et « extra multigrains ». Et les yaourts faits avec du lait entier y ont aussi leur place, car ils sont tellement meilleurs au goût et plus nourrissants que les versions allégées. Votre enfant n'accepte que les yaourts en tube bleu fluo aux parfums artificiels? Au fait, lui avez-vous fait goûter à du yaourt nature à 10 % de matière grasse avec du sirop d'érable et des fruits frais de saison?

Gardez en tête que ce n'est pas un chemin de croix nutritionnel que vous préparez, mais bien un lunch pour un enfant qui a faim durant la journée.

Certains parents s'étonnent et se fâchent à la fin de la journée quand ils constatent que leur petit n'a pas mangé le lunch qui lui a été donné. Si c'est votre cas, premièrement, demandez à votre enfant s'il a mangé autre chose à midi ou s'il n'avait tout simplement pas faim.

S'il n'avait pas faim, ce n'est pas grave. C'est frustrant de jeter de la nourriture, mais il ne faut pas forcer un enfant à manger et il ne faut pas non plus qu'il se sente coupable de ne pas manger. Soyez attentifs aux messages mêmes non verbaux que vous lui envoyez. Même si vous ne lui dites rien, s'il vous sent fâchés d'avoir à mettre de la nourriture à la poubelle, peut-être se forcera-t-il à manger son lunch au complet pour ne pas vous décevoir.

Si l'enfant dit qu'il n'a pas mangé parce qu'il n'aimait pas son lunch, il faut alors voir avec lui ce qu'il aimerait avoir comme repas. Mais il faut aussi se dire que si l'enfant mange la nourriture en question dans d'autres circonstances, c'est alors peut-être l'absence de faim qui lui a enlevé l'attirance pour l'aliment placé dans son lunch.

Si l'enfant a mangé le lunch du voisin à la place du sien, il ne faut pas lui en vouloir, mais plutôt essayer de rendre son lunch aussi attirant pour lui que celui des autres. Il faut donc parler avec le petit. Voir ce qu'il veut dans ce fameux lunch. Lui demander de faire un *brainstorming* pour trouver des idées et décider ensuite ce qui convient, à la fois à vous et à lui.

Il faut se rappeler aussi que le repas à l'école ou au camp a lieu au sein d'un groupe d'enfants dont votre petit veut faire partie. Si son lunch est trop différent des autres, peut-être se sentira-t-il trop différent lui aussi. Ceci ne veut pas dire qu'il faut donner le même sandwich à tout le monde et renier vos préférences gastronomiques familiales et culturelles. Mais il faut être conscient de cette réalité et en parler avec l'enfant si nécessaire pour trouver un compromis acceptable pour tous.

Si votre enfant, par exemple, trouve tous ses amis très chanceux d'avoir des petits gâteaux industriels préemballés et que l'idée d'acheter une telle chose vous rebute, ne faites pas trop de morale, expliquez-lui votre décision et voyez ensuite avec lui quelle sorte de gâteau ferait l'affaire de tout le monde. Il est important de permettre à votre enfant de parler ouvertement de ce qu'il aimerait avoir dans ses lunchs sans qu'il ait peur d'être jugé et d'ouvrir la discussion à ce sujet. C'est plus compliqué que dire simplement non, mais cela l'aidera à comprendre pourquoi il n'a pas ceci ou cela et peut-être qu'ainsi il ne développera pas une fascination pour tous ces aliments qu'il voit chez les autres et auxquels il n'a jamais accès.

Oh, et il ne faut pas oublier que les enfants passent souvent par des phases. Ils adorent la compote pendant quelques mois, par exemple, puis n'en veulent plus. Il ne faut pas s'en faire avec ça.

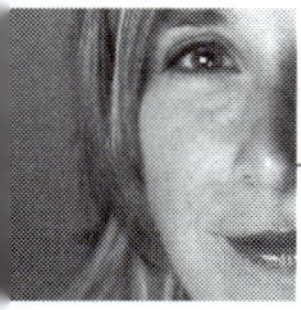

LE MOT DE

MARIE-CLAUDE

Quand j'étais petite, j'étais fascinée par les puddings en conserve que mes amies apportaient à l'école. Je rêvais d'en avoir moi aussi, mais ma mère refusait d'en acheter : trop cher, trop sucré, trop chimique. Et je lui en demandais et redemandais, mais ça ne changeait rien. Elle refusait d'en acheter. Un jour, j'ai finalement eu le droit de manger un petit pudding chez une amie et j'ai alors constaté, à mon grand désarroi, qu'en fait, j'en détestais le goût. Si ma mère en avait acheté, ma fascination aurait donc été réglée sur-le-champ. Aujourd'hui, avec mes enfants, quand ils me demandent un nouvel aliment qui me rebute, souvent j'accepte d'en acheter pour qu'ils y goûtent. Et la très vaste majorité des fois, ils constatent qu'effectivement, malgré un emballage ou une couleur attirants, ce n'est pas bon au goût.

EN RÉSUMÉ

- **Les recherches montrent que les enfants sont plus ouverts aux aliments quand ils les préparent eux-mêmes ou, encore plus, s'ils les font pousser.**
- **Si vous voulez que votre enfant aime quelque chose, mettez les chances de votre côté en choisissant les meilleures versions possible de ces aliments : des légumes en saison, des fruits bien mûrs, du poisson frais, etc.**
- **N'hésitez pas à cuisiner le même aliment plusieurs fois, de différentes façons, pour trouver la version que votre enfant aime : des carottes râpées en salade, cuites dans un bouilli, caramélisées au four...**

- **Les enfants ne sont pas au régime. Ils n'ont pas besoin de manger des aliments faibles en calories ou carrément allégés, qui risquent de leur plaire moins. N'ayez pas peur de cuisiner au beurre, à l'huile d'olive, de saler des plats maison ou même de sucrer certains fruits acides si nécessaire.**

Conclusion

Avoir un enfant est, pour la plupart des gens, un bonheur d'une intensité difficile à décrire. Y a-t-il quelque chose de plus fort que donner la vie à un autre être?

Après un enfant, la vie n'est plus pareille : le quotidien est transformé et les préoccupations sont bouleversées. Ce petit être tellement fragile chamboule votre vie. Il est vulnérable, les parents se sentent fragiles aussi et en même temps remplis de ressources incroyables pour le protéger. Pendant des années, vous allez lui donner votre temps, votre énergie, vos ressources.

Sauf que l'enfant n'appartient jamais à ses parents. Il passe. Autrefois, il fallait qu'ils profitent de son bref séjour dans leur vie pour l'éduquer, le former, lui organiser la tête. Et l'éducation passait par une certaine uniformité pour devenir « comme il faut ». Être de bons parents voulait dire être des parents en contrôle, avec un objectif pour leur enfant, et être capables de prendre les moyens pour aider leur enfant à atteindre ce but parental.

Aujourd'hui, on comprend qu'être de bons parents, c'est permettre à l'enfant de devenir ce qu'il est. C'est permettre l'actualisation de ce petit, pour reprendre le terme du grand psychologue Abraham Maslow. On constate rapidement, dès la naissance du bébé, qu'il est déjà doté d'une personnalité. Le *job* des parent, c'est d'aider le petit à la garder.

Les parents doivent donc être des alliés sur qui l'enfant peut compter, autant pour comprendre la société et ce qui l'entoure que pour apprendre à aimer et à être aimé. Bref, les parents sont là pour lui offrir ce dont il aura besoin dans la vie pour devenir autonome.

Le *job* de l'enfant, c'est d'apprendre. Il n'est pas là pour combler un trou dans la vie de ses parents et ceux-ci n'ont pas comme mission de le transformer, de le modeler, de faire de lui un enfant tel qu'ils le veulent et qu'ils l'ont imaginé.

Si on a l'impression d'avoir été élevé ainsi, éviter la répétition de ce modèle devient la tâche de l'adulte que cet enfant est devenu.

Un enfant est un futur adulte. La période d'apprentissage, même si elle est longue, environ 18 ans, n'est pas éternelle. Et beaucoup de choses doivent être enseignées. Tout ne passe pas par la parole. L'enfant imite, suit des modèles. C'est plus simple et tellement efficace. N'est-ce pas ainsi que tous les animaux apprennent? Il faut donc agir de façon très conséquente quand on enseigne.

Comme un bébé ours polaire qui regarde ses parents pour devenir à son tour un redoutable chasseur, un enfant apprend à manger selon ce qu'il voit. Et il a tellement confiance en la compétence de ceux qui lui enseignent (parents, gardienne, grands-parents...) qu'il va plus souvent suivre ce qu'il voit que ce qu'ils lui disent. Le dicton « Fais ce que je dis et pas ce que je fais » n'a aucun écho pour les habitudes alimentaires des petits.

Aussi, l'apprentissage permet des déductions : si les parents sont *relax* devant les aliments, l'enfant se dira que manger est un moment de bonheur et que c'est bien agréable. Si les parents calculent, se privent, mangent en se sentant coupables, même s'ils ne privent pas leur enfant, le petit y verra quelque chose de compliqué. Et, plus tard, il risquera à son tour d'avoir une relation difficile avec son poids et les aliments.

Que votre enfant soit rond, petit, filiforme ou trapu, il doit se sentir beau et aimé. Si vous ne voulez pas qu'il veuille se transformer quand il deviendra ado, notamment, aimez-le tel qu'il est et faites en sorte qu'il le sache, que ce soit sans équivoque dans sa tête. Et ne confondez pas « vouloir le bien d'un enfant » avec « amour inconditionnel ». Ce sont deux choses différentes.

Si, « pour son bien », vous essayez de le transformer, il se posera des questions sur ce qu'il est à vos yeux. Pensez-y. Croyez-vous votre conjoint, ou conjointe, qui vous dit que vous êtes splendide? Aimeriez-vous y croire au plus profond de vous? C'est ce que vous pouvez donner à votre enfant.

Et vous pouvez l'aider, en plus, à ne pas se prendre la tête toute sa vie avec des régimes, ces restrictions inutiles et inefficaces, qui se transmettent de génération en génération, et qui ne font que dire aux enfants et aux enfants de leurs enfants, que dans la vie, il faut se restreindre, se surveiller, se transformer pour être heureux et être très, très méfiant à l'égard des plaisirs qu'apporte la nourriture. Ces régimes et ces restrictions ne sont pas un karma. Laissez votre enfant manger à sa faim, respectez sa capacité de s'autoréguler, et la prise de tête prendra fin.

Et lâchez vos désirs de perfection qui vous mènent à concevoir l'alimentation comme une formule algébrique remplie de nutriments. Les parents ne doivent pas être parfaits, ils doivent être « suffisamment bons ». Ils doivent simplement tracer la voie à leur enfant, pour lui permettre de devenir un mangeur qui aime goûter de nouveaux aliments, qui prend plaisir à manger et qui reste pour la vie capable de manger quand il a faim et d'arrêter quand il ressent la satiété. Et si tout n'est pas parfait, *so what*? Vous êtes responsable de votre enfant, pas coupable quand la vie l'emmène ailleurs. Et les parents n'ont pas à se sentir coupables quand ils réalisent que tout n'est pas parfait.

Un des importants leviers que gardent les parents, c'est le choix des aliments présentés au petit. La course aux milliards dans l'industrie de l'alimentation pousse certaines entreprises à oublier qu'elles nourrissent des humains. Ou du moins, c'est l'impression qu'on a quand on regarde la piètre qualité de certains aliments populaires vendus dans les supermarchés. Sans être alarmiste ou extrémiste, il faut prendre notre rôle d'adulte au sérieux. Pendant que les enfants contrôlent les quantités de nourriture qu'ils mangent, on doit se préoccuper de qualité. Malgré nos vies de fous, comme consommateurs, on peut choisir de refuser les aliments trop dénaturés et accepter d'acheter des produits qui utilisent des ingrédients de bonne qualité.

Manger est un des grands plaisirs de la vie. Aidez votre enfant à en profiter pleinement.

Remerciements de Guylaine

Je tiens tout d'abord à remercier Frédéric, mon complice et amoureux, toujours là à me soutenir dans ma quête. Merci à mon frère Marc, qui ne cesse de m'encourager. Ton enthousiasme m'est très précieux.

À Marie-Claude, toujours aussi experte pour donner à ma voix une vie à l'écrit. Le deuxième livre, encore plus que le premier, a été une vraie joie à rédiger avec toi. Ton sens de l'organisation autant dans tes pensées que dans le travail en général et ta grande capacité d'écoute nous ont permis d'arriver au fil d'arrivée encore plus complémentaires et synchronisées que jamais.

Merci à Lyne Mongeau d'avoir accepté de relire tous les textes en plus de nous fournir des pistes de recherche et de réflexion qui ont vraiment enrichi le propos. Je vous le dis de nouveau, votre parcours professionnel a été une vraie inspiration pour moi. Vous avez travaillé tellement fort, sans relâche, et encore aujourd'hui vous consacrez de vos rares temps libres pour continuer « de faire avancer la cause », comme vous le dites si bien.

Aussi généreuse, l'aide de Denise Boucher pour nous aider à nous aventurer vers les territoires sans fin de la psyché humaine a été un appui considérable. Tes mots et ta capacité de faire comprendre simplement, efficacement et avec doigté des notions complexes aux non initiés nous ont été d'une aide incontournable. Les concepts psychologiques ont aussi été partagés avec Josée Guérin. Ce fut une vraie joie de t'avoir à mes côtés, Josée, et de voir à quel point nous sommes plusieurs à partager dans notre travail de tous les jours la même façon de voir les choses. Un apport aussi important a été fourni par Audrey Brassard. Merci de nous avoir donné si gentiment autant d'information.

Plusieurs rencontres m'ont permis de parler avec des professionnels autant en tant que nutritionniste, qu'avec un intérêt très personnel en tant que future mère. C'est le cas avec les conseillères profesionnelles en allaitement Chantal Lavigne et Carole Dobrich, qui ont passé un avant-midi au complet à partager avec nous leur passion pour l'allaitement. Merci à vous deux, vous êtes aussi de celles qui n'hésitent pas deux secondes pour généreusement défendre votre cause. Continuez, les femmes qui désirent allaiter ont besoin de vous.

Véronique Dubois et Marie-Josée Rainville, toujours disponibles pour m'aider dans mes recherches avec une efficacité sans égale, vous m'avez permis de concentrer mes énergies là où c'était important. Merci pour votre aide.

Un gros merci à ma mère, qui est la première à avoir eu le gros bon sens de m'éviter le calvaire alimentaire dont elle a tant souffert. Arrêter la roue n'est pas facile et à l'aube de ma maternité, je réalise à quel point tu as été forte de faire autant confiance à ma capacité innée de m'écouter. Maintenant je peux en aider d'autres. Merci.

Remerciements de Marie-Claude

Si ce livre existe, s'il est là pour accompagner des parents décidés à faire de leur enfant un mangeur libre, c'est d'abord et avant tout grâce aux lecteurs et aux lectrices de *Mangez!* qui nous ont communiqué leur enthousiasme, leur soulagement, leurs remerciements et leurs encouragements.

Ils nous ont vite fait comprendre à quel point il était important de parler ouvertement et publiquement de toutes ces questions. Merci de nous avoir aidé à continuer sur ce chemin.

Un immense merci aussi aux professionnels qui ont accepté d'être interviewés et de nous aider, notamment Gérard Aopfeldorfer, Carole Dobrich, Chantal Lavigne, Michelle May, Josée Guérin et William Pollack. Merci à Lyne Mongeau pour son aide précieuse. Merci à Josée Champagne de l'ANEB.

Merci évidemment à tous ceux, aux Éditions La Presse, qui appuient le projet depuis le début et nous ont aidé à le mener à bon port : Martine Pelletier, Martin Balthazar et, bien sûr, André Provencher.

Merci aux graphistes de Ose Design, qui ont emballé nos mots avec leurs idées vitaminées.

Merci à tous mes collègues de *La Presse* qui m'écoutent, me posent des questions, poussent ma réflexion et me laissent leur casser les oreilles avec ce sempiternel sujet. Merci à Philippe, Éric, Benoît, Mario, Stéphanie, Marie-Claude, Silvia, Eve, Robert, Suzanne, Alain, Marie-Christine, Nathalie, Agnès, Michèle, Katia... La liste pourrait continuer longtemps.

Merci à toute l'équipe des communications de *La Presse* de nous appuyer avec toujours autant d'enthousiasme.

Évidemment, je ne saurais trop remercier toute la gang de ma famille, mes parents bien « suffisamment bons », mon frère, ma sœur, mes cousins, beaux-frères et belles-sœurs, tantes et oncles, mes amis et mes voisins, qui sont toujours là pour m'écouter, m'encourager, m'interroger, me faire rire et manger avec moi. L'essentiel de la vie, finalement. Merci à tous mes amis, souvent experts, qui continuent de répondre à mes questions. Merci Anne-Laure, Christophe, Dorys, Federica, Catherine...

Guylaine, un gigantesque merci pour tout, ta patience, ta gentillesse, mais surtout tes super idées. Et je te le dis en mon nom personnel, mais aussi au nom de tous ceux et celles dont la vie a été littéralement libérée par ton approche : c'est immense ce que tu fais.

Finalement, merci à Patrice pour l'ensemble de son œuvre, mais surtout pour ces trois petits cocos tellement extraordinaires qui, je l'espère plus que tout, mangeront toute leur vie en totale liberté.

Bibliographie

CHAPITRE DEUX
Des chiffres et des gens

1. TREMBLAY, M. S., P. T. KATZMARZYK et J. D. WILLMS. « Temporal Trends in Overweight and Obesity in Canada, 1981-1996 », *International Journal of Obesity,* vol. 26, n° 4, 2002, p. 538-543.

2. FLEGAL, K.M. « The Obesity Epidemic in Children and Adults: Current Evidence and Research Issues », *Medicine and Science in Sports and Exercise,* n° 31, supplément 11, 1999, p. 509-514.

3. ORGANISATION MONDIALE DE LA SANTÉ. *Obésité : prévention et prise en charge de l'épidémie mondiale,* Genève, Organisation mondiale de la santé, série de rapports techniques, n° 894, 2000.

4. KATZMARZYK, P. T. « The Canadian Obesity Epidemic, 1985-1998 », *Canadian Medical Association Journal,* vol. 166, n° 8, 2002, p. 1039 et 1040.

5. MONGEAU L. et A.-A. DUFOUR BOUCHARD. « L'obésité chez les jeunes », *Conférence du Groupe Harmonie Santé,* décembre 2007.

6. STATISTIQUE CANADA. « L'embonpoint chez les enfants et les adolescents au Canada », *Enquête sur la santé dans les collectivités canadiennes,* 2004.

7. PARADIS, G., M. LAMBERT, J. O'LOUGHLIN, E. LÉVY et E. DELVIN. « Enquête sociale et de santé auprès des enfants et des adolescents québécois 1999, Institut de la statistique du Québec, 1999.

8. WHITAKER, R. C., J. A. WRIGHT, M. S. PEPES, K. D. SEIDEL et W. H. DIETZ. « Predicting Obesity in Young Adulthood and Parental Obesity », *New England Journal of Medecine,* vol. 337, 1997, p. 869-873.

9. GUO, S. S., A. F. ROCHE, W. C. CHUMLEA, J. D. GARDNER et R. M. SIERVOGEL. « The Predictive Value of Childhood Body Mass Index Values for Overweight at Age 35 » *The American Journal of Clinical Nutrition,* vol. 59, 1994, p. 810-819.

10. MOGEAU, L. « Être jeune et gros: le rôle délicat du clinicien. Comment détecter l'obésité?, *Le clinicien,* volume 18, numéro 4, avril 2003.

11. SVETKEY, L. P., V. J. STEVENS, P. J. BRANTLEY, L. J. APPEL, J. F. HOLLIS, C. M. LORIA, W. M. VOLLMER, C. M. GULLION, K. FUNK, P. SMITH, C. SAMUEL-HODGE, V MYERS, L. F. LIEN, D. LAFERRIERE, B. KENNEDY, G. J. JEROME, F. HEINITH, D. W. HARSHA, P. EVANS,

T. P. ERLINGER, A. T. DALCIN, J. COUGHLIN, J. CHARLESTON, C. M. CHAMPAGNE, A. BAUCK, J. D. ARD et K. AICHER (WEIGHT LOSS MAINTENANCE COLLABORATIVE RESEARCH GROUP). « Comparison of Strategies for Sustaining Weight Loss: the Weight Loss Maintenance Randomized Controlled Trial », *The Journal of the American Medical Association,* n° 299, vol. 10, mars 2008, p.1139-1148.

12. POLLAN, Michael. « *In Defense of Food: An Eater's Manifesto* », New York, Penguin Press, 2008, 268 p.
13. MAY, Michelle et Lisa GALPER. *Am I Hungry? What to Do When Diets Don't Work,* Nourish Publishing, Phoenix, Arizona, 2005.
14. SATTER, Ellyn. *Your Child's Weight; Helping Without Harming,* Madison, WI, Kelcy Press, 2005, 470 p.
15. SATTER, Ellyn. *Child Of Mine: Feeding with Love and Good Sense,* Madison, WI, Bull Publishing, 2000.
16. SATTER, Ellyn. *How To Get Your Kid To Eat... But Not Too Much,* Madison, WI, Bull Publishing, 1987.
17. SATTER, Ellyn, *Secrets Of Feeding A Healthy Family,* Madison, WI, Kelcy Press,1999.
18. ZERMATI, Jean-Philippe. *Maigrir sans régime,* Paris, Odile Jacob, 2002, 416 p.
19. APFELDORFER, Gérard et Jean-Philippe ZERMATI. *Dictature des régimes attention!,* Paris, Odile Jacob, 2006, 340 p.
20. BIRCH, L. L., L. MCPHEE, L. STEINBERG et S. SULLIVAN. « Conditioned Flavor Preferences in Young Children », *Physiology & Behavior,* vol. 47, n° 3, Mars 1990, p. 501-505.
21. BIRCH, L. L., D. BIRCH, D. W. MARLIN, L. KRAMER. « Effects of Instrumental Consumption on Children's Food Preference », *Appetite,* vol. 3, n° 2, juin 1982, p.125-134.

CHAPITRE TROIS
Carences? Quelles carences?

1. GERVAIS, Lisa-Marie. « Référence à la pulsion de la mère à nourrir son enfant », *Le Devoir,* section Les Actualités, lundi le 30 juin 2008, p. A4.
2. STORY, M., J. E. BROWN. « Do Young Children Instinctively Know What to Eat? The Studies of Clara Davis Revisited » *New England Journal of Medecine,* vol. 316, n° 2, janvier 1987, p.103-106.
3. INSTITUT DE LA STATISTIQUE DU QUÉBEC. *Enquête de nutrition auprès des enfants québécois de 4 ans,* 2004.

4. AMERICAN DIETETIC ASSOCIATION. « Position of The American Dietetic Association : Health Implications Of Dietery Fiber », *Journal Of American Dietetic Association*, vol. 102, n° 7, juillet 2002, p.993-1000.

5. SANTÉ CANADA, *Guide alimentaire canadien*, 2007.

6. SANTÉ CANADA, *Guide alimentaire canadien*, 1995.

7. FEHM, H. L., W. KERN et A. PETERS. « The Selfish Brain : Competition for Energy Resources », *Progress in Brain Research.*, 153, 2006, p. 129-140.

8. COLEMAN, J., C. P. HERMAN et J. POLIVY. « The Effect of Deprivation on Food Cravings and Eating Behavior in Restrained and Unrestrained Eaters », *International Journal of Eating Disorders*, vol. 38, n° 4, décembre 2005, p. 301-309.

9. CORMIER, E. et J. H. ELDER. « Diet and Child Behavior Problems : Fact or Fiction? », *Pediatric Nursing*, vol. 33, n° 2, mars-avril 2007, p. 138-143.

10. FOSTER, D. W. et A. H. RUBENSTEIN. « Hypoglycémie », dans K. J. Isselbacher, E. Braunwald, J. D. Wilson et coll. (réd), *Harrison : Principes de médecine interne*, 13e éd., Montréal, McGraw-Hill, 1995, chapitre 338.

11. BLASS, E. M. « Mothers and Their Infants: Peptide-Mediated Physiological, Behavioral and Affective Changes During Sucking », *Regulatory Peptides*, vol. 66, n° 1-2, octobre 1996, p. 109-112.

12. GOUVERNEMENT DU CANADA, « Saccharine » (Aliments et nutrition), http://www.hc-sc.gc.ca/fn-an/securit/addit/sweeten-edulcor/saccharin-fra.php

CHAPITRE QUATRE
Tous les goûts sont dans la nature

1. DREWNOWSKI, Rock. « The Influence of Genetic Taste Markers on Food Acceptance » *The American Journal of Clinical Nutrition,* vol. 62, n° 3, septembre 1995, p. 506-511.

2. BELLISLE, France. *Le comportement alimentaire humain. Approche scientifique*, Institut Danone, Suisse, 1999, 138 p.

3. BIRCH, L. L. et D. W. MARLIN. « I Don't Like It; I Never Tried It : Effects of Exposure on Two-Year-Old Children's Food Preferences », *Appetite,* vol. 3, n° 4, décembre 1982, p. 353-360.

4. PLINER, P. « The Effects of Mere Exposure on Liking for Edible Substances », *Appetite*, vol. 3, n° 3, septembre 1982, p. 283-290.

5. BIRCH, L. L., L. MCPHEE, L. STEINBERG et S. SULLIVAN. « Conditioned Flavor Preferences in Young Children », *Physiology & Behavior*, vol. 47, n° 3, mars 1990, p. 501-505.

6. SEINFELD, Jessica. *Deceptively Delicious,* HarperCollins, New York, 2007.

7. HAYES, J.E. et V. B. DUFFY. « Oral Sensory Phenotype Identifies Level of Sugar and Fat Required for Maximal Liking », *Physiology & Behavior*, 2 mai 2008.

8. BIRCH, L. L., L. MCPHEE, L. STEINBERG et S. SULLIVAN. « Conditioned Flavor Preferences in Young Children », *Physiology & Behavior,* vol. 47, n° 3, mars 1990, p. 501-505.

9. DEHEEGER, M., M. AKROUT, F. BELLISLE, C. ROSSIGNOL et M. F. ROLLAND-CACHERA. « Individual Patterns of Food Intake Development in Children: A 10 Months to 8 Years of Age Follow-Up Study of Nutrition and Growth », *Physiology & Behavior*, vol. 59, n° 3, mars 1996, p. 403-407.

10. SATTER, Ellyn. « *Your Child's Weight; Helping Without Harming* » Madison, WI, Kelcy Press, 2005, 470 p.

CHAPITRE CINQ
Doit-on regarder à la dépense?

1. IANNELLI, Vincent, M.D. http://pediatrics.about.com/ (Guide to Pediatrics since 2001).

2. DEHEEGER, M., M. AKROUT, F. BELLISLE, C. ROSSIGNOL et M. F. ROLLAND-CACHERA. « Individual Patterns of Food Intake Development in Children: A 10 Months to 8 Years of Age Follow-Up Study of Nutrition and Growth », *Physiology & Behavior*, vol. 59, n° 3, mars 1996, p. 403-407.

3. SHATENSTEIN, B. et P. GHADIRIAN. « Nutrient Patterns and Nutritional Adequacy Among French-Canadian Children in Montreal », *Journal of the American College of Nutrition*, vol. 15, 1996, p. 264-272.

4. KING, K. A., J. L. TERGERSON et B. R. Wilson. « Effect of Social Support on Adolescents' Perceptions of and Engagement in Physical Activity », *The Journal of Physical Activity and Health*, vol. 5, n° 3, mai 2008, p. 374-384.

5. HINKLEY, T., D. CRAWFORD, J. SALMON, A. D. OKELY et K. HESKETH. « Preschool Children and Physical Activity : a Review of Correlates », *American Journal of Preventive Medecine,* vol. 34, n° 5, mai 2008, p. 435-441.

CHAPITRE SIX
Miroir, miroir

1. ORGANISATION MONDIALE DE LA SANTÉ. *Obésité : prévention et prise en charge de l'épidémie mondiale,* Genève, Organisation mondiale de la santé, Série de rapports techniques (n° 894), 2000.
2. PARMENTIER, Michel « Corps gras, nutrition et santé, questions d'actualité », *Oléagineux, Corps Gras, Lipides*, vol. 7, n° 1, janvier-février 2000, p. 28-29.
3. BARIBEAU, Hélène. « Atkins », www.passeportsante.net
4. POLLAN, Michael. « *In Defense of Food: An Eater's Manifesto* », New York, Penguin Press, 2008, 268 p.
5. SATTER, Ellyn. « Your Child's Weight; Helping Without Harming », *Absolute Advantage*, Wellness Councils of America, 2006, p. 15-17.
6. HERMAN, C. P. et J. POLIVY. « Normative Influences on Food Intake », *Physiology & Behavior*, vol. 86, n° 5, 15 décembre 2005, p.762-772.
7. JEQUIER, E. et L. TAPPY. « Regulation of Body Weight in Humans », *Physiological Reviews*, vol. 79, n° 2, avril 1999, p.451-480.
8. GOODRICK, G.K. et J. P. FOREY. « Why Treatments for Obesity Don't Last », *Journal of the American Dietetic Association,* vol. 91, n° 10, 1991, p. 1243-1247.
9. ZERMATI, Jean-Philippe. *Maigrir sans régime*, Paris, Odile Jacob, 2002, 416 p.
10. BELLISLE, France. *Le comportement alimentaire humain. Approche scientifique*, Suisse, Institut Danone, 1999, 138 p.

CHAPITRE SEPT
Du lait au pogo

1. HANSON, Lars A. *Immunobiology of Human Milk: How Breastfeeding Protects Babies*, Hale Publishing, April 2004, 241 p.
2. CHAPMAN, D., G. DAMIO, S. YOUNG et R. PÉREZ-ESCAMILLA. « Association of Degree and Timing of Exposure to Breastfeeding Peer Counseling Services with Breastfeeding Duration », *Advances in Experimental Medicine and Biology*, vol. 555, 2004, p. 303-306.
3. DEWEY, K. G., M. J. HEINIG, L. A. NOMMSEN, J. M. PEERSON et B. LONNERDAL. « Breast-Fed Infants are Leaner than Formula-Fed Infants at 1 Year of Age: the DARLING Study », *American Journal of Clinical Nutrition*, 1993, vol. 57, p. 140-145.

4. ARENZ, S., R. RÜCKERL, B. KOLETZKO et R. VON KRIES. « Breast-Feeding and Childhood Obesity – a Systematic Review » *International Journal of Obesity and Related Metabolic Disorders*, vol. 28, n° 10, octobre 2004, p.1247-1256.

5. GRUMMER-STRAWN, Laurence M. et Zuguo MEI. « Does Breastfeeding Protect Against Pediatric Overweight? Analysis of Longitudinal Data From the Centers for Disease Control and Prevention Pediatric Nutrition Surveillance System », *Pediatrics*, vol. 113, n° 2, février 2004, 113, p. e81-e86.

6. GILLMAN, M. W., S. L. RIFAS-SHIMAN, C. A. CAMARGO, C. S. BERKEY, A. L. FRAZIER, H. R. H. ROCKETT, A. E. FIELD et G. A. COLDITZ. « Risk of Overweight Among Adolescents Who Were Breastfed as Infants », *Journal of the American Medical Association,* vol. 285, n° 19, 2001, p. 2461-2467.

7. TOSCHKE, A. M., J. VIGNEROVA, L. LHOTSKA, K. OSANCOVA, B. KOLETZKO et R. VON KRIES. « Overweight and Obesity in 6- to 14-Year-Old Czech Children in 1991: Protective Effect of Breast-Feeding » *Journal of Pediatrics*, vol. 141, n° 6, décembre 2002, p.764-769.

8. JAMES, R. J., A. JAMES, R. F. DREWETT et T. D. CHEETHAM, « Milk Intake and Feeding Behavior in the First Week of Life and its Relationship to Cord Blood Ghrelin, Leptin, and Insulin Concentrations », *Pediatric Research,* vol. 62, n° 6, décembe 2007, p. 695-699.

9. SINGHAL, A., I. S. FAROOQI, S. O'RAHILLY, T. J. COLE, M. FEWTRELL et A. LUCAS. « Early Nutrition and Leptin Concentrations in Later Life », *American Journal of Clinical Nutrition,* vol. 75, n° 6, juin 2002,p.993-999.

10. Carole DOBRICH, RN, IBCLC, est infirmière diplômée à Montréal et Consultante en allaitement certifiée par l'International Board of Lactation Consultant Examiners et vice-présidente de la fondation canadienne de l'allaitement.

11. SATTER, Ellyn. « *Child Of Mine: Feeding with Love and Good Sense* », Madison, WI, Bull Publishing; 2000.

12. MENNELLA, J. A., C. P. JAGNOW et G. K. BEAUCHAMP. « Prenatal and Postnatal Flavor Learning by Human Infants », *Pediatrics*, vol. 107, n° 6, juin 2001, p. e88.

13. DEWEY K. G., M. J. HEINIG et L. A. NOMMSON. « Maternal Weight Loss Patterns During Prolonged Lactation », *American Journal of Clinical Nutrition*, vol. 58, 1993, p.162.

14. HAN, S., W. LI, U. JAMIL, K. DARGAN, M. OREFICE, F. W. KEMP et J. D. BOGDEN. « Effects of Weight Loss and Exercise on the Distribution of Lead and Essential Trace Elements in Rats with Prior Lead Exposure », *Environmental Health Perspectives*, vol. 107, n° 8, août 1999, p. 657–662.

15. CHEVRIER, J., É. DEWAILLY, P. AYOTTE, P. MAURIÈGE, J.-P. DESPRÉS et A. TREMBLAY. « Body Weight Loss Increases Plasma and Adipose Tissue Concentrations of Potentially Toxic Pollutants in Obese Individuals », *International Journal of Obesity*, vol. 24, n° 10, octobre 2000, p. 1272-1278.

16. SYLVESTRE, L. J. « Adaptation of Food Ingestion to Energy Expenditure », *Reproduction Nutrition Development*, vol. 27, n° 1B, 1987, p. 171-188.

CHAPITRE HUIT

Manger, c'est du solide

1. COLLECTIF. *Allaitement maternel et alimentation de l'enfant de 0 à 1 an*, Montréal, Éditions Agence d'Arc, 1991.

2. SOCIÉTÉ CANADIENNE DE PÉDIATRIE, DIÉTÉTISTES DU CANADA ET SANTÉ CANADA. *La nutrition du nourrisson né à terme et en santé*, Ottawa, 1998.

3. AKRE, J. « L'alimentation infantile, bases physiologiques », *Bulletin OMS, 67, 1989.*

4. JOHNSON, D. B. « Nutrition in Infancy: Evolving Views on Recommendations », *Nutrition Today*, vol. 32, n° 2, 1997, p. 63-68.

5. TRUCHON, Lisa. www.unpetitmonde.com

6. DREWNOWSKI, Rock. « The Influence of Genetic Taste Markers on Food acceptance » *American Journal of Clinical Nutrition,* vol. 62, n° 3, septembre 1995, p. 506-511.

7. LAWRENCE, Jim. *Conférence internationale sur les allergies alimentaires et la protection du consommateur*, Bureau of Chemical Safety Food Directorate, Santé Canada, Montréal, novembre 2007.

8. Food Allergy Research & Resource Program, © 2007

9. DES ROCHES, Anne, M.D. *Conférence internationale sur les allergies alimentaires et la protection du Consommateur*, Montréal, novembre 2007.

10. COMITÉ SUR LA NUTRITION, SOCIÉTÉ PÉDIATRIQUE CANADIENNE. « Pratiques modifiées d'alimentation des bébés », *Journal de l'association médicale canadienne*, vol. 122, 1980, p. 927.

CHAPITRE NEUF

Premiers pas vers l'autonomie

1. ROLLS, B. J., E. T. ROLLS, E. A. ROWE et K. SWEENEY. « Sensory specific Satiety in Man », *Physiology & Behav*ior, vol. 27, n° 1, juillet 1981, p.137-142.
2. APFELDORFER, Gérard, *Mangez en paix!*, Paris, Odile Jacob, 2008, 320 p.
3. JOHNSON, S. L. et L. L. BIRCH. « Parents' and Children's Adiposity and Eating Style », *Pediatrics*, vol. 94, n° 5, novembre 1994, p. 653-661.
4. BIRCH, L. L., S. L. JOHNSON, G. ANDRESEN, J. C. PETERS et M. C. SCHULTE. « The Variability of Young Children's Energy Intake », *New England Journal of Medicine*, vol. 324, n° 4, janvier 1991, p. 232-235.
5. SCOUTNEWS. « Child Care May Lead to Unwanted Weight Gain in Infants » *HealthDay News*, juillet 2008.
6. ROZIN, P., L. HAMMER, H. OSTER, T. HOROWITZ et V. MARMORA. « The Child's Conception of Food: Differentiation of Categories of Rejected Substances in the 16 months to 5 Year Age Range », *Appetite,* vol. 7, n° 2, juin 1986, p.141-151.
7. BROBERG, D. J., I. L. BERNSTEIN. « Candy as a scapegoat in the prevention of food aversions in children receiving chemotherapy », *Cancer,* vol. 60, n° 9, novembre 1987, p. 2344-2347.
8. MATTES, R. D., C. ARNOLD et M. BORAAS. « Learned Food Aversions Among Cancer Chemotherapy Patients. Incidence, nature, and clinical implications », *Cancer*, vol. 60, n° 10, novembre 1987, p. 2576-2580.

CHAPITRE DIX

Le petit devient grand

1. ROZIN, P. et D. ZELLNER. « The Role of Pavlovian Conditioning in the Acquisition of Food Likes and Dislikes » *Annals of the New York Academy of Science*, vol. 443, 1985, p. 189-202.
2. BERTRAND, Lise, Michèle NADEAU, Simona STAN et Maryse PAQUETTE. « Comportements Alimentaires », *Institut de la statistique Québec, Enquête sociale et de santé des enfants et des adolescents québécois*, 1999, p. 293-308.
3. FULKERSON, J. A., M. STORY, D. NEUMARK-SZTAINER et S. RYDELL. « Family Meals : Perceptions of Benefits and Challenges Among Parents of 8- to 10-Year-Old Children », *Journal of the American Dietetic Association,* vol. 108, n° 4, avril 2008, p. 706-709.

4. EISENBERG, M. E., R. E. OLSON, D. NEUMARK-SZTAINER, M. STORY et L. H. BEARINGER. « Correlations Between Family Meals and Psychosocial Well-Being Among Adolescents » *Archives of Pediatrics & Adolescent Medicine*, vol. 158, n° 8, août 2004, p. 792-796.

5. ANDERSON, Harvey et Nick BELLISSIMO. « Ce que la télévision peut nous apprendre au sujet de l'obésité chez les enfants », *Institut de recherche en santé du Canada*, Mars 2008.

6. RASMUSSEN, M. H., G. WILDSCHIØDTZ, A. JUUL et J. HILSTED. « Polysomnographic Sleep, Growth Hormone Insulin-like Growth Factor-I Axis, Leptin, and Weight Loss », *Obesity*, vol. 16, n° 7, juillet 2008, p. 1516-1521.

7. CRISPIM, C. A., I. ZALCMAN, M. DÁTTILO, H. G. PADILHA, S. TUFIK et M. T. DE MELLO. « Relation Between Sleep and Obesity: a Literature Review », *Arquivos Brasileiros de Endocrinologia e Metabologia*, vol. 51, n° 7, octobre 2007, p. 1041-1049.

8. SCHMID, S. M., M. HALLSCHMID, K. JAUCH-CHARA, J. BORN et B. SCHULTES. « A Single Night of Sleep Deprivation Increases Ghrelin Levels and Feelings of Hunger in Normal-Weight Healthy Men », *Journal of Sleep Research*, juin 2008.

9. SCOUTNEWS. « Starved for Sleep? Watch Your Waistline », *HealthDay News*, mars 2008.

CHAPITRE ONZE
Poutine et vitamines

1. Donald W. Winnicott (1896-1971), pédiatre et psychanalyste anglais, a écrit plusieurs œuvres dont : *L'enfant et sa famille. Les premières relations* (Londres, 1957), *L'enfant et le monde extérieur. Le développement des relations* (Londres, 1957) et *Jeu et réalité* (Londres, 1971).

2. IANNELLI, Vincent, M.D. http://pediatrics.about.com/ (Guide to Pediatrics since 2001).

3. The National Eating Disorder Information Centre, situé au 200, Elizabeth Street, Toronto (Ontario), fondé en 1985.

4. ÉquiLibre, le groupe d'action sur le poids situé au 7200, rue Hutchison, bureau 304, Montréal (Québec), fondé en 1986.

5. SCOUTNEWS. « Disordered Eating Is Widespread Among U.S. Women », *HealthDay News*, avril 2008.

6. PEREÑA GARCIA, F. « Body and Subjectivity: About Anorexia Nervosa », *Revista Española de Salud Pública*, vol. 81, n° 5, septembre-octobre 2007, p. 529-542.

7. TORO, J., G. GOMEZ-PERESMITRÉ, J. SENTIS, A. VALLÉS, V. CASULÀ, J. CASTRO, G. PINEDA, R. LEON, S. PLATAS et R. RODRIGUEZ. « Eating Disorders and Body Image in Spanish and Mexican Female Adolescents », *Social Psychiatry and Psychiatric Epidemiology*, vol. 41, n° 7, juillet 2006, p. 556-565.

8. «*60 pound Model Dies From Anorexia*», www.mamavision.com, 24 novembre 2007.

9. ANDERSON et DIDOMENICO. « Diet vs. Shape Content of Popular Male and Female Magazines: A Dose-Response Relationship to the Incidence of Eating Disorders? », *International Journal of Eating Disorders,* vol. 11, n° 3, 1992, p. 283-287.

10. www.biendanssapeau.ca

CHAPITRE DOUZE
Mon enfant est un ...

1. SATTER, Ellyn. « *Child Of Mine: Feeding with Love and Good Sense* », Madison, WI, Bull Publishing; 2000.

2. BIRCH, L. L., J. BILLMAN et S. S. RICHARDS. « Time of Day Influences Food Acceptability », *Appetite*, vol. 5, n° 2, juin 1984, p. 109-116.

3. BIRCH, L. L., L. S. MCPHEE, J. L. BRYANT et S. L. JOHNSON. « Children's Lunch Intake: Effects of Midmorning Snacks Varying in Energy Density and Fat Content », *Appetite,* vol. 20, n° 2, avril 1993, p. 83-94.

4. BIRCH, L. L., L. MCPHEE, L. STEINBERG et S. SULLIVAN. « Conditioned Flavor Preferences in Young Children », *Physiology & Behavior,* vol. 47, n° 3, mars 1990, p. 501-505.

5. JEQUIER, E et L. TAPPY. « Regulation of Body Weight in Humans », *Physiological Reviews*, vol. 79, n° 2, avril 1999, p. 451-480.

6. BELLISLE, France. *Le comportement alimentaire humain. Approche scientifique*, Institut Danone, Suisse, 1999, 138 p.

7. BIRCH, L. L. et M. DEYSHER. « Caloric Compensation and Sensory Specific Satiety: Evidence for Self Regulation of Food Intake by Young Children », *Appetite*, vol. 7, n° 4, décembre 1986, p. 323-331.

CHAPITRE TREIZE
Mon enfant est un ... ado plus ou moins bien dans sa peau

1. www.anebquebec.com
2. FAVARO, A., S. FERRARA et P. SANTONASTASO. « The Spectrum of Eating Disorders in Young Women: A Prevalence Study in A General Population Sample », *Psychosomatic Medicine,* vol. 65, n° 4, juillet-août 2003, p. 701-708.
3. www.biendanssapeau.ca
4. www.dove.ca

CHAPITRE QUATORZE
Un peu de psychologie

1. MILLER, Alice. « Notre corps ne ment jamais », Flammarion, 2004, p. 203.
2. PRÉGENT, Johanne (réalisatrice). *La peau et les os* (documentaire), Office national du film du Canada, 1988.
3. BÉLANGER-MARTIN, Hélène (réalisatrice). *La peau et les os, après...* (documentaire), Office national du film du Canada, Zoofilms Inc., Christal Films Productions Inc, 2006.
4. PAZALLE, Vittoria. « Anorexie et Boulimie Journal intime d'une reconstruction », France, Éditions Dangles, 2007.
5. John Bowlby (1907-1990), psychiatre et psychanalyste britannique, est le pionnier dans le développement de la théorie d'attachement.
6. Mary D. Salter Ainsworth (1913-1999), psychologue américaine reconnue pour son travail sur l'attachement précoce intitulé *The Strange Situation,* en plus de son implication dans le développement de la théorie de l'attachement.
7. ACKARD, D. M., A. KEARNEY-COOKE et C. B. PETERSON. « Effect of Body Image and Self-Image on Women's Sexual Behaviors », *International Journal of Eating Disorders*, vol. 28, n° 4, décembre 2000, p.422-429.
8. EVANS, L., G. A. KENNEDY et E. H. WERTHEIM. « An examination of the Association Between Eating Problems, Negative Mood, Weight and Sleeping Quality in Young Women and Men », *Eating and Weight Disorders*, vol. 10, n° 4, décembre 2005, p. 245-250.
9. KIANG, L. et S. HARTER. « Sociocultural Values of Appearance and Attachment Processes : An Integrated Model of Eating Disorder Symptomatology », *Eating Behaviors,* vol. 7, n° 2, mai 2006, p. 134-151.

10. GARFINKEL, P. E., H. MOLDOFSKY, D. M. GARNER, H. C. STANCER et D. V. COSCINA. « Body Awareness in Anorexia Nervosa: Disturbances in « Body Image » and « Satiety », *Psychosomatic Medicine*, vol. 40, n° 6, octobre 1978, p. 487-498.

11. Françoise Dolto (1908-1988), psychiatre et psychanalyste française, a été la première à voir le bébé comme une personne et non plus seulement comme un « tube digestif » et elle a prôné l'écoute des tout-petits.

CHAPITRE QUINZE
Rénover sa cuisine

1. The Edible Schoolyard est un programme sans but lucratif situé sur le campus Martin Luther King Middle School à Berkeley. Le programme a débuté en 1994 avec la participation de monsieur Neil Smith, avec l'aide d'Alice Waters.